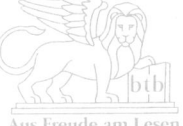

btb

Buch

»Manchmal liege ich im Bett und denke: Vielleicht habe ich
das alles nur geträumt? Ist mir das wirklich passiert? Nein,
ein Traum war das nicht: Ich bin für immer ein anderer geworden.« Am Montag des 29. Juli 1995 wachte der 42jäh-
rige Robert McCrum auf und konnte sich nicht bewegen. Er
hatte einen Schlaganfall erlitten. Er war zwar bei Bewußtsein, aber seine Gliedmaßen reagierten nicht, seine linke
Körperhälfte war gelähmt. Abgeschnitten von der Welt, lag
er reglos da, bis nach Stunden Hilfe kam und er in eine Klinik gebracht wurde. Der Schlaganfall riß Robert McCrum
aus seinem Alltag, machte ihn hilflos und stürzte ihn in eine
unvergleichliche Verzweiflung. Seine Frau Sarah beschrieb
die neue Situation mit den Worten: »Über Nacht war alles
bedrohlich geworden, Robert gelähmt, die Welt ein anderer
Ort.«

Robert McCrum schildert seine Erfahrungen, seinen Genesungsprozeß und die Ungewißheit, was sein neues Leben bringen wird. Die Monate nach dem Schlaganfall, in
denen er begreift, daß er zwar überleben, aber nie wieder
der alte sein wird, sind die schrecklichsten seines Lebens.
Aber seine Frau Sarah steht ihm in dieser schweren Zeit
zur Seite, und dadurch gewinnt ihre Liebe an Intensität
und Tiefe. So ist »Mein Jahr draußen« nicht nur die persönliche Schilderung eines Schicksals, sondern auch Ratge-
ber für Betroffene, ihre Freunde und Familie und vor allem
die Geschichte einer großen Liebe. Robert McCrum findet
eine sehr einfühlsame literarische Form für dieses Thema.

Autor

Robert McCrum war lange Jahre Cheflektor des berühmten Verlags Faber & Faber und arbeitet gegenwärtig als Literaturchef für den Londoner *Observer*. Er ist Autor mehre-
rer Romane und des weltweiten Bestsellers »The Story of
English«

Robert McCrum

Mein Jahr draußen
Wiederentdeckung des Lebens nach einem Schlaganfall

Aus dem Englischen von
Monika Schmalz

btb

Die Originalausgabe erschien 1998 unter dem Titel
»My Year Off. Rediscovering Life After a Stroke«
by MacMillan, London.

btb Taschenbücher erscheinen im Goldmann Verlag,
einem Unternehmen der Verlagsgruppe Bertelsmann.

1. Auflage
Genehmigte Taschenbuchausgabe Oktober 2000
Copyright © der Originalausgabe 1998 by Robert McCrum
Copyright © der deutschsprachigen Ausgabe 1998 by
Berlin Verlag, Berlin
Umschlaggestaltung: Design Team München
Umschlagfoto: Jillian Edelstein/Network
BH · Herstellung: Augustin Wiesbeck
Made in Germany
ISBN 3-442-72657-3
www.btb-verlag.de

EINLEITUNG
Ein schwerer Insult

»Wo aber Gefahr, wacht das Rettende auch.«
Friedrich Hölderlin

I ch war erst 42 Jahre alt, als ich einen schweren Schlaganfall erlitt. Meine linke Körperseite war gelähmt, und ich konnte nicht laufen. Ich lag drei Monate lang im Krankenhaus und brachte dann ungefähr ein Jahr damit zu, gesund zu werden und langsam wieder ins Leben zurückzukehren.

Als ich schwerkrank in der Klinik lag, wünschte ich mir nichts sehnlicher als ein Buch, das mir sagte, was mich während meiner Genesungszeit erwartete und worüber ich nachdenken konnte. Es gibt zahllose Bücher über den Schlaganfall im Alter, aber ich war jung und voller Energie gewesen, und nichts sprach mich wirklich in meiner persönlichen Notlage an.

Ich habe dieses Buch geschrieben, um denjenigen zu helfen, die dasselbe durchlitten haben wie ich, überhaupt für jeden, der sich gerade von einem sogenannten »Insult« erholt. Ich habe es auch für die Familien und Freunde der Opfer geschrieben, die in den Strudel dieser schweren Krankheit mit hineingezogen werden und nach tröstlichen Worten und Erklärungen suchen. Gewöhnlich bringt man Schlaganfall-Opfern jede nur erdenkliche Art von Mitgefühl entgegen, aber diejenigen, die sich um das Opfer kümmern und sorgen, werden oft vergessen. Dieses Buch

7

will allen Betroffenen im dunklen Universum der Krankheit ein Hoffnungsschimmer sein, will ihnen sagen, daß sie nicht allein sind. Es soll außerdem den Gesunden unter uns zeigen, wie es ist, wenn unser Körper inmitten eines Lebens, das wir als völlig selbstverständlich betrachten, plötzlich versagt. Manche werden sagen, das Buch sei eine Art *memento mori* und das will ich gar nicht leugnen, aber ich hoffe vor allem, daß es Mut macht, besonders denjenigen, die alle Hoffnung auf Genesung aufgegeben haben. Es ist nicht meine Absicht, falschen oder billigen Optimismus zu verbreiten, was ich vielmehr sagen will, auch um ein glaubhaftes Beispiel zu sein, ist, daß das Gehirn offenbar ein erstaunlich widerstandsfähiges Organ ist, das unter bestimmten Umständen auf bemerkenswerte Weise gesunden kann.

Das andere Publikum für dieses Buch bin natürlich ich selbst. Die Folgen meines Schlaganfalls waren einfach zu kolossal, um ignoriert oder irgendwo in meinen Hinterkopf verbannt zu werden. Dieses Buch zu schreiben war für mich ein Weg, um eine immense persönliche Erschütterung verstehen zu lernen, unter deren Folgen ich wahrscheinlich bis zu meinem Tod noch leiden werde. Außerdem bin ich Schriftsteller und Journalist. Ich vermittle Erfahrungen, und schon bald, nachdem mir klar wurde, daß ich die anfängliche Krise überleben würde, erkannte ich auch, daß mir eine Geschichte geschenkt worden war, die das meiste, was ich bis dahin zu Papier gebracht hatte, in den Schatten stellte.

Welchen Nutzen auch immer Sie, der Leser, daraus ziehen mögen – es ist und bleibt ein persönliches Buch, meine Version eines Ereignisses, das mein Leben verändert hat. Wittgenstein schreibt »Welch ein kleiner Gedanke doch ein ganzes Leben füllen kann!« Während meiner Genesungszeit war ich oft allein mit meinen Gedanken. Als ich endlich dazu in der Lage war, sie aufzuschreiben, wurde dieses Buch zum Spiegel einer erzwungenen Zeit der Einsamkeit mitten in einem dichtgedrängten Leben. Ich habe es *Mein Jahr draußen* genannt, weil es bei aller grundsätzlichen Bitterkeit immer wieder ironische und sogar überaus komische Momente gab, die die Dunkelheit und die düsteren Wolken der Schwermut für eine Weile vertrieben. P. G. Wodehouse, einer meiner Lieblingsschriftsteller, hat einmal gesagt: »Es gibt zweierlei Arten zu schreiben. Die eine Art funktioniert wie ein Singspiel ohne Musik und ohne einen Funken Realität; die andere Art dringt gnadenlos bis in die Untiefen des Lebens.« Leider hat ein Schlaganfall wenig mit einem Singspiel zu tun.

Immer wieder herrschte in meinem Jahr draußen unendliche Langsamkeit, es gab Wochen, in denen ich nur tageweise oder stundenweise lebte, und mein Leben war plötzlich voller Einschränkungen und Hindernisse, die mich fast zur Verzweiflung brachten. Coleridge hat einmal festgestellt, daß nur der Genesende die Welt sehe, wie sie wirklich sei. Als Genesender wurde ich zu einer neuen Bekanntschaft mit meinem Körper gezwungen und somit zu der schmerzlichen Erkenntnis, daß ich, ob es mir nun gefällt oder nicht, in meinem Körper gefangen bin. Kurz, ich habe gelernt, daß ich nicht unsterblich bin (ein Wunschtraum der Jugend), bin aber statt dessen zu einem neuen Verständnis von Familie gelangt und habe schließlich erfahren, daß es nur auf eines wirklich ankommt: auf die Liebe.

ERSTES KAPITEL
Eines schönen Tages
29. Juli 1995

Mein Jahr draußen begann mit Kopfschmerzen, einem Glas Champagner – und einer Frage. Fest steht, daß die beiden ersten Dinge nicht miteinander zusammenhingen, und in Wahrheit wird man nie genau wissen können, was sich in der Nacht vom 28. auf den 29. Juli 1995 in meinem Kopf abspielte, aber wahrscheinlich war es etwa so: Aus Gründen, die noch immer unklar sind, bildete sich unbemerkt in einer meiner Hirnarterien ein Blutgerinnsel, das die Blutzufuhr zu demjenigen Organ unterbrach, das, abgesehen vom Herzen, am meisten nach Blut giert. Dann, vielleicht ein paar Stunden später, platzte dieses Blutgerinnsel in meiner rechten Gehirnhälfte, etwa wie ein Damm bricht, und verursachte eine unkontrollierte »Blutung«, die tief in meinem Kopf die irreversible Zerstörung von Hirngewebe zur Folge hatte.

Von diesem zerebralen Drama ahnte ich nichts, ich wußte bloß, daß ich bohrende Kopfschmerzen hatte; und am nächsten Morgen konnte ich mich kaum noch bewegen. Über Nacht hatte ich, wie der Fachmann sagen würde, einen »hämorrhagischen Infarkt der rechten Hemisphäre« erlitten, was gemeinhin aber »Schlaganfall«, im Volksmund auch »Schlag« heißt.

Tatsächlich erleiden jährlich etwa 450.000 Nordamerikaner (einschließlich Kanada) und 150.000 Briten einen Schlaganfall, doch als es mich traf, wußte ich so gut wie nichts über jene Krankheit, die Sherwin B. Nuland in seinem Buch *How We Die* als dritthäufigste Todesursache in den Industrienationen bezeichnet.

Es war ein ganz normaler sonniger Samstagmorgen, und ich lag im Bett und konnte nicht aufstehen – allein zu Hause, in einem vierstöckigen Wohnhaus in Islington im Norden Londons. Meine Frau Sarah Lyall, Journalistin für die *New York Times*, war nach San Francisco gefahren. Wir waren noch keine zwei Monate verheiratet gewesen, und es war eigenartig, wieder allein zu sein. Noch eigenartiger jedoch war es, so hilflos zu sein, aber ich hatte keine Schmerzen, und rückblickend wird mir klar, daß ich eigentlich kaum bei Bewußtsein war. Unten schlug die Standuhr: es war acht. Draußen, hinter den schweren rotbraunen Vorhängen, war es ein herrlicher Tag. Von der Straße, still wie immer am Wochenende, drangen scharf umrissene Geräusche ins Zimmer.

Ich hatte mir vorgenommen, nach Cambridge zu fahren, um meine Eltern zu besuchen. Zeit zum Aufstehen also. Aber – ich konnte mich nicht bewegen. Genauer gesagt konnte ich meine linke Körperhälfte nicht bewegen. Über Nacht war aus meinem Körper ein Totgewicht von fast 95 Kilo geworden. Ich warf mich im Bett hin und her, vergeblich bemüht, meinen Körper in eine aufrechte Lage zu hieven, und wünschte, Sarah wäre bei mir. Aus irgendeinem rätselhaften Grund verursachte mir mein Zustand keine Besorgnis, nur Irritation und Verwirrung. Warum sollte mir mein Körper plötzlich nicht gehorchen? Schließlich hatte ich neulich noch einen kompletten Gesundheitscheck mit Bravour bestanden.

Vor einem Jahr hatte Mr. Glynn, mein Zahnarzt, als erster meine Unsterblichkeit in Frage gestellt. »Zähne«, bemerkte er, während er die Röntgenaufnahmen der Wurzelbehandlung an meinem rechten oberen Backenzahn begutachtete, »sind einfach nicht dafür vorgesehen, länger als vierzig Jahre zu halten.« Er knipste das Licht aus. »Und ehrlich gesagt sind wir es genausowenig.«

Zu dem Zeitpunkt war ich 41, und immer wenn mich ein knackendes Gelenk an die weisen Worte des Mr. Glynn erinnerte, fragte ich mich: Wann würde wohl der Rest meines Körpers dem Beispiel meiner Zähne folgen und »Jetzt ist Schluß!« ausrufen.

Kurz vor meinem 42. Geburtstag meldete Sarah, die Tochter eines New Yorker Arztes, den Wunsch an, von einer unparteiischen Instanz bestätigt zu bekommen, daß sie nicht gerade im Begriff war, eine Krücke zum Mann zu nehmen. Sie hatte meinen ruhelosen Lebensstil gut genug kennengelernt, um überzeugt zu sein, daß diese voreheliche Vorsichtsmaßnahme ratsam sein dürfte. Meine Beteuerungen vom Ewigen Leben der McCrums (alle meine Großeltern wurden über 80) stießen auf taube Ohren. Also ließ ich mir auf ihr Drängen hin einen Termin bei Dr. Guy O'Keefe geben, der in der Nähe des Eaton Place eine kleine Praxis hat. Von Dr. O'Keefes Behandlungszimmer aus betrachtet scheint die Welt ein sicherer Ort zu sein, ein Ort für gesunde junge Frauen mit properen rotbackigen Babys: Babypuderduft schwebt durch die Räume, und man wird mit anspruchsvoller Musik berieselt.

Dr. O'Keefe selbst – blond, adrett und jungenhaft – schien mir ein vielversprechender Ansprechpartner für vertrauliche Enthüllungen. Schon in seiner Haltung stand zu lesen: Gesundheit ist unser Geburtsrecht; alles kann diagnostiziert, behandelt und geheilt werden. Also klopfte und zupfte und rüttelte er an mir herum. Er nahm mir Blut und Urin ab. Ich wurde gewogen und gemessen. Er horchte in mich hinein, belauschte die geheimen Gespräche meiner lebenswichtigen Organe. Nach etwa einer halben Stunde durfte ich mich wieder anziehen. Die Tests würden noch zur Analyse geschickt, aber seinem Eindruck nach war ich gesund. »Für Ihre Körpergröße ist alles noch in Ordnung, aber passen Sie auf Ihr Cholesterin auf«, riet er mir. Es sei gut, daß ich nicht rauchte, aber mit dem Alkohol sollte ich lieber ein bißchen vorsichtig sein.

Natürlich. Wir plauderten über Mengeneinheiten. (Ich habe mich auf Lebenszeit dem populären britischen Grundsatz verschrieben, daß Weißwein kein Alkohol sei.) Dr. O'Keefe nickte fachkundig und machte sich noch eine Notiz. Gegen eine halbe Flasche Wein pro Tag habe er nichts einzuwenden.

Ich trat hinaus auf die Straße. Ich hätte Bäume ausreißen können. Amazonasexpedition? Skilanglauf? Kein Problem. Mit Stolz gedachte ich meiner zähen, langlebigen Vorfahren. Für mich stand fest: Meine Gene waren erste Garnitur.

Das war im Juni gewesen. In der Zwischenzeit kehrten Sarah und ich von unserer Hochzeit in Philadelphia zurück, um unser neues Leben zu beginnen. An unsere Flitterwochen reihte sich nahtlos ein Monat voller Dinnerpartys an, bei denen meine neue amerikanische Frau einem Teil meines Londoner Bekanntenkreises offiziell vorgestellt wurde. Ganz offensichtlich würden wir ewig leben, und danach glücklich bis ans Ende unserer Tage.

Im Juli flog Sarah nach San Francisco, um die Schriftstellerin Amy Tan über ihren neuen Roman *Die hundert verborgenen Sinne* zu interviewen. Wir würden also acht Tage getrennt sein. Ich erinnere mich, wie ich sie zum Flughafen brachte. Im Rückspiegel sah ich noch, wie sie an der Bordsteinkante stand und winkte – eine kleine blonde Frau mit einem gigantischen roten Koffer –, und ich betete, daß ihr nur ja nichts zustieß.

Und hier lag ich nun, eine Woche später, und konnte mich kaum rühren. Dieser Moment – den ich in Gedanken tausendmal durchlebt, für den ich ergebnislos eine Erklärung gesucht habe – dieser Moment war es, der mein »altes« Leben von meinem »neuen« trennte.

Merkwürdigerweise hatte ich gespürt, daß ich bereit war für eine Veränderung, wenn auch ohne zu wissen, wie sie hätte aussehen sollen. Siebzehn Jahre lang war ich Cheflektor beim Verlag Faber & Faber und habe in dieser Zeit mit den verschiedensten

Autoren gearbeitet: Kazuo Ishiguro, Peter Carey, Paul Auster, Milan Kundera; ich schrieb auch selbst Prosa und hatte schon des öfteren als freier Journalist aus Krisengebieten berichtet, beispielsweise während Mario Vargas Llosas Präsidentschaftskampagne in Peru, während des UN-Friedensplans in Kambodscha und erst vor kurzem noch aus Ost-Timor. So wie viele meiner Generation beneidete ich alle Menschen, die wie meine Eltern Kriege und Revolutionen miterlebt hatten. Darum habe ich, bewußt oder unbewußt, während meiner Reisen wohl immer auf ein bißchen Nervenkitzel gehofft – auf eine brenzlige Situation, aus der ich aber am Ende unversehrt herauskommen würde. In meiner Phantasie trug ich unter meinem Yuppie-Anzug Jeans und kugelsichere Weste, und mir gefiel die Vorstellung, ich sei unterwegs sehr viel besser aufgehoben als in den edlen, seelenlosen Salons im London der Thatcher-Ära – auch wenn ich Sarah schon längst anvertraut hatte, daß mich in bezug auf mein Arbeitsleben langsam ein vager Überdruß beschlich.

Tatsächlich hatte ich am Abend meines Zusammenbruchs etwas getan, das ich jetzt als typisch für mein »altes« Leben bezeichne: ich hatte mich im Ivy, einem Restaurant im Covent Garden, mit der Literaturagentin Kathy Robbins zum Abendessen verabredet, um wieder einmal über das Leben (ihres und meins) zu diskutieren. Bevor ich mit dem Taxi ins West End fuhr, schluckte ich ein paar Nurofen, um die Kopfschmerzen loszuwerden, die mich schon den ganzen Tag geplagt hatten, und im Ivy bestellte ich ein Glas Champagner, während ich auf Kathy wartete. Damals war ein Glas Champagner immer ein wirksames Mittel gewesen, um kleine Sorgen zu vertreiben. Wie oft hatte ich als Cheflektor mit meinen Autoren im oberen Speiseraum des Ivy Champagner getrunken. Also machte ich mir nicht weiter Gedanken um die Kopfschmerzen: sie kamen und gingen immer mal wieder, schon seit Jahren. Als ich Mitte Zwanzig war, hatten mir die Schmerzen tatsächlich solche Sorgen gemacht, daß ich drauf und dran gewesen war, einen Arzt aufzusuchen – woraufhin meine Beschwerden auf ebenso wundersame Weise verschwanden, wie sie gekommen waren.

Als Kathy und ich schließlich beim Kaffee saßen und im friedlichen Halbdunkel des Lokals über Gott und die Welt plauderten, war ich mir bewußt, daß meine Kopfschmerzen noch immer anhielten. Ich weiß noch, daß ich vor einer mir unerklärlichen Erschöpfung gähnte und mich fragte, weshalb meine Aussprache nach bloß zwei Gläsern Champagner so undeutlich war. Laut der Quittung meiner American Expresskarte habe ich um 22.38 Uhr unser Essen bezahlt. Ich habe offenbar noch mit ruhiger Hand unterschrieben. Dann standen wir vom Tisch auf und traten hinaus auf die Straße. Aber irgend etwas stimmte nicht. Meine Beine fühlten sich an wie Gummi, als ob ich durch Sirup watete, jeder Schritt war mühsam und unsicher. Aber ich sagte nichts. Ich glaubte an meinen Körper. Was immer es auch war, es würde wieder weggehen.

Gegenüber des Ivy, im St. Martin's Theatre, wurde *The Mousetrap* gegeben, das Stück lief im dreiundvierzigsten Jahr. Ich hatte schon öfter festgestellt, daß wir beide, dieser Thriller von Agatha Christie und ich, zusammen schon eine ganze Weile auf der Bühne standen, aber heute war ich drauf und dran, meinen Auftritt abzusagen. Wir erreichten St. Martin's Lane, ein Spaziergang von vielleicht hundert Metern, bei dem mir jeder Schritt immer größere Schwierigkeiten bereitet hatte. Ich wünschte Kathy gute Nacht. Da ich dringend nach Hause wollte, hielt ich ein Taxi an und teilte dem Fahrer mit einiger Mühe meine Adresse mit. Abschätzig wiederholte er sie, als ob er es mit einem Betrunkenen zu tun hätte. Ich kletterte schwerfällig in den Wagen und sank in den Rücksitz.

Als wir Islington erreichten, waren meine Beine wie Blei und ich lief wie ein Tiefseetaucher, dennoch schaffte ich es ohne hinzufallen bis zur Haustür und schloß sie auf. Ganz offensichtlich fehlte mir etwas, nur konnte ich die Symptome nicht einordnen. Also griff ich zum englischen Allheilmittel: ich kochte mir eine Tasse Tee.

Unten in der Küche hörte ich den Anrufbeantworter ab, Sarah hatte mir eine fröhliche Nachricht hinterlassen. Sie hatte mir die Nummer ihres Hotels in San Francisco aufs Band gesprochen, aber da ich ausnehmend müde war und außerdem der Zeitunterschied wohl zu meinen Ungunsten stand, beschloß ich, den nächsten Morgen abzuwarten. Dann nahm ich meine Tasse mit wohltuendem Kräutertee und ging hinauf ins Bett. Ich erinnere mich noch, wie ich mir vor dem Einschlafen vornahm, früh aufzustehen, um dem Wochenendverkehr in Richtung Cambridge zuvorzukommen.

Wenn das Gehirn einen »hämorrhagischen Infarkt« erleidet, erfährt der Körper eine kolossale Störung seines natürlichen Gleichgewichtssinns. Buchstäblich über Nacht hatte ich mich von einem Mann, der in der Lage war, in einem teuren Lokal ein aufwendiges Essen zu bestellen, in ein inkontinentes Stück Fleisch verwandelt und jedes Gefühl für meinen Körper verloren. Ich war (so dachte ich) bei vollem Bewußtsein, nur meine Gliedmaßen gehorchten mir nicht.

Meine Erinnerung an die erste Phase des Morgens ist unzusammenhängend und halluzinatorisch. Möglicherweise wurde ich bewußtlos oder schlief ein, denn als nächstes erinnere ich mich, daß die Uhr im Flur zehn schlug. Zehn Uhr! Wenn das so weiterging, würde ich ja nie in Cambridge ankommen! Ich mußte los! Ich rollte mich mit Mühe an den Rand unseres großen Messingbettes.

Dann merkte ich, wie ich schwerfällig zu Boden fiel. Durch das Totgewicht meiner linken Körperhälfte war ich über den Rand des Bettes gezogen worden. Ich war schockiert und entsetzt und mein erster Gedanke war, nach Hilfe zu telefonieren. Auf dem Nachttisch stand ein Telefon, aber an das kam ich jetzt natürlich nicht heran, und außerdem hatte ich den Zettel, auf dem ich die Nummer von Sarahs Hotel notiert hatte, unten in der Küche liegenlassen. So sah es also aus: ich war abgeschnitten von der Welt. In der äußersten Not ist der Körper gnädig. Ich verspürte leichte Frustration, eher ein »Oh nein« als ein »Verdammt!« Ich fühlte mich am ehesten wie Alice unter dem Glastisch, die versucht, an den Schlüssel heranzukommen, um die Tür zum Zaubergarten zu öffnen. Ich versuchte vergeblich, mir den Namen von Sarahs Hotel ins Gedächtnis zu rufen. Wentworth? Grand Western? Nichts. Selbst wenn ich also das Telefon erreichte, was würde es mir nützen?

Außerdem hatte ich auf einmal ganz andere Sorgen. Ich mußte dringend pinkeln. Plötzlich spürte ich eine heiße Kaskade Urin auf meiner Brust (ich lag nackt auf dem Rücken). Anschließend, nehme ich an, verlor ich erneut das Bewußtsein, denn als ich wieder zu mir kam, war es schon sehr viel später. Die Straßen waren belebter und das Licht an der Decke sagte mir, daß die Sonne hoch am Himmel stand. Als das Telefon kurz klingelte – es war zum Verrücktwerden – und wieder aufhörte, wußte ich, daß sich unten in der Küche der Anrufbeantworter angeschaltet hatte. Hier oben vom Schlafzimmer aus konnte man ihn nicht hören.

Die Zeit verschwamm. Als die Uhr wieder schlug, war es drei. Wenn das hier ein Alptraum war, dann war es höchste Zeit, aufzuwachen. Aber es war kein Alptraum, und die Tatsache, daß ich weder sitzen noch stehen konnte, war allzu wirklich. Während sich der Nachmittag hinzog, klingelte das Telefon auf dem Nachttisch mehrmals kurz. Wir hatten den Anrufbeantworter so eingestellt, daß er sich nach zweimal Klingeln einschaltete, und in jenem anderen Leben, das für mich jetzt so weit zurückliegt, hatte ich mich oft zu Sarahs Belustigung quer über unser Bett geworfen, um vorher den Hörer aufzuheben. Heute stand es 7:0 für die British Telecom.

Woran habe ich gedacht, während ich dort am Boden lag? Seltsamerweise beschäftigte mich vor allem die geplatzte Verabredung mit meinen Eltern, und ich überlegte mir alle möglichen Erklärungen für meine rätselhafte Unbeweglichkeit. Vielleicht litt ich ja, wie Stephen Hawking, an einer Motoneuronerkrankung. Vielleicht hatte ich einen Gehirntumor. Meine Cousine Jane war an einem Gehirntumor gestorben. Hin und wieder verleitete mich bizarrerweise die verbleibende Kraft auf meiner rechten Seite zu der Vorstellung, ich könne über die Straße zu meinem Auto humpeln und irgendwie einarmig losfahren. Wie eine Ratte in der Tretmühle wälzte ich meine Fluchtpläne. Ich hatte nicht den blassesten Schimmer, wie gnadenlos abgeschnitten ich wirklich von der Welt der Termine und Verpflichtungen war, oder wie lange es dauern würde, bis sie mir wieder offenstand. Bei einem Schlaganfall stellt man fest, daß die komplexe Verkabelung, die wir »das Individuum in der Gesellschaft« nennen, kaltblütig aus der Steckdose des alltäglichen Lebens herausgerissen wurde. Bei mir war eine Sicherung in der Schaltzentrale durchgebrannt und mein ganzer Stromkreis war lahmgelegt worden.

Dann klingelte wieder das Telefon und hörte wieder auf, genau wie vorher. Ich hatte das Gefühl, daß ich irgend etwas unternehmen mußte. Ich wußte, daß unten im Wohnzimmer ein Telefon auf dem Boden stand. Irgendwie mußte ich dort hinkommen. Unter unglaublichen Anstrengungen muß ich mich mit Hilfe meines »gesunden« rechten Arms unter das Gestell unseres großes Messingbetts geschleppt haben, wobei ich mit Interesse die kleinen Staubflocken und die seltsamen Überbleibsel zur Kenntnis nahm, die sich an solchen Orten ansammeln – vergessene Taschenbücher, gebrauchte Papiertaschentücher, ein Paar Strumpfhosen von Sarah – und dann robbte ich über den Teppich zum Treppenabsatz.

An dem Geländer, das sich glücklicherweise zu meiner Rechten befand, hievte ich mich über die oberste Stufe. Wieder gewann mein Totgewicht die Überhand, und ich rutschte hilflos und qualvoll mit dem Kopf voran den Treppenläufer hinunter bis zum Zwischengeschoß, von wo aus ich einen vortrefflichen Blick auf meine Bibliothek zeitgenössischer Erstausgaben hatte: Kazuo Ishiguros *A Pale View of Hills; The Rachel Papers* von Martin Amis; *A Good Man in Africa* von William Boyd; und Raymond Carvers *Will You Please Be Quiet Please?*

Ich erinnere mich lebhaft an diesen Teil des Tages, als ich in der

Biegung des Treppenabsatzes lag, und er wird mir wohl auch unvergeßlich bleiben. Einige Stunden lang lag ich auf dem Rücken und starrte auf eine gerahmte grünbraune Schullandkarte der französischen Kolonien von Indochina, ein Souvenir, das ich 1993 von meiner Reise nach Phnom Penh mitgebracht habe. Damals war ich auf der Suche nach Abenteuern gewesen. Jetzt steckte ich mitten in einem Abenteuer. Ich hatte über Nacht vom »Reich der Gesunden« ins »Reich der Kranken«, wie Susan Sontag in *Krankheit als Metapher* schreibt, hinübergewechselt, und obgleich ich das neue Land, in dem ich mich befand, noch immer nicht benennen konnte, dämmerte es mir, daß ich nicht mehr derselbe Mensch war wie vor vierundzwanzig Stunden.

Ich war verwirrt und neugierig. Mir war beinahe, als befände ich mich nicht in meinem Körper, in dem Körper, der mich offensichtlich so schwer enttäuscht hatte. (Ich frage mich noch heute, ob ich, der ich dies mit meiner »gesunden« rechten Hand tippe, wirklich derselbe bin, der früher in der Lage war, mit zehn Fingern fünfzig Zeichen pro Minute in die Schreibmaschine zu hacken.) Hin und wieder wurden meine Gedanken durch das Klingeln des Telefons unterbrochen. Es läutete zweimal kurz, dann hörte es auf. In der Stille des Nachmittags und von meiner Lage auf der Treppe aus kam es mir vor, als hätte ich, ganz schwach und von weit her, unten in der Küche das Summen und Klackern des Anrufbeantworters und dann Sarahs Stimme vernommen. Aber ich war zu weit entfernt, um ihre Nachricht zu verstehen, und wie hätte ich auch antworten können? Ich war entsetzlich niedergeschlagen. Ich wollte laut rufen: »Schatz, ich bin hier, bitte komm und hilf mir.«

Aber konnte ich das überhaupt? Um Aussprache und Gedächtnis zu testen, begann ich merkwürdigerweise ausgerechnet *Jabberwocky* laut zu zitieren. Die Wörter formten sich nur mühsam.

»Es sunnte Gold, und Molch und Lurch
krawallten rum im grünen Kreis,

den Flattrings ging es durch und durch,
sie quiepsten wie die Quiekedeis.«

Während sich der Abend hinzog, manövrierte ich mich auf dem Zwischengeschoß in eine solche Lage, daß ich den Abstieg, die letzten Stufen hinunter bis ins Wohnzimmer beginnen konnte. Ich wollte auf gar keinen Fall meinen schmerzhaften und würdelosen Rutsch wiederholen. Ich wollte mir nicht die Haut am Teppich aufschürfen. Kopfüber arbeitete ich mich, indem ich mit der rechten Hand am Geländer mein Gewicht kontrollierte, Zentimeter für Zentimeter vorwärts bis hinunter in den Flur. Hier war es düster und angenehm kühl. Das massive Porträt meines bärtigen viktorianischen Ur-Urgroßvaters, der auch Robert McCrum hieß, leuchtete zwischen den Schatten hervor. Die Uhr, deren Schlagen meinen Tag unterteilt hatte, tickte in der Nähe ruhig vor sich hin. Ich schlängelte mich noch weiter, bis ich das geräumige Wohnzimmer erreichte, und entdeckte dort, am Rand des Teppichs, das Telefon. Ich kam mir vor wie ein Pionier, der die Rocky Mountains überquert hat und endlich in Kalifornien ist.

Wochen später entnahm ich der Telefonrechnung, daß ich meine Eltern um 19.53 Uhr anrief und daß das Gespräch zwei Minuten dauerte – es kam mir nie in den Sinn, den Notruf zu wählen. Meine Mutter, inzwischen ernsthaft besorgt, weil ich nie in Cambridge aufgetaucht war, nahm den Hörer ab. Offenbar sagte ich ihr, ich könne mich nicht bewegen. Sie sagte mir, ich solle dranbleiben, aber da hatte ich schon wieder aufgelegt. Ich war unbeschreiblich glücklich.

Plötzlich passierte alles sehr schnell. Als das Telefon wieder klingelte, war mein jüngerer Bruder Stephen dran. Er und seine Verlobte, Emily, (unglücklicherweise hatten die beiden sich eben jenen Tag ausgesucht, um ihre Verlobung bekanntzugeben) waren auf dem Weg von Camden Town zu mir; sie hatten bereits die Polizei verständigt. Ich hörte draußen auf der Straße eine Sirene, schwere, autoritäre Schritte, die sich meiner Haustür näherten, und dann eine Stimme durch den Briefkasten-schlitz. Ich antwortete unter größten Mühen: »Nein, ich kann die Tür nicht aufmachen.«

Erst Wochen später entdeckte ich den Grund für die seltene, beispiellose Eilfertigkeit der Polizei: mein Haus hatte früher ein-mal Salman Rushdie gehört, und der Beamte, der fest davon überzeugt war, daß ich das Opfer eines mißglückten Anschlags auf das Leben des Schriftstellers war – vielleicht vergiftet oder mit Nervengas besprüht –, witterte in diesem plötzlichen und unerwarteten Drama die Aussicht auf eine spektakuläre Beför-derung.

Eine zweite Sirene; das Geräusch von splitterndem Holz. Die Polizei war in den Garten geklettert und kam jetzt durch die Hintertür. Ich erinnere mich, daß mir meine Nacktheit Sorgen bereitete, aber die Erschöpfung war größer als mein Schamge-fühl. Nach dem langen Tag war es ein gutes Gefühl, daß Men-schen da waren – es schienen eine ganze Menge zu sein –, die sich um mein Wohl sorgten. Sanitäter in grünen Overalls beug-ten sich über mich, munter und jovial wie Möbelpacker, und be-stürmten mich mit Fragen, um meinen Bewußtseinszustand zu ermitteln. »Wer sind Sie? Wie ist Ihr Name? Wann sind Sie ge-boren, Robert? Wie lautet Ihre Adresse?«

Eine beträchtliche Menschenmenge hatte sich vor der Haus-nummer 41 in der St. Peter's Street versammelt – neugierige Nachbarn, die durch die Ankunft der Sanitäter und der Polizei aufgeschreckt worden waren. Vielleicht hofften sie, daß es einen Mord gegeben hatte. Schließlich ist Noel Road, wo der Drama-tiker Joe Orton im Jahr 1968 zu Tode geknüppelt wurde, gleich um die Ecke. Wenig später wurde ich in den Krankenwagen ge-schoben. Ich griff nach Emilys Hand und spürte, wie sie meinen Druck erwiderte. Die Türen schlugen zu; die Sirene begann zu heulen und wir fuhren los. Ich war so glücklich. Meine Familie war bei mir. Ich wurde ins Krankenhaus gebracht. Ich war am Leben. Durchs Fenster beobachtete ich, wie draußen die sams-tägliche Stadt an uns vorbeizog: Scharen von Menschen mit

Einkaufstüten, dichter Verkehr, Leute, die mit Biergläsern vor den Kneipen standen. Diese Welt schien jetzt weit weg und unwichtig. Ich war zum Gefangenen einer Krankheit geworden, aber noch stand mir bevor, Länge und Bedingungen meiner Haft zu erfahren.

Gerade noch befand ich mich im grünlichen Licht der Ambulanz auf dem Weg zur Notaufnahme, und schon lag ich auf einer fahrbaren Trage und hörte, wie zwei junge Ärzte mit gesenkter Stimme meinen Fall diskutierten. Hin und wieder leuchtete mir ein junger Arzt mit Knoblauchatem mit einer Taschenlampe in die Augen, der übliche Test, um die Gehirnfunktion festzustellen. Bei Schlaganfall-Opfern passiert es häufig, daß eine Schwellung das Gehirns auftritt, die in vielen Fällen zum Tod führt. Als ich mitbekam, daß man einen Spezialisten am Telefon hatte, befürchetete ich, daß mich dieser Chirurg, noch ehe meine Eltern aus Cambridge eintrafen, bereits in seinen Operationssaal befördert und meinen Kopf wie eine Wassermelone aufgeschnitten haben würde. Es folgte eine Konferenzschaltung. Ich lag da und rechnete mit dem Schlimmsten. Aber der Spezialist tauchte nie auf, und nach einiger Zeit schob man mich für die Nacht auf die Intensivstation. Inzwischen wollte ich nur noch schlafen. Riesige, gähnende Wellen von Müdigkeit trugen mich hinab in eine neue, traumlose Dunkelheit. Gelegentlich weckte mich eine Krankenschwester, die mir mit der Taschenlampe in die Augen leuchtete, um sicherzugehen, daß ich noch Lebenszeichen von mir gab. Sarah erzählte mir, daß zu diesem Zeitpunkt mein Leben auf der Kippe gestanden hatte, aber ich spürte bloß eine beinahe wohltuende Losgelöstheit und Ruhe. Ich hatte keine Panik. Da war kein helles Licht am Ende eines langen Tunnels. Ich sah nicht, wie meine Vergangenheit an mir vorüberrauschte. Genaugenommen war das – ich weiß noch, wie ich das dachte – eigentlich nicht der schlechteste Weg, wenn ich schon unbedingt sterben mußte.

Sehr bald nach dieser ersten Nacht in meinem »neuen« Leben verwendete jemand den Begriff »Insult« – ein Allgemeinplatz auf der Station –, und während ich versuchte zu verdauen, was mir passiert war, ertappte ich mich immer wieder bei der Vorstellung, wie schurkenhafte Neuronen meiner sensiblen Hirnrinde Gemeinheiten wie »Deine Mutter ist ein Wasserbüffel« zuraunten. Schlagfluß, Hirnschlag oder Insult – nennen Sie es, wie Sie wollen –, auf einmal wurde mir klar, daß ich unerhörtes Glück gehabt hatte und tatsächlich – wie Freunde und Bekannte, die mich an meinem Krankenbett besuchten, gern mit schauriger Faszination bemerkten – dem Tod von der Schippe gesprungen war.

ZWEITES KAPITEL
Ein riesengroßes Abenteuer
29. Juli bis 1. August

> »Aber wenn ein Mensch ohne ersichtlichen Grund stirbt, wenn ein
> Mensch einfach stirbt, weil er ein Mensch ist, bringt uns das so nahe
> an die unsichtbare Grenze zwischen Leben und Tod, daß wir gar
> nicht mehr wissen, auf welcher Seite wir uns befinden.«
>
> Paul Auster, *Die Erfindung der Einsamkeit*

Der Augenblick, in dem J. M. Barries *Peter Pan* das Sterben
als »riesengroßes Abenteuer« beschreibt, ist ein kitschiger
und peinlicher Augenblick in einem größtenteils kitschigen
und peinlichen Theaterstück. Nichtsdestotrotz steckt darin ein
Körnchen Wahrheit. Wenn ich sie jetzt analysiere, stelle ich
fest, daß meine eigene Erfahrung eine Reihe von faszinierenden
und wahrscheinlich irreführenden Antworten zum andauern-
den Rätsel unserer Sterblichkeit liefert.

In England wird der Tod in viktorianische Euphemismen ge-
hüllt. Menschen »sterben« nicht, sondern »entschlafen«, sie
werden nicht »begraben«, sondern »zur letzten Ruhe gebettet«.
Für manche gibt es nur einen möglichen Zugang zu diesem gru-
seligen Thema, den pietätlosen nämlich, wie ich ihn immer mit
den Büchern von P. G. Wodehouse in Verbindung bringe, in denen jemand »ins Gras beißt« oder »den Löffel abgibt«, und der
sich jetzt, wie John Cleese in jenem berühmten Monty Python
Sketch formulierte, »die Radieschen von unten besieht« – den
ich hier zu zitieren nicht widerstehen kann:

»Dieser Papagei ist nicht mehr. Er hat aufgehört zu sein. Er ist
abberufen worden und eingegangen zum Herrn. Das ist die see-

lenlose Hülle eines Papageien. Der Lebensodem ist aus ihm gewichen, er ruhet im ewigen Frieden. Wenn Sie ihn nicht festgenagelt hätten, würd er längst die Radieschen von unten besehen. Er hat den Schirm zugemacht und zwitschert jetzt Halleluja auf seiner himmlischen Wolke. Dies ist ein Ex-Papagei.«

Trauer und Zorn sind ebenso verschwistert wie Trauer und Heiterkeit. Eine Beerdigung kann merkwürdig erhebend sein, einen Moment der Katharsis darstellen, um unser Weiterbestehen zu feiern.

Ich muß zugeben, daß meine erste Reaktion, als ich im University College Hospital erwachte, aber eigentlich nur bei halbem Bewußtsein war, eine etwas schauerliche Art von Hochgefühl war. *Ja!* Ich war noch am Leben. Ich war noch kein »Ex-Papagei«. Als ich nackt unter einer rosafarbenen Decke auf der Intensivstation lag, angeschlossen an verschiedene Monitore, war mir klar, daß ich mit einem Fuß im Grab stand und selbst jetzt, Monate später, verspüre ich noch immer ein bißchen von der makabren Faszination dieses Erlebnisses, von dem ich jetzt durch ungeheures Glück zurückgekehrt bin und berichten kann. Der Grund für diese wahnsinnige Euphorie war die nüchterne Einschätzung meiner Lage während der bitteren Folgezeit »meines Schlaganfalls«, wie ich jetzt sagen mußte. Wenn ich zu dem Zeitpunkt gewußt hätte, was die Ärzte wirklich mit dieser Bezeichnung meinten, wäre meine Erleichterung nicht nur mit Dankbarkeit, sondern sicherlich auch mit Grauen gemischt gewesen.

Neben Herzkrankheiten und Krebs stellt der Schlaganfall die häufigste Todesursache in der westlichen Welt dar, und merkwürdigerweise geht dem englischen Begriff »stroke« in Medizinerkreisen meist kein bestimmter oder unbestimmter Artikel voraus. Häufig ist der Gebrauch dieses ominösen Substantivs falsch, so daß der Begriff von vielen Leuten nicht einmal mit dem Tod in Verbindung gebracht wird. Von denjenigen, die den anfänglichen »Insult« überleben, trägt die Hälfte schwere bleibende Schäden davon. Die Liste der körperlichen Schäden, die ein Schlaganfall mit sich bringen kann, ist erschütternd: Veränderungen der Persönlichkeit, Sprach- und Gefühlsstörungen, Lähmungserscheinungen, Inkontinenz, Taubheit, Blindheit, Krämpfe und sogar Schluckbeschwerden – in den Lehrbüchern werden diese Beschwerden meist unter dem Begriff »neurologische Defizite« zusammengefaßt. Etwa ein Drittel der Menschen, die einen Schlaganfall erleiden, sterben an einem nachfolgenden zweiten oder dritten Angriff auf ihr Nervensystem.

Ich bin natürlich nicht gestorben – und ich hatte nie Schmerzen –, aber körperlich gesehen war ich komplett außer Gefecht gesetzt. Mein linkes Bein war unbeweglich, und mein linker Arm hing aus seinem Gelenk wie ein totes Kaninchen: meine linke Gesichtshälfte, die schlaff herunterhing, fühlte sich taub an, als ob mir Mr. Glynn gerade eine dicke Betäubungsspritze verpaßt hätte. Ich konnte nicht aufrecht stehen, meine Aussprache war undeutlich, aufgrund meiner Inkontinenz war mein Penis an einer kondomähnlichen Vorrichtung befestigt, die meinen Urin in eine Plastiktüte ableitete; alle paar Stunden wurde ich von drei Krankenschwestern im Bett wie ein Schmorbraten gewendet. Statt Schmerzen verspürte ich eine halluzinatorische Losgelöstheit, und außerdem lastete eine schier überwältigende Müdigkeit auf mir. Schon bei der geringsten Kleinigkeit wollte ich mich nur noch hinlegen und schlafen; die Muskeln auf meiner linken Seite waren so geschwächt, daß es mich schon überforderte, bloß auf einem Stuhl zu sitzen – wozu ich an manchen Tagen selbst mit der Unterstützung dreier Krankenschwestern nicht in der Lage war. Zudem war ich furchtbar verwirrt über das, was mit mir geschehen war, verwirrt und fassungslos, wenn ich auch mental unbeschadet geblieben war: Mein Gedächtnis schien noch zu funktionieren, und ich erkannte auch die Leute wieder, die mich besuchten, obwohl ich merkte, daß ich manchmal einen Moment überlegen mußte, bevor mir ihre Namen einfielen. Andererseits habe ich noch immer keinerlei Vorstellung, wo sich das University College Hospital befindet oder wie ich dorthin gekommen bin, wenn ich mich auch an das Zimmer und die beklemmende, schwüle hochsommerliche Atmosphäre erinnern kann.

Unter all denen, die sich in jenen ersten Stunden so liebevoll um mich sorgten, gab es eine Krankenschwester, die ich bald als meinen Schutzengel betrachtete, eine Schwesternschülerin – glaube ich – aus Oxford mit wunderschönem honigblondem Haar und einem warmen Lächeln, die liebenswürdiger war als alle Schwestern, die ich je kennenlernte, währenddessen oder später. »Wie heißen Sie?« murmelte ich mit taubem Kiefer, während sie sich über mein Bett beugte. »Whicker«, antwortete der Engel. Neugierig geworden, fragte ich sie nach der Schreibweise, und sie erwiderte, daß »Wicce« ein alter angelsächsischer Name sei – und diesen winzigen Funken englischer Geschichte zwischen den Piepstönen und Drähten der Medizin des zwanzigsten Jahrhunderts fand ich sehr tröstlich. Nachdem ich das University College Hospital verließ, habe ich Wicce St. Clair Hawkins nicht wiedergesehen, aber für ihre Freundlichkeit in jenen ersten grauenhaften Stunden, in denen ich in der Klinik aufgewacht war und langsam erkannte, daß ich ernsthaft krank war, werde ich immer sehr dankbar sein.

Sarah traf aus San Francisco ein, blaß und mitgenommen vor lauter Sorgen und Schlaflosigkeit. Während der ersten Woche schlief sie auf einem Feldbett in der Ecke meines Krankenzimmers und sprang jedesmal auf, wenn ich mich rührte, obwohl ich mich daran gar nicht erinnern kann. Sie hatte selber auf der Reise Schreckliches durchgemacht. »Robert geht es nicht so gut«, hatte meine Mutter gesagt, und ihre ominösen Worte am Telefon hatten Sarah veranlaßt zu glauben, wie sie mir später erzählte, ich würde jeden Augenblick sterben. Im Taumel stieg sie in einen Flieger nach London und verbrachte den elfstündigen Flug, indem sie sich in eine Decke hüllte und schlückchenweise Whisky trank. Sie sagt, sie habe sich noch nie so allein gefühlt wie in jener Nacht, in dem abgedunkelten Flugzeug zwischen so vielen Menschen. Einmal wandte sie sich in ihrer Verzweiflung an ihre Sitznachbarin. »Würde es Ihnen was ausmachen, sich kurz mit mir zu unterhalten?« fragte sie. »Mein Mann hatte gerade einen Schlaganfall.« Die Frau sah sie an. »Ich weiß gar nichts über Schlaganfälle«, erwiderte sie und vertiefte sich wieder in ihre *Cosmopolitan*.

Manchmal scheint es, als wüßte überhaupt niemand etwas über Schlaganfälle. Im Englischen klingt das Wort »stroke« eher harmlos, das Verb ist ein Synonym für »streicheln«. Andererseits wird der Begriff meist mit alten Menschen assoziiert. Aus der Geschichte lernen wir, daß sowohl Woodrow Wilson als auch Winston Churchill im Alter leichte Schlaganfälle erlitten und später sogar noch Präsident beziehungsweise Premierminister wurden. (Wobei hinzugefügt werden muß, daß sich Wilson nie ganz davon erholte, weswegen die US-Regierung während seiner letzten Amtsjahre sehr effektiv von Wilsons herrischer Frau Edith geführt wurde.) So etwas wäre heute undenkbar – die Medien würden es nicht zulassen. Bevor jedenfalls nicht einer der großen Staatsmänner in seinem Amt einen Schlaganfall erleidet, wird die Öffentlichkeit höchstwahrscheinlich schlecht informiert und gleichgültig bleiben – wie die Frau im Flugzeug. In Großbritannien führte zumindest die Tatsache, daß Leo Blair, der Vater des Premierministers Tony Blair, mit 46 Jahren einen schweren Schlaganfall hatte, zu einer verstärkten öffentlichen Wahrnehmung dieser Krankheit, die normalerweise entweder ignoriert oder mißverstanden wird. Wenn Sarah der Frau das anvertraut hätte, was sie am meisten befürchtete – nämlich, daß ich bereits tot sein könnte, wenn die Maschine in Heathrow landete –, hätte sie vielleicht mitfühlender reagiert.

Es gibt wenig Rätsel im Leben des Menschen im zwanzigsten Jahrhundert, der Tod jedoch ist eines davon. In einem Zeitalter, in dem immer mehr erklärbar wird, in dem selbst das Gehirn mittlerweile seine Geheimnisse preisgibt, hat der Sensenmann nach wie vor nichts von seiner archaischen Macht eingebüßt, uns in seinen Bann zu ziehen und in Schrecken zu versetzen. Und die Menschen, die – sei es auch nur kurz – seine Bekanntschaft machen und ihm doch noch einmal entkommen, regen nicht minder unsere Phantasie an. Als meine Rekonvaleszenz begann, entdeckte ich eine Menge faszinierender Literatur, die sich mit dem Tod befaßt, wobei John Donnes *Andachtsübungen für Notfälle des Lebens* das herausragendste Werk ist.

Donne, fast ein Zeitgenosse William Shakespeares, war ein Freund von Robert Harvey, einem Pionier auf dem Gebiet der Herz-Kreislauf-Forschung. Er besaß eine Sichtweise auf den Körper und dessen Grenzen als Gefäß unserer Menschheit, die derjenigen des zwanzigsten Jahrhunderts auffallend ähnelt. Wie viele Schriftsteller seiner Zeit betrachtete Donne den Tod als nahen Verwandten, und *Death be not proud* gehört zu seinen meistzitierten Sonetten. Seine weniger bekannten *Andachts-übungen* enthüllen jedoch, daß er sich auf ziemlich moderne Weise mit dem Psychodrama der Krankheit beschäftigt hat. »Ein Krankenbett ist ein Grab«, schreibt Donne, »und was der Patient darauf sagt, ist nichts als eine Spielart seines eigenen Grabspruches.«

Es war ein merkwürdiger Zufall, daß nur wenige Tage nach meinem Schlaganfall ein Kollege und Altersgenosse, Michael Vermeulen, Herausgeber des Londoner *Esquire*, an einem Herzinfarkt starb, offensichtlich als Folge von jahrelangem ausschweifendem Leben. Im Krankenhaus las ich mit Schuldgefühlen und Faszination zugleich seine Todesanzeigen, erinnerte mich an unser letztes Gespräch im Foyer des Groucho Club, das noch gar nicht lange her war, und sinnierte traurig über die Launen des Schicksals. Wie Donne es formulierte, »…frag nie, wem die Glocke schlägt; sie schlägt dir«.

Inzwischen konnte ich, bewegungsunfähig wie ich war, nichts anderes tun als in meinem Bett liegen, wie besessen die Risse an der Decke anstarren oder aus dem Fenster sehen, »hinauf zu dem blauen, winzigen Zelt, / Vom Häftling ›Himmel‹ genannt«, und nachdenken. Mein Gehirn, das mich so schwer im Stich gelassen hatte, war indessen vielleicht aktiver als je zuvor. Die Fragen der Sanitäter – die in meinem Kopf unlösbar mit jenen

Kopfschmerzen und dem Champagner verknüpft sind, den ich im Ivy getrunken hatte – waren ganz grundlegender Art. Wer bin ich? Wie heiße ich? Wann bin ich geboren? – Ja, wirklich: Wer war ich eigentlich?

DRITTES KAPITEL
»Es liegt im Blut«
1. bis 2. August

>»Ich bin das Ahnengesicht,
>Und wenn das Fleisch vergeht,
>Meine Züge sterben nicht
>im ewigen Wechsel der Zeiten
>Von Ort zu Ort springt das Gesicht
>Über die Vergangenheit.«
>
>Thomas Hardy, *Heredity*

Wer bin ich? Das ist natürlich die ultimative Frage, eine Frage, die sich jeder irgendwann in seinem Leben einmal stellen sollte. Ich hatte jedenfalls schon 1987 begonnen, mich der Angelegenheit auf indirektem Weg zu nähern, als ich fürs BBC einen Dokumentarfilm über meine Vorfahren vorbereitete. Dabei ging es um die schottisch-irische Besiedlung Nordirlands, und ich wählte den Titel *Es liegt im Blut* – ein Satz, der von jetzt aus betrachtet auf unheimliche Weise auf meinen Schlaganfall vorausdeutete. Während ich hilflos im Flur meines Hauses in Islington lag, hatte ich hinaufgeschaut zu dem Porträt meines Ur-Urgroßvaters über mir – ein millionenschwerer Leinenfabrikant, dessen schwerverdientes Vermögen von seinem einzigen Sohn verschleudert wurde –, und mich gefragt, was *er*, für den Widrigkeiten so selbstverständlich waren wie das unerbittliche Wetter des Nordens, von meinem bizarren Zustand gehalten hätte. Später, als ich im Krankenhaus lag, fing ich an zu überlegen, was mir meine Familiengeschichte wohl unter diesen neuen und einschneidend veränderten Umständen sagen könnte.

»McCrum« jedenfalls ist ein merkwürdiger Name. Das wurde mir klar, als ich mit fünf Jahren in die Newnham Croft Grundschule in Cambridge kam und wegen meines Namens gehänselt wurde. Meine Schulkameraden konnten zumindest nicht wissen, daß die ursprüngliche schottische Ableitung »Sohn des Gebückten« bedeutet (was spätestens dann einleuchtet, wenn man sich einmal die verschrobenen Phantasien meines Namensvetters, des großen amerikanischen Cartoonzeichners R. Crumb, vor Augen hält).

Als meine Eltern Ahnenforschung betrieben, stießen sie auf die romantischen schottischen Highlands. Als wir noch Kinder waren, erzählte man meiner Schwester Elizabeth und mir, daß der Name McCrum eine Verzerrung von »McCrimmon« sei und daß wir von »den Flötenspielern der Lords of Skye« abstammten. Als ich schließlich einmal nach Skye fuhr, stellt ich fest, daß die überaus reizvolle McCrimmon-Verwandtschaft nichts weiter als ein Hirngespinst gewesen war. Wenn mein ungewöhnlicher Name eine Verzerrung war, dann von »MacIlchrum« (sonstige Schreibweisen: »McGilliechrum«, »Cromb«, »Crum«, »McCrumb«, »MacCrum«), und er stammt von den niederen Fronarbeitern des MacDonald Clans, der über die ganzen Western Isles und die grünen Weiden Nordirlands verstreut waren. Diese McCrums waren die »Söhne des Gebückten«, ein deutlicher Hinweis auf uneheliche Geburt. Die Familiengeschichte der Schotten aus Ulster ist voller Blut, Geheimnisse und Wirrungen. Kurz gesagt, meine Vorfahren waren ein Volk, das nicht genau wußte, wer es war oder von wem es abstammte, ein verstreutes Geschlecht, das sich aus Siedlern unterschiedlichster Herkunft zusammensetzte. Ich muß gestehen, daß ich sogar stolz bin auf meine bunt zusammengewürfelte Ahnenschaft.

Ich wurde am 7. Juli 1953 in meinem Elternhaus in Cambridge in der King's Parade Nr. 8, gegenüber der King's College Chapel, in einem kleinen weißgestrichenen Zimmer geboren, über dem sich heute ein Antiquitätengeschäft befindet. Die Welt, in die ich geboren wurde, war streng akademisch, professionell, leistungsorientiert und hätte wohl vielversprechender und privilegierter nicht sein können. Es war auch eine Welt, die sich gerade von den Traumata des Zweiten Weltkriegs erholte – von Hunger, Trennung und Verlust –, eine Welt, in der es als unangemessen und verweichlicht empfunden wurde, Gefühle zu zeigen. Meine Mutter Christine ist die Tochter des Direktors der Rugby School, einer Institution, die in *Tom Browns Schulzeit* verewigt worden ist; mein Vater Michael war Tutor am Corpus Christi College; als Jungvermählte wohnten die beiden in Collegeunterkünften. Später zogen wir in die Nähe der Fens und des Flusses Cam ins Ashton House, ein stolzes altes Zollhaus aus dem achtzehnten Jahrhundert mit einem holprigen Vorhof aus Steinfliesen, von dem aus man die Newnham Road überblicken konnte.

Für ein Kind wirkt Cambridge wie ein luftiges grünes Paradies, und ich verbinde jene ersten Jahre, bevor ich mit neun auf die Vorbereitungsschule kam, vor allem mit Spielen und Lachen, mit Sonnenschein und dem weiten Himmel der Fens. Nach der Grundschule besuchte ich kurz die berühmte King's Choir School, deren Chor und Weihnachtsgottesdienst mit den Bibellesungen und Weihnachtsliedern in aller Welt bekannt sind, wenn ich auch selbst nie Chorknabe war. Jetzt begann mein Leben einem bestimmten Muster zu folgen, das mein Vater für mich buchstäblich bei meiner Geburt ersonnen hatte. Ich ging beim englischen upper-middle-class-Derby an den Start, einer traditionellen Disiziplin, bei der es gilt, eine Reihe von akademischen Hürden zu nehmen. Deshalb wurde ich nach einem Jahr an der King's Choir School nach Horris Hill geschickt, einer Vorbereitungsschule, die weit abgelegen im ländlichen Berkshire in einem monströsen Gebäude im Pseudo-Tudor-Stil untergebracht war. Unweit davon befand sich der Luftstützpunkt Greenham Common, der in der Mitte der achtziger Jahre wegen der Auseinandersetzungen um die Aufstellung der Cruise Missiles in die Schlagzeilen geriet.

In meiner Familie gab es praktisch nur Jungs: es schien, als ob die McCrums kaum etwas anderes produzierten. Ich habe zwei Brüder; mein Vater wurde später Direktor von Eton, der berühmtesten Jungenschule auf der ganzen Welt, und mir ist klar, daß die Welt, die ich hier beschreibe, eine »Männerwelt« ist. Als ich Sarah heiratete, betete ich insgeheim, daß unter unseren Kindern, falls wir einmal welche haben sollten, auch ein Mädchen sein möge.

In Horris Hill (das wir als Schüler begreiflicherweise »Horror Hill« tauften) schrieb ich meinen ersten, etwa hundertseitigen Roman in ein Schulheft. Es war eine Geschichte im Daphne du Maurier-Stil und handelte von einer Schmugglerbande, die, soweit ich mich erinnern kann, schließlich in Plymouth vor Gericht kommt und gebührend bestraft wird. Während ich diese Vorbereitungsschule besuchte, mußte ich zum ersten Mal, und bis zu meinen Schlaganfall auch das einzige Mal, ins Krankenhaus. Im Herbst 1964, mit nur 11 Jahren, hatte ich im Zeigefinger meiner rechten Hand eine Blutvergiftung, die routinemäßig mit Penicillin behandelt wurde. Die Blutvergiftung breitete sich rasch aus bis in den Knöchel meines rechten Beins, der anschwoll und mir Schmerzen verursachte, als ob ich mir den Knöchel verstaucht hätte. Das war jedoch nicht wirklich das Problem. Das Penicillin schlug nicht an, und die Blutvergiftung drang durch meinen ganzen Körper. Ich wurde ernsthaft krank. Man brachte mich in aller Eile ins Krankenhaus im nahegelegenen Reading. Da die Penicillinbehandlung nicht angeschlagen hatte, mußte mir der Knöchel unter Vollnarkose »aspiriert« (das heißt, angesaugt) werden, während die Ärzte versuchten, ein wirksames Antibiotikum gegen die Infektion zu finden. Nacht für Nacht wurde ich in den Operationssaal geschoben, und als die Gefahr schließlich gebannt war, lag ich mehrere Wochen mit einem Gipsbein im Krankenhaus. Erst als der Gips entfernt wurde, würde ich wissen, ob ich den Rest meines Lebens als Krüppel mit einem lahmen Bein verbringen müßte. Wie sich herausstellte, erholte ich mich vollständig, aber ich erinnere mich noch sehr gut, wie ich dalag (und zu Hause bei meinen Eltern *Flanders and Swann*-Platten anhörte) und mir Sorgen machte, möglicherweise behindert zu sein, während meine Eltern sehr tapfer versuchten, mich auf ein Leben mit körperlichen Einschränkungen vorzubereiten.

Als ich dreizehn war und vollständig wiederhergestellt, nahm ich eine weitere akademische Hürde und kam auf die mitten in Thomas Hardys Wessex gelegene Sherbourne School. Die Erziehung englischer Jungen an Vorbereitungs- und Privatschulen sind Teil des Initiationsritus, der schon oft geschildert worden ist. Ich kann der Schande, den Grausamkeiten, den Würdelosigkeiten, von denen andere berichtet haben, eigentlich nichts hinzufügen, höchstens, daß diese Horrorgeschichten alle wahr sind. Mit sechzehn hatte ich beharrlich alle Hürden genommen und erhielt ein Stipendium für das Corpus Christi College in Cambridge, um Geschichte zu studieren. Bevor ich jedoch zur Universität ging, verbrachte ich achtzehn Monate mit Jobben (in England) und Herumreisen (in Europa), und unterrichtete schließlich an der Geelong Grammer School in Victoria (Australien) Englisch – wo ich in einem Jahr mehr lernte als in den ganzen zehn vorangegangenen Jahren zusammen. Danach richtete ich mich für drei schöne Jahre in Cambridge ein, wo ich am Edinburgh Fringe Theatre Regie führte (an dem wir Flann O'Briens *In Schwimmen-zwei-Vögel* inszenierten und unverfrorenerweise als Weltpremiere ausgaben), einen dilettantischen Roman schrieb (statt im du Maurier- diesmal im Beckett-Stil, wenn auch ohne den Witz oder die Weisheit meines Vorbilds), meinen Abschluß erlangte und mir ein Thouron Postgraduierten-Stipendium an der University of Pennsylvania in Philadelphia sicherte. Mein Jahr in Amerika weckte in mir eine untergründige Neugier auf die USA, die ich mit vielen Reisen immer wieder befriedigte – daß die Dinge in dieser Hinsicht eine so glückliche Wendung nehmen würden, hätte ich mir damals nie träumen lassen.

Als ich schließlich erkannt hatte, daß ich nicht für eine Universitätskarriere, schon gar nicht fürs ehrwürdige Oxbridge gemacht war, kehrte ich zurück nach Hause, und durch einen glücklichen Zufall fand ich einen Job beim unabhängigen Verlag Chatto and Windus, zunächst als Assistent in der Presseabteilung, dann als fester Lektor. Ich war stolz gewesen auf meine Entscheidung, als Postgraduierter in den USA zu studieren, aber in Wirklichkeit hatte ich die altgediente akademische Rennbahn nie wirklich verlassen. Selbst in London hielt ich unwillkürlich an meinen Gewohnheiten aus der Schul- und Universitätszeit fest. Ich verbrachte meine Mittagspausen in der Bibliothek und mühte mich wieder einmal mit einem wirklich furchtbaren, glücklicherweise inzwischen verschollenen, komödiantischen Roman ab, der von einem jungen Mann handelte, der seine Mittagspausen in einer öffentlichen Bibliothek verbringt. Wenn ich jetzt daran zurückdenke, fallen mir dazu Dr. Johnsons berühmte, vernichtende Worte ein: »Deine Arbeit ist sowohl gut als auch originell. Leider ist sie an den Stellen, an denen sie gut ist, nicht originell, und an den Stellen, an denen sie originell ist, nicht gut.«

Wie bei den meisten mit vergleichbarer Herkunft und Erziehung drehte sich, als ich in meinen Zwanzigern war, alles hauptsächlich um zwei Fragen: Wann und wen werde ich heiraten? Was werde ich beruflich machen? Diese Fragen wurden beide im April 1979 beantwortet, als ich mich mit meiner Freundin, die ich an der Universität kennengelernt hatte, verlobte und als Lektor beim Verlag Faber & Faber eingestellt wurde. Somit waren für mich innerhalb weniger Wochen die Weichen gestellt worden. Nach einigen Fehlstarts veröffentlichte ich mehrere Romane – von *In the Secret State* (1980) und *The Fabulous Englishman* (1984) über *Mainland* (1992) und *Jubilee* (1994) bis hin zu *Suspicion* (1996) – und schrieb zusammen mit Robert MacNeil, einer bekannten Fernsehpersönlichkeit, *The Story of English*, eine englische Sprachgeschichte fürs Fernsehen.

Abgesehen von meinen unbedeutenden Versuchen als Jungschriftsteller in der Westminster Public Library wuchs ich im großen und ganzen wie ein typischer Engländer auf, sehr behütet und mit beträchtlichen Privilegien. Erst nach jener Nacht in der heißen, lauten und chaotischen öffentlichen Krankenstation des University College Hospital erkannte ich, wie selbstverständlich mir meine Privilegien geworden waren. In der nächsten Klinik lag ich in einem Einzelzimmer – die Belohnung dafür, zwanzig Jahre lang mit der Unterstützung meines Verlags bei der BUPA (British United Provident Association) privatversichert gewesen zu sein. Später, als die Tage zu Wochen wurden, stellte ich fest, daß die Leistungen meiner privaten Krankenkasse durchaus ihre Grenzen hatten: Während der letzten Wochen meiner Krankheit war ich gezwungen, jeden Tag mein Anrecht auf Krankengeld einzuklagen, während die Krankenhausleitung mit frostigen BUPA–Mitarbeitern, die ganz und gar nichts mit den lächelnden und überaus fürsorglichen Menschen aus der Fernsehwerbung gemein hatten, über meine Zimmerkosten verhandelten. (Nach einigem Hin und Her jedoch hielt sich die BUPA schließlich an ihre Versprechungen.)

Während ich überfliege, was ich gerade geschrieben habe, bin ich erstaunt darüber, wie sehr manches in meinem früheren Leben auf seltsame Art und Weise auf den Augenblick meines Schlaganfalls vorauszudeuten scheint. Natürlich weiß ich, daß das Unsinn ist, daß das Leben grundsätzlich von Gefahren und Zufällen begleitet wird. Dennoch hat mich mein Überleben des Schlaganfalls in meinem Schicksalsglauben bestätigt.

Schicksal, ein Begriff, der dem prä-modernen Menschen bereits geläufig war, gehört nicht mehr in unseren tagtäglichen Sprachgebrauch, und dennoch, selbst jetzt, während ich dieses Buch schreibe, liebäugele ich mit dem Gedanken, daß alles auf unerklärliche Weise so hatte kommen müssen. Der unwiderstehliche Reiz dieser überspannten Erklärung liegt für mich darin, daß es uns trotz der technischen Fortschritte des zwanzigsten Jahrhunderts unstillbar danach verlangt, Teil einer Geschichte zu sein. Das ist es, was uns menschlich macht. Aber wenn man einen Arzt auf so etwas hin anspricht, wird man allenfalls belächelt. Ein Schlaganfall, egal wie schwer, sagen die Ärzte, ist nicht mehr als eine minimale körperliche Fehlfunktion, ein dickflüssiger Blutpfropfen in einer Hirnarterie. Einzig und allein das ist

der »Insult«, die Beleidigung des wundersamen und faszinierenden Organs, das wir »das Gehirn« nennen.

VIERTES KAPITEL
Hirnattacke
3. bis 5. August

> »Wenn ein Mann stirbt, macht sein Gehirn eine Veränderung
> durch, von der wir nichts wissen, die aber eines Tages sehr klar
> sein wird, falls sich die Forscher endlich dran machen«
>
> Jack Kerouac, *Unterwegs*

N ach der ersten unmittelbaren Krise, mit der das öffentliche Gesundheitswesen bestens fertiggeworden war, wurde ich auf Kosten meiner privaten Krankenkasse in ein Einzelzimmer im Nuffield Flügel des National Hospital for Neurology and Neurosurgery am Queen Square verlegt. Die Ironie meines Zustands als neurologischer Patient lag darin, daß ich schon oft von meinem Büro aus die Opfer der Gehirnchirurgie beobachtet hatte. Vom Hauptgebäude des Faber & Faber-Verlags aus sah man auf diese weltberühmte Klinik. Beinahe zwanzig Jahre lang hatte ich aus dem Fenster auf kahlgeschorene Menschen mit fürchterlichen Narben gestarrt, die wie Überlebende eines Konzentrationslagers in ihren Schlafanzügen vorbeischlurften, und ich hatte mich gefragt, was wohl aus ihnen werden würde. Seit so langer Zeit schon hatte ich auf dieses imposante rote Backsteingebäude auf der gegenüberliegenden Seite des Platzes geschaut. Deshalb hatte es auch etwas merkwürdig Faszinierendes, in das ein wenig heruntergekommene, höhlenartige Innere des viktorianischen Gebäudes hineingeschoben zu werden, wo es kühl war wie in einem Weinkeller, obgleich die unverkennbaren Krankenhausgerüche – staubfreier Teppichboden, Desinfektionsmittel, Holzpolitur und Urin – natürlich an nichts anderes als an Krankheit und Siechtum erinnerten. Jetzt befand ich mich in der Obhut neurologischer Fachleute, für die ein Schlaganfall nicht mehr war als eine der am häufigsten auftretenden Hirnkrankheiten.

Was ist eigentlich ein Schlaganfall? Schlaganfälle können je nach Krankheitsverlauf in zwei Kategorien unterteilt werden. Beim ersten Typus, der etwa drei Viertel aller Schlaganfälle darstellt, handelt es sich um ähnliche Abläufe wie beim Herzinfarkt (Arterienverschluß). Die zweite Hauptursache für den Schlaganfall ist die Hämorrhagie (Blutung), die zirka 20% aller akuten zerebrovaskulären Fälle darstellt. Meistens platzt dabei eine Gehirnarterie, worauf sich ein Blutgerinnsel bildet, das einen Teil des Gehirns von der Blutversorgung abschneidet. In beiden Fällen stellt sich zunächst die Frage, welche Gehirnhälfte betroffen ist.

In den zwei Gehirnhälften lassen sich unterschiedliche Funktionen lokalisieren; jede sogenannte Hemisphäre steuert dabei die jeweils gegenüberliegende Körperseite. Die rechte Gehirnhälfte kontrolliert die Bewegungsabläufe der linken Körperseite; mit ihr verbindet man Funktionen wie visuelles und räumliches Denken, Gefühle und Musikalität. Die linke Gehirnhälfte steuert die rechte Körperhälfte und wird mit dem Lesen, Schreiben, Rechnen und Sprechen in Zusammenhang gebracht. Mein Schlaganfall ereignete sich in meiner rechten Gehirnhälfte und wirkte sich daher auf die linke Körperhälfte aus. Der »Insult« fand wahrscheinlich in den Basalganglien statt, dem motorischen Teil des Gehirns, der mit den Stirnlappen zusammenhängt, die wiederum in enger Beziehung zur Persönlichkeitsstruktur stehen, zum Planen, logischen Denken und zur Urteilsfähigkeit. Die Funktion der basalen Ganglien ist es, unterstützend und koordinierend zu wirken (das Tourette-Syndrom beispielsweise, bei dem Handlungen unfreiwillig erfolgen, ist eine Störung der Basalganglien). Viele dieser Erkenntnisse sind natürlich spekulativ; die besten Ärzte geben zu, daß das Gehirn für die Medizin noch weitgehend unerforscht ist.

Bei einem Schlaganfall wird das Gehirn, oder vielmehr das Zentrale Nervensystem angegriffen. In Großbritannien und in Nordamerika wird der traditionelle Begriff »Schlaganfall« langsam durch »Hirnattacke« ersetzt, in der Hoffnung, daß ein neuer Ausdruck unsere Einstellung zu der Krankheit ändern und möglicherweise dazu beitragen wird, daß wir sie anders wahrnehmen (das heißt, weniger überheblich sind und statt dessen etwas dafür tun, um die Überlebensrate zu steigern). Aber selbst der neue Begriff »Hirnattacke« vermittelt nicht die ganze Wahrheit. Ein Schlaganfall hat in erster Linie mit dem Blut zu tun, oder vielmehr mit einem Mangel an Blut. Medizinisch gesehen bezeichnet der »Schlaganfall« eine akute Funktionsstörung des Gehirns infolge einer Verminderung oder Unterbrechung der Blutversorgung.

Es gibt unterschiedlich schwere Schlaganfälle, angefangen bei der transitorischen ischämischen Attacke (TIA), die so leicht und so rasch vorüber sein kann, daß das Opfer gar nichts davon merkt, bis hin zum schweren Schlaganfall mit anschließender vollständiger Bewußtlosigkeit. Es sollte nicht unerwähnt bleiben, daß eine flüchtige Hirnischämie einem schwereren Schlaganfall vorausgehen kann und daß es für einen Patienten, der eine solche Attacke erleidet und sofort einen Arzt aufsuchen kann, Vorsorgemaßnahmen gibt, um das Risiko einer zweiten, schlimmeren Attacke zu verringern. (In den USA experimentieren einige Ärzte zur Zeit mit Gewebeplasminogenaktivatoren; in Großbritannien hingegen verschreibt man Aspirin, Warfarin oder Persantin, wobei Aspirin deutlich an erster Stelle steht.)

Wer eine transitorische Ischämie erleidet, ist dreizehnmal mehr gefährdet, innerhalb des darauffolgenden Jahres wieder einem Schlaganfall zum Opfer zu fallen. Die Symptome einer transitorischen Ischämie sind leichte Artikulationsschwierigkeiten oder eine unerklärliche, vorübergehende Schwäche in einer der Gliedmaßen. In dem Fall ergeben sich für den Arzt drei wesentliche Fragen: Erstens, gibt es Hinweise auf verengte Halsarteri-

en, in denen sich möglicherweise winzige Stücke eines Blutgerinnsels lösen und nach oben zum Gehirn wandern könnten?
Zweitens, deutet etwas auf ein Blutgerinnsel im Herzen hin?
Und drittens, leidet der Patient an Bluthochdruck? Sobald diese Fragen geklärt sind, wird man sowohl die Blutqualität als
auch die mikrobiologische Struktur der Blutgefäße des Patienten untersuchen. Die Ärzte führten bei mir genau diese drei
Tests durch, um herauszufinden, was mit mir geschehen war. Da
man bei diesen Tests aber nichts herausfand, analysierte man
noch einmal mein Blut genauer. Schließlich unterbreitete man
mir, daß mein Schlaganfall – soweit man das überhaupt im
nachhinein feststellen konnte – nicht hätte verhindert werden
können. Ebensowenig konnte man die Ursache dafür feststellen. Es war einfach passiert, wie so vieles im Leben. Gelegentlich werde ich gefragt, ob mir das Sorgen mache, aber die Antwort ist nein (das Leben ist zu kurz).

Während meiner Genesungszeit wurde mir also regelmäßig Blut
abgenommen, eine Prozedur, die mir nach einer Weile äußerst
unangenehm wurde. Nachdem die Ärzte die häufigste Ursache
für den Schlaganfall (Rauchen und hoher Blutdruck) ausge-
klammert hatten, fingen sie an, nach subtileren Gründen zu suchen. In den letzten Jahren hat die Wissenschaft bei der Analyse von Blut erhebliche Fortschritte erzielt. Litt ich womöglich
an Leiden Faktor V (einer sehr seltenen Blutkrankheit, die an
der Universität von Leiden entdeckt wurde) oder Lupus Anticoagulant? Ich verteilte Blutproben u. a. an einen Dr. Thomas,
einen Dr. Abraham und schließlich an Professor Sam Machin,
einen sehr sachlichen Hämatologen von Weltruf. Eine der vielen Ängste, die mich nach meinem Schlaganfall überkamen,
drehte sich um die Frage, ob nicht die Gefahr bestünde, diesen
Defekt weiterzuvererben, falls Sarah und ich einmal Kinder haben sollten. (Jeder dieser hervorragenden Ärzte versicherte mir
jedoch, daß das unmöglich sei.)

Während meines Jahres draußen machte ich mir immer wieder
Gedanken, ob das, was mir am 29. Juli in jenem Augenblick

widerfahren war, bereits genetisch vorprogrammiert gewesen sein könnte. Trat hier womöglich ein Defekt zutage, der sich bereits im Leben meiner Vorfahren manifestiert hatte? War der alte Robert McCrum – der 1915 starb – durch einen Schlaganfall zu Tode gekommen? Natürlich gibt es für mich keine Möglichkeit, das nachzuprüfen, und die Experten streiten ja ab, daß ein solcher Defekt erblich sei. Wie dem auch sei, es ist immerhin tröstlich zu wissen, daß er erst in hohem Alter verstarb. Der Schlaganfall wird aus einem sehr einfachen Grund mit alten Menschen assoziiert: statistisch gesehen wächst mit steigendem Alter die Wahrscheinlichkeit, daran zu erkranken. Nimmt man zum Beispiel eine beliebige Gruppe von 1000 Briten oder Amerikanern über 75, stellt man fest, daß zwischen 20 und 30 von ihnen jedes Jahr einem Schlaganfall zum Opfer fallen. (In der Gesamtbevölkerung beträgt das Verhältnis zirka 0,5 – 1,0 Schlaganfälle pro Jahr.) Unter alten Menschen sind Schlaganfälle oft so leicht, und so wenige nur weisen die signifikanten Merkmale auf, daß es beinah unmöglich ist, festzustellen, was sich tatsächlich abgespielt hat. Wenn dann mehrere solcher leichten Schlaganfälle aufeinanderfolgen, bringt das mit der Zeit eine allgemeine Verschlechterung des Gesundheitszustands mit sich: das Gehen wird mühsamer, das Gedächtnis läßt nach, die Handschrift wird unleserlicher, die Bewegungen verlieren an Schwung – das heißt, es treten diejenigen körperlichen Verfallserscheinungen zutage, die man ohnehin mit dem Alter assoziiert. Ein älterer Mensch kann so am Ende einer Reihe von leichten Schlaganfällen durch einen geringfügig schwereren sterben. (Männer und Frauen, die älter sind als 75, fallen zehnmal häufiger einem Schlaganfall zum Opfer als diejenigen zwischen 55 und 59.)

Mir wurde, nachdem die unmittelbare Krise überstanden war, eine geringe 75 mg-Dosis Aspirin verschrieben, um das Blut zu verdünnen, und dann, ein paar Monate später, eine geringe Dosis Pravasin, um meinen (leicht erhöhten) Cholesterinspiegel zu senken. In Wirklichkeit ist man sich im unklaren über den

Zusammenhang zwischen Cholesterin und Schlaganfall. Viele Ärzte sind der Meinung, daß ein leicht erhöhter Cholesterinspiegel wahrscheinlich bei Herzkrankheiten eine weitaus größere Rolle spielt. Nichtsdestotrotz wird Cholesterin mit einer Degeneration der Gefäßwände assoziiert, beispielsweise bei der Atherosklerose (Arterienverkalkung). Hierbei entstehen fettähnliche Ablagerungen an der Arterienwand, die zum Verschluß einer Arterie führen können. Cholesterin ist nur eine der möglichen Ursachen für den Schlaganfall, aber bei so vielen Unwägbarkeiten besteht bei einem erhöhten Cholesterinspiegel der Vorteil, daß man ihn sowohl messen als auch behandeln kann. Deshalb wird ihm auch im Zusammenhang mit einer Krankheit, die so viele Rätsel aufgibt, oft mehr Aufmerksamkeit als nötig geschenkt.

Was auch immer Ursache für den Schlaganfall ist, jede Vorsorgemaßnahme lohnt sich. Es ist eine nackte Tatsache, daß in Großbritannien und den USA zirka alle fünf Minuten jemand einen Schlaganfall erleidet. Der Schlaganfall – wie der Name sagt – tritt meist sehr plötzlich ein, das ist eines seiner Hauptmerkmale. Das häufigste Symptom des Schlaganfalls nennt man Hemiplegie – darunter versteht man eine Schwächung oder Lähmung des Armes oder des Beines auf einer Körperseite. Bei mir wirkte sich die Hemiplegie auf meine gesamte linke Körperhälfte aus, von meiner linken Zunge und Wange bis hinunter zu meinem linken Fuß, während auch innerlich mein linker Lungenflügel geschwächt war, so daß mir oft beim Sprechen der Atem ausging. »Zerebrale Hämorrhagien«, die, wie ich erfahren sollte, 15% aller Schlaganfälle ausmachen, entstehen meistens durch einen Riß in einer der winzigen Arterien, die tief im Gehirn sitzen. Das ganze Organ ist komplett von einem Geflecht winziger Blutgefäße überzogen, die so hauchfein und zart sind wie das Skelett eines Blattes. Besucht man, wie ich es später während meiner Genesungszeit tat, die medizinische Sammlung der Universität Oxford, kann man dort an den zahllosen faszinierenden dreidimensionalen Modellen dieses wunderschöne, hochkomplizierte Geflecht, dieses filigrane Netzwerk von Arterien betrachten, das das Gehirn mit Blut versorgt.

Wenn das Gehirn aus seinem schützenden Schädel herausgelöst wird und in Formaldehyd liegt, ähnelt es einer geschälten Walnuß. Im lebenden Körper wirkt freigelegtes Hirngewebe, die sogenannte graue Substanz, wie kalter Haferbrei. In dieser wenig vielversprechenden Masse liegt jedoch das Rätsel unserer ganzen Persönlichkeit begraben. Steven Pinker formulierte das in seinem Buch *Wie das Denken im Kopf entsteht* wie folgt: »der Sonderstatus des Gehirns läßt sich dadurch erklären, daß es etwas Besonderes tut, das uns das Sehen, Denken, Fühlen, Entscheiden und Handeln ermöglicht.« Ist das Gehirn beispielsweise im visuellen Bereich beschädigt worden, dann sind Patienten nicht mehr in der Lage, die Welt, in der sie sich befinden, zu erkennen. Für diese Menschen ist die Welt, wie Pinker schreibt, »wie eine Handschrift, die sie nicht entziffern können. Sie zeichnen lebensgetreu einen Vogel nach, halten ihn aber für einen Baumstumpf. Ein Feuerzeug ist ihnen ein Rätsel, bis sie sehen, wie es benutzt wird.«

Die verbleibenden 85 % der Schlaganfälle werden durch die teilweise oder komplette Verstopfung einer Arterie verursacht. Das passiert entweder aufgrund einer örtlichen Verengung, wodurch ein Blutgerinnsel entsteht, oder aber durch ein Gerinnsel, das von einer anderen Körperstelle (zum Beispiel von einer Halsarterie oder einer der Herzkammern) zum Gehirn transportiert wird, was zur Folge hat, daß Gehirnzellen absterben und die Blutversorgung des Organs unterbleibt, das genausowenig auf Blut verzichten kann, wie Lunge und Herz auf Sauerstoff. Die Hauptursache für Arterienverschluß sind Fettablagerungen in den Gefäßwänden. Die Folge ist entweder Stenose (Verengung), Okklusion (Verschluß) oder Embolie (Entstehung eines Blutgerinnsels in der beschädigten Arterienwand). Diese »zerebrovaskuläre Erkrankung« hängt oft mit der Degeneration von Arterien anderswo im Körper zusammen, vor allem im Herzen. Die Hauptursachen für beschädigte Gefäßwände, die Verengung oder Verschluß zur Folge haben können, sind Bluthochdruck und Fettablagerungen in den Gefäßwänden. Hoher Blutdruck spielt dabei jedoch die weitaus größere Rolle. Das erklärt auch, weshalb während meiner Monate im Krankenhaus ausnahmslos jeder Fachmann, dem ich begegnete, als allererstes meinen Blutdruck messen wollte.

Im Gegensatz zu den Ursachen meines Schlaganfalls waren seine Folgen nur allzu offensichtlich und nahmen einen großen Teil meiner Aufmerksamkeit in Anspruch. In den Monaten nach meinem Schlaganfall begann mich das Gehirn als Organ zu faszinieren, und ich traf mich regelmäßig mit einem klugen und feinsinnigen irischen Neurowissenschaftler, Professor Ray Dolan vom Welcome Department of Cognitive Neurology am Institut für Neurologie am Queen Square, der mir ein paar Privatvorlesungen über die Gehirnfunktionen hielt – zumindest soweit man heute darüber Bescheid weiß. Auf dem Feld der Neurowissenschaften ist dies eines der modernsten Institute überhaupt, in dem Wissenschaftler auf einem Gebiet forschen, das eigentlich noch in den Kinderschuhen steckt. Als ich einmal im minimalistischen Foyer des Welcome Gebäudes wartete, entdeckte ich zu meiner Belustigung einen Aushang, der mit bestechender Ehrlichkeit folgendes Seminar ankündigte: »Die funktionale Organisation des Gedächtnisprozesses im lateralen frontalen Kortex – wissen wir überhaupt schon etwas darüber?«

Dolan erklärte mir, daß das Gehirn 25% der Energie verbraucht, die der Körper erzeugt. »Es ist, als sei der Körper der Sklave des Gehirns«, sagte er mir. »Das ungewöhnliche am Gehirn ist, daß es sich – im Gegensatz zum Körper, der sich offenbar unserer physischen Umwelt angepaßt hat – einer psychologischen oder sozialen Umwelt angepaßt hat, die, wie wir annehmen, maßgeblich an seiner strukturellen Gestaltung beteiligt war.«

Das ist eine Anspielung auf eine der großen Debatten innerhalb der zeitgenössischen Neurowissenschaften: inwieweit hat sich das Gehirn nach der Theorie Darwins herausgebildet und entwickelt? Der berühmteste Vertreter der Darwinschen Theorie, angewandt auf die psychologische Entwicklung, ist Steven Pinker (dessen Gegner der wissenschaftliche Autor Stephen Jay Gould ist). In einem Gespräch sagte mir Professor Pinker: »Nachdem man die These aufgestellt hat, daß die Sprache ein klar erkennbarer Teil des menschlichen Denkens sei, muß man sich fragen: was stellen dann die anderen Teile dar?« Die Hauptthese von *Wie das Denken im Kopf entsteht* läßt sich in einem einzigen Satz umschreiben: »Der Kopf«, sagt Pinker, »ist ein System von Kalkulationsorganen, das sich durch natürliche Selektion herausgebildet hat, um diejenigen Probleme zu lösen, die sich unseren Vorfahren, den Sammlern und Jägern, mit ihren spezifischen Lebensumständen gestellt haben: dazu gehört vor allem das Verstehen und Verdrängen von Dingen, Tieren, Pflanzen und anderen Menschen, um das eigene Fortbestehen zu sichern.« Mit anderen Worten »die Gedanken entstehen aus dem, was das Gehirn tut«. Oder, wie er sagt, »um es ganz grob auszudrücken: das Gehirn ist wie ein Computer, der eine Evolution durchgemacht hat«.

Eine der größten jüngsten Entwicklungen in der Neurologie ist die Erkenntnis, daß das Gehirn in seinen Funktionen doch sehr viel plastischer (das heißt anpassungsfähiger) ist, als man gemeinhin angenommen hatte. Die viktorianischen Vorstellungen des Gehirns, die wir übernommen haben, waren von Schienensystemen oder Telefonschaltzentralen abgeleitet, und man stellte sich das Gehirn als starre, unbiegsame Struktur vor. Heutzutage glaubt man an die Fähigkeit des Gehirns, sich bestimmten Bedürfnissen anzupassen. Neurologen sind zu der Auffassung gelangt, daß die Beschädigung einer Stelle am Gehirn zu kompensatorischer Gehirntätigkeit an anderer Stelle führt. Nach Meinung eines Nobelpreisträgers auf dem Gebiet der Neurologie, Gerald Maurice Edelmann, ist »das Gehirn ein selektives System, das mehr mit der Evolution zu tun hat als mit dem Rechnen«. Trotz der außerordentlichen Anstrengungen auf dem Gebiet der neurologischen Forschung sind jedoch, wie der Medizinhistoriker Roy Porter formuliert, »die neurologischen Leiden noch immer die undurchschaubarsten«. Was uns wiederum zu der Frage nach der Bedeutung des Gehirns in unserem Körper führt.

Ein großer Teil der Energie, die der Körper erzeugt, wird vom Gehirn beansprucht (und umgekehrt). Im wesentlichen stammt diese Energie aus der Umwandlung von Glukose in Kohlendioxid und Wasser, einem biochemischen Prozeß, der sehr viel Sauerstoff benötigt. Anders als die Muskeln ist das Gehirn nicht in der Lage, Glukosereserven anzulegen; vielmehr ist es auf die beständige Zufuhr arteriellen Blutes angewiesen, dasselbe gilt auch für den Sauerstoff. Wird dem Gehirn durch einen Schlaganfall Sauerstoff oder Glukose entzogen, beginnt es fast augenblicklich zu ersticken. Falls der Blutfluß nicht wieder gewährleistet wird, können innerhalb von fünfzehn bis dreißig Minuten nach dem ursprünglichen Entzug irreversible Hirnschäden entstehen.

Das Gehirn ist das eigentliche Wunderwerk des menschlichen Körpers, und dementsprechend geheimnisvoll. In den letzten Jahren aber hat sich – abgesehen von der Genetik – die Neurologie an die Spitze der medizinischen Forschung gesetzt und sich mit der Entwicklung von radioaktiven oder fluoreszierenden Markierungssubstanzen und neurophysiologischer Mikrotechnologie hervorgetan. Heute untersuchen Forscher wie Ray Dolan das Zusammenwirken von Sprache und Gedächtnis, die Art und Weise, wie Gefühle mit Wahrnehmung interagieren und wie kognitive Funktionen aus unzähligen Kleinstabläufen bestehen.

Als ich Dolan fragte, ob es möglich sei, das menschliche Gehirn durch einen Computer zu ersetzten, antwortete er: »Dazu brauchte man eine ganze Menge Chips. Im Gehirn befinden sich zwanzig Milliarden Neuronen, und jedes einzelne Neuron stellt durchschnittlich zehntausend Verbindungen her.« Er schilderte daraufhin »die außergewöhnliche rechnerische Kraft des lebenden Gehirns, so viel wiederzugeben, sich so viel zu merken und seine fast grenzenlose Gedächtniskapazität.« Anders gesagt, wenn es irgendwie möglich wäre, alle Laptops in einer Stadt wie London zu vernetzen, hätte man noch immer nur ansatzweise das Fassungsvermögen eines Gehirns erreicht.

Ein temperamentvoller Kollege Dolans, den ich kennenlernte, Richard Frackowiak, bezeichnete sehr lakonisch das Gehirn als »ein Organ in einem Kasten mit einem Loch am Boden, wo sich der Hirnstamm befindet«. Eine zerebrale Hämorrhagie, sagte er, »zerquetscht das Gehirn. Der Innendruck steigt, weil der Schädel rundherum fest ist. Im allerschlimmsten Fall wird das Gehirn regelrecht herausgepreßt – das nennt man ›coning‹. Durch den Druck wird es durch das Loch am Boden hindurchgeschoben. Das kommt jedoch nur äußerst selten vor, und wenn es passiert, dann bei einem sehr schweren Schlaganfall. Alles ist möglich: von einer fünfzehnminütigen Lähmung in einer Hand bis hin zu einem tiefen Koma; ein Schlaganfall kann trivial oder tödlich sein.« Die meisten Menschen würden übrigens an anderen Komplikationen sterben, vor allem an kardio-respiratorischen Problemen. Woran, fragte ich ihn, sterbe man also beim Schlaganfall?

»Nun«, erwiderte Frackowiak, »beim Schlaganfall werden diejenigen Bereiche des Gehirns zerquetscht, die mit Herzfrequenz und Atmung zu tun haben. Es ist eigentlich genauso, als wenn man gehängt würde. Man stirbt, weil das Herz stehenbleibt und weil man aufhört zu atmen. Es gibt auch viele andere Möglichkeiten«, fuhr er fort, »an einem Schlaganfall zu sterben. Man kann mit einer schweren Lungenentzündung im Bett liegen und einfach sterben, weil sich die Lunge mit Flüssigkeit füllt und man keine Luft mehr bekommt, weil kein Sauerstoff in die Lunge gelangt. Und dann gibt es noch eine Menge andere medizinische Komplikationen, die in Frage kommen.«

Wir unterhielten uns über die Widerstandskraft des Gehirns bei einem Schlaganfall. »Das Gehirn«, sagte Franckowiak, »ist zwar überaus anpassungsfähig, aber keinesfalls mit der Leber zu vergleichen. Aus der Leber kann man sieben Achtel herausschneiden, und sie regeneriert sich. Das Gehirn ist nicht ganz so strapazierfähig wie Herz oder Leber, deshalb steckt es ja auch in einem festen Kasten (dem Schädel), der gewissermaßen als Stoßdämpfer dient, und ist mit Flüssigkeit überzogen. Es ist wirklich erstaunlich: Das Gehirn wiegt nur 1,4 Kilo, und dennoch bestimmt es unsere ganze Persönlichkeit und unsere Interaktion mit der Welt.«

Das Gehirn und das Rückenmark, oder das zentrale Nervensystem, befinden sich am absoluten Kern unseres Seins; im Leben eines Menschen, der von einem Schlaganfall getroffen wird, ist es das Epizentrum des Erdbebens.

Wie wir bereits festgestellt haben, sind in den westlichen Ländern etwa drei Viertel aller akuten Schlaganfallopfer Menschen ab 65 Jahren. Das bedeutet jedoch, daß 25% aller Betroffenen unterhalb dieser Altersgrenze liegen; anderen Schätzungen zufolge sind ein Fünftel aller Opfer unter 40. Während also der Schlaganfall als Alterskrankheit empfunden wird, ist es statistisch belegt, daß sich eine große Anzahl junger Menschen mit einem plötzlichen und verheerenden Leiden abfinden muß, über das sie nichts oder nur sehr wenig weiß. In Großbritannien erleiden jede Woche etwa zweihundert jüngere, berufstätige Menschen einen Schlaganfall. Die Öffentlichkeit ist sich über diese erschreckenden Zahlen kaum im klaren.

Da wir meinen, die Krankheit ginge uns nichts an, wissen wir zumeist auch entsprechend wenig darüber und beschäftigen uns allenfalls dann mit ihr, wenn sie uns als das rätselhafte, tödliche Leiden begegnet, das unsere älteren Verwandten das Leben kostet. Der Schlaganfall trat wohl zum ersten Mal in mein Bewußtsein, als ich als Kind *Die Schatzinsel* las. Die ersten Kapitel von Robert Louis Stevensons Meisterwerk gehören zu den eindringlichsten Passagen, die je geschrieben wurden, und der Augenblick, als der geheimnisvolle Kapitän, »der braungebrannte alte Seemann mit der Säbelnarbe«, gegen den Schwarzen Hund kämpft und schließlich am Boden des »Admiral Benbow« zusammenbricht, scheint mir besonders signifikant:

»[Ich] hörte aus der Gaststube einen lauten Fall. Ich rannte wieder hinein: da lag der Kapitän längelang auf dem Fußboden. Im selben Augenblick kam meine Mutter, aufgeschreckt durch das Geschrei und den Lärm, die Treppe heruntergehastet, um mir zu helfen. Wir knieten neben ihm und hoben seinen Kopf. Er atmete sehr laut und schwer; aber seine Augen waren geschlossen, und sein Gesicht war fürchterlich bleich. (...) Wir fühlten uns beglückt und erleichtert, als sich die Tür auftat und Doktor Livesey hereinkam, um meinen Vater zu besuchen.

>Oh, Herr Doktor!< riefen wir. >Was fangen wir bloß an? Wo sitzt denn eigentlich die Wunde?<

>Wunde? Hat sich was mit Wunde!< sagte der Doktor. >Der Mann ist so heil wie ihr und ich. Er hat nur den Schlaganfall bekommen, den ich ihm angekündigt habe. (...) Ich muß nun wohl tun, was ich kann, um das dreimal überflüssige Leben dieses Kerls zu retten. Jim, hol mir mal eine Schüssel Wasser!< (...) Erst als eine Menge Blut gekommen war, schlug der Kapitän die Augen auf und sah verwirrt um sich.«

So behandelte man einen Schlaganfall-Patienten in den Büchern meiner Kindheit, und ich nehme an, daß die Erinnerung an diese und ähnliche Passagen mein Erwachsenenwissen um die Krankheit wesentlich beeinflußt hat.

Unabhängig vom Alter ist der physische und psychische Schaden derselbe. Auch in wirtschaftlicher Hinsicht entstehen für die Gesellschaft erhebliche Kosten: in den USA und Großbritannien zirka 30 Milliarden Dollar bzw. 2,8 Milliarden Pfund jährlich. Etwa ein Drittel der Betroffenen kehrt nicht ins Arbeitsleben zurück. Die meisten Überlebenden bleiben an einem Arm gelähmt, und manche können nicht mehr richtig gehen. Zwischen 50% und 75% tragen in irgendeiner Form einen bleibenden Schaden davon. Wie erschütternd so etwas sein kann, schilderte Sheila Hale sehr anschaulich im *London Review of Books* vom März 1998. Dort beschreibt sie, wie es ihrem brillanten Mann, dem Historiker John Hale, nach seinem Schlaganfall erging. »Der gesellige Fremde, der so gelehrt aussieht, möchte gern wissen, wer Sie sind und wofür Sie sich interessieren. Er hört Ihnen aufmerksam zu und beantwortet eifrig Ihre Fragen. Egal, ob Sie Englisch, Italienisch, Französisch oder Deutsch sprechen, er kann Ihnen in allem folgen, daran besteht kein Zweifel. Das Problem ist nur, Sie können sich noch so sehr anstrengen, aber wenn er spricht, verstehen Sie kein einziges Wort (…) Es ist über fünf Jahre her, seitdem mein Mann, ein Renaissance-Historiker, infolge eines Schlaganfalls seine Sprache verlor.«

Als ich im National Hospital lag, wußte ich natürlich nichts von der Statistik, aber ich wurde das gänzlich unwissenschaftliche Gefühl nicht los, daß mich zwar irgendeine genetische Laune in diese Misere gebracht hatte, ein merkwürdiges Langlebigkeitsgen jedoch wiederum vor dem Schlimmsten bewahrt hatte.

FÜNFTES KAPITEL
Mein neues Leben
1. bis 5. August

»Vorzeichen bieten wir Trotz: eine besondere Vorsehung regiert
selbst den Fall eines Spatzen. Ist's jetzt, so ist's nicht später, ist's
nicht später, so wird es jetzt sein; wird es nicht jetzt sein, kommt's
doch einmal später. Bereitsein ist alles. Da keiner das, was er ver-
läßt, wirklich besitzt, was ist's schon, es beizeiten zu verlassen? Sei's
drum.«

William Shakespeare, *Hamlet*, 5. Akt, Szene 2

V on der ganzen Zeit, die ich im National Hospital bei Bewußtsein zubrachte, waren die Nächte am schlimmsten.
Nachts nämlich stellt sich der Patient vor, wie es ist, zu sterben.
In diesen Stunden war mir die nackte Realität, die sich jedem
im Krankenhaus offenbart, am allerdeutlichsten vor Augen:
selbst alle Liebe und Zuwendung der Welt (und ich war wirklich
mit beidem gesegnet) können nicht darüber hinwegtäuschen,
wie einsam und isoliert man mit einer schweren Krankheit ist.
Wir kommmen allein auf die Welt und werden, ganz gleich,
welche klugen Maßnahmen wir für die Zukunft treffen, die Welt
auch wieder allein verlassen. Wie Pozzo in *Warten auf Godot*
sagt: »Sie gebären rittlings über dem Grabe, der Tag erglänzt einen Augenblick und dann von neuem die Nacht.« Wenn ich
nachts Kopfschmerzen hatte – wie im Vorfeld meines Schlaganfalls – war mein erster Gedanke: am nächsten Morgen bin ich
tot; ich werde Sarah nie wiedersehen.
In Wirklichkeit erschien sie immer gegen 8.00 Uhr an meinem
Krankenbett und begrüßte mich mit einem munteren und fröh-
lichen »Guten Morgen!« Das war immer unmittelbar nach dem
Krankenhausfrühstück (Kaffee, entweder Würstchen oder

Speck, Saft und kaltes Toastbrot, und zusätzlich ein winziger Becher Lactulose, ein eklig süßes Abführmittel), und Sarah brachte mir frische Kleidung und meine Post und die britischen Zeitungen (ihr Laster). Dann fuhr mich eine der Schwestern im Rollstuhl ins Badezimmer, damit ich ein Bad nehmen konnte. Das war eine schwierige und mühsame Prozedur, während der ich zu vergessen versuchte, daß mich die Schwestern buchstäblich am ganzen Körper packen mußten, um mich aus dem Rollstuhl zu hieven, der eigens für den Gebrauch im Badezimmer konstruiert war, ehe sie mich in die Wanne herunterließen und am ganzen Körper wuschen. Die Begriffe Intimsphäre und Klinikaufenthalt schließen sich gegenseitig aus.

Sarahs Anwesenheit und ihr Optimismus verjagten bald die Nachtgespenster, und es entwickelte sich schnell ein Besuchsritual, bei dem ihre Rolle darin bestand, den Besucherstrom zu leiten und die Ärzte nach meinen Fortschritten und Heilungschancen auszufragen. Als Amerikanerin verlangte Sarah ein hohes Maß an Offenheit und Informationsbereitschaft von seiten der Mediziner – was die britischen Ärzte, denen offenbar die Geheimnisse ihres Berufes heilig sind, jedoch ein wenig zu irritieren schien.

Mein Arzt, Andrew Lees, ein eleganter, ruhiger und sehr warmherziger und kluger Neurologe, riet mir, die Blutung in meinem Kopf wie eine Art Prellung zu betrachten; nach einiger Zeit würden die gierigen Makrophagen buchstäblich den Schaden, der an meinem Hirngewebe entstanden war, auffressen und diesen Teil des Gehirns für immer als unbrauchbar zurücklassen. Ich konnte selbst überprüfen, was Lees mir erzählte. Eine meiner ersten Kernspinresonanztomographien lokalisierte die Blutung, ein bedrohlicher schwarzer Fleck tief im Innern des Gehirns an einer Stelle, die laut ärztlichem Befund »die proximale rechte mittlere zerebrale Arterie an seiner Trifurkation« hieß. Nach und nach würde der düstere Fleck schrumpfen und verblassen, aber trotz dieser sehr anschaulichen bildlichen Darstellung weiß ich jetzt, nach zwei Jahren, immer noch genauso-

wenig wie damals, wie diese Blutung überhaupt erst zustande-
kam.

Es ist eine Eigenart des Schlaganfalls, daß man nicht weiß, wie
er entsteht. Durch das Fehlen einer Erklärung für eine solche
Katastrophe ist man als Betroffener noch mehr geneigt, sich als
Opfer eines widrigen Schicksals zu fühlen. Für etwa 40% der
Schlaganfälle gibt es keine Erklärung, und dieselbe Unsicher-
heit begleitet auch den Genesungsprozeß. Für den Arzt ist diese
Tatsache vermutlich nicht minder nervenaufreibend als für den
Patienten. In der Medizin beruht der Vertrag zwischen Arzt und
Patient auf Vertrauen und der Voraussetzung von Kompetenz
und Wissen. Als Dr. Richard Greenwood, dem ich später in
meiner Reha-Klinik begegnete – ein leicht zerstreuter Neurologe vom Typ eines Universitätsprofessors, der einen hervorragenden Ruf hat –, mir zerknirscht gestand, daß die Ärzte in
Wirklichkeit nur sehr wenig über das Gehirn wüßten, war das
für mich sonderbar tröstlich.

Diese Unsicherheit schien die Ärzte vom Queen Square dazu zu
veranlassen, geradezu obsessiv zum Ort des Verbrechens zurückzukehren. War das Blutgerinnsel in einer meiner Herzkammern
entstanden? Ich wurde losgeschickt zu einer transösophagealen
Kardiographie. Lag es vielleicht an der Schilddrüse? Wieder
wurde mir Blut abgenommen und und wieder wurde es zur Analyse geschickt. Die Tatsache, vor einem Rätsel zu stehen, hin-
dert die moderne Medizin keineswegs daran, Tausende von Fragen zu stellen. Trotz dieser Untersuchungen jedoch, die mich
während jenes ersten Monats in der Klinik völlig in Anspruch
nahmen, konnte mir niemand sagen, wie lange ich außer Gefecht sein würde. Das verschlimmerte die Sache, machte sie sogar richtig beängstigend. Würde ich jemals wieder laufen können? Ganz am Anfang erfuhr Sarah von einem Arzt, daß ich den
Rest meines Lebens im Rollstuhl verbringen würde, und einige
Wochen lang gaben ihr sämtliche Ärzte, mit denen sie sprach,
nichts als ausweichende Antworten auf diese simple und grund-
legende Frage. Da sie keine zuverlässigen Erklärungen zu bieten

hatten, hüllten sich die Fachleute in Schweigen oder flüchteten sich in vorgefertigte, undurchschaubare Antworten; »wahrscheinlich« würde ich »ungefähr in einem Jahr« wieder fit sein. Nach sechs Monaten könne man dann »in etwa sagen«, wie viel Bewegung in meine linke Seite zurückkehren würde; dann würde »eventuell« mein Arm wieder »brauchbar« sein. Unterdessen war ich noch immer extrem eingeschränkt und wartete besorgt auf die ersten Anzeichen dafür, daß der Heilungsprozeß in meinem Gehirn begonnen hatte. Die seltenen Tage, an denen ich auf meiner linken Seite wieder irgendeinen Muskel spürte, waren für mich wie die Entdeckung der sechsten Dimension.

Aber solche Glücksmomente waren rar; ich weinte oft, als ich in der Klinik lag. Manchmal weinte ich leise vor mich hin, manchmal brach ich plötzlich in Tränen aus. Alles und nichts brachte mich zum Weinen; das sei typisch für Schlaganfall-Opfer, erfuhr ich. Dr. Lees beteuerte, daß derjenige Teil des Gehirns, der für Gedächtnis, Denken und Persönlichkeit zuständig war, nicht betroffen war; aber Sarah befürchtete natürlich, daß sich meine Persönlichkeit verändert hatte. Inzwischen weiß ich, daß diese Angst sehr oft bei den Menschen auftritt, die dem Schlaganfall-Patienten nahestehen. Zum anderen kann der enorme psychische Druck, der durch einen Schlaganfall auf allen Beteiligten lastet, leicht dazu führen, daß Beziehungen in die Brüche gehen. Traurigerweise stehen »Schlaganfall« und »Scheidung« in engem Zusammenhang.

Sarahs Ängste wurden mir bewußt, als ich mit einiger Belustigung bemerkte, wie sie heimlich in meinem Notizbuch blätterte, in dem ich angefangen hatte, meine Eindrücke aufzuschreiben. Ich tat, als würde ich schlafen, während ich beobachtete, wie sie die letzten Eintragungen durchsah und vermutlich nach verräterischem Nonsens suchte. Ich war sehr versucht, ein oder zwei Seiten mit »Was du heute kannst besorgen, das verschiebe nicht auf morgen« zu füllen, wie der Verrückte, den Jack Nicholson in *Shining* spielt.

Ich betete nicht. Einige Besucher fragten mich später, ob die

Tatsache, »mit einem Bein im Grab gestanden« zu haben, irgendwelche religiösen Gefühle in mir ausgelöst hätte, aber das mußte ich ganz ehrlich verneinen. Statt dessen kam mir die Welt auf einmal fast unerträglich kostbar vor. Ich war eingesperrt in meinem Zimmer, während draußen ein englischer Jahrhundertsommer herrschte, ich sehnte mich nach Himmel, Erde und Meer – und befriedigte meine Sehnsucht, indem ich mir Sport- und Natursendungen im Fernsehen anguckte.

In langen müßigen Stunden nach dem Pferderennen auf Channel Four sinnierte ich darüber, wie nahe Gesundheit und Krankheit beieinander lagen. Als erwachsener Mensch vergißt man oft, daß man in seinem Körper wohnt. Das unerwartete Versagen des Körpers ist ein furchtbarer Schock, der das instabile Gebäude des eigenen »Ich« ins Wanken bringt, insbesondere, wenn man in den Zustand eines Kleinkinds zurückversetzt wird. In *Hannah und ihre Schwestern* bildet sich Micky Sachs, ein Hypochonder erster Güte, einen Hirntumor ein. »Ist dir klar«, stöhnt er, »an welchem dünnen Faden wir alle hängen?«

Ironischerweise war ich immer auf der Suche nach genau solchen Abenteuern gewesen. Heute beim Schreiben stelle ich fest, daß ich meine Risikofreude nicht mehr nachvollziehen kann – vielleicht war ich damals auch nur ein Feigling, der den Helden spielen wollte. Mein Bedürfnis, die gefährlichsten Ecken der Welt auszukundschaften, liegt wohl an meiner Leidenschaft für Geschichte. Für mich besteht Geschichte aus folgenschweren Ereignissen und Umbrüchen – aus Zusammenstößen, Kriegen und Aufständen –, bei denen sich das Individuum gegen einen ungerührten historischen Ablauf behaupten muß. Es ist auch aufregend, ein Terrain zu betreten, das einem vollkommen unvertraut ist und körperlichen Einsatz erfordert. Und dann ist da natürlich der unvermeidliche Wettstreit mit meinem Vater, der bei der Marine war und im Zweiten Weltkrieg auf der HMS Victorious im Pazifik als Navigationsoffizier gedient hat – und der am eigenen Leib erfahren hat, was diejenigen von uns, die nach 1945 geboren wurden, gar nicht mehr wissen können. Wahrscheinlich ist diese Art stillschweigende Rivalität zwischen Vater und Sohn typisch für viele Männer meiner Generation.

Irgendwann wurde ich süchtig nach dem berauschenden Duft von Flugzeugtreibstoff und verblühender Vegetation; ich mußte neue Orte sehen und immer etwas Neues erleben. Im Frühjahr 1993, ein paar Monate vor meinem letzten Abenteuer, bei dem ich als Journalist mitten in die Hölle von Indonesien auf die Insel Ost-Timor reiste, war ich zusammen mit dem Fotografen Tim Page nach Kambodscha geflogen.

Als ich im Krankenhaus lag, ohne mich bewegen zu können, mußte ich immerzu an diese Südostasientour denken, während ich mir vorstellte, vielleicht nie wieder reisen zu können. Ähnlich wie ich am Tag meines Schlaganfalls auf dem Treppenabsatz unter einer grünbraunen Landkarte von Kambodscha gelegen hatte, schlug ich mich während der darauffolgenden Wochen in Gedanken durch die subtropischen Urwälder von Indochina und erlebte die gefährlichen Momente von damals aufs neue. Wie der amerikanische Schriftsteller William Maxwell auf so unvergeßliche Weise formulierte: »Erinnern hat mir fast genausoviel Freude gemacht wie Leben.«

Stellen Sie sich ein Land vor, in dem sich die Menschen seit über zwanzig Jahren gegenseitig abschlachten, ein Land, dessen Felder voller Landminen sind und dessen führende politische Parteien über private Armeen verfügen. Stellen Sie sich ein Land vor, in dem Despotismus, Malaria und Unterernährung herrschen, ein Land praktisch ohne Gesetze, Krankenhäuser, befestigte Straßen, Trinkwasser oder Telefon. Und dann stellen Sie sich vor, Sie wollten dort wie im Westen demokratische Wahlen einführen. Das ist weder ein surrealer Scherz noch ein nächtlicher Alptraum, das war Kambodscha im Jahr 1993. Die Präsenz der UN-Hilfstruppen war nichts anderes als die wahnwitzige Invasion einer der absonderlichsten Armeen, die je in Indochina einmarschiert ist: multinationale Einheiten aus Ländern so unterschiedlich wie Algerien und die Philippinen; dekadente Zivilisten, gespenstische Gestalten, verklärte Samariter, Yuppie-Karrieristen, ein ganzer Haufen von Auslandskorrespondenten und Krisenherdtouristen, die geradewegs Filmen wie *Apocalypse Now* oder *The Killing Fields* entsprungen zu sein schienen. Unter den amerikanischen Exilanten in Phnom Penh war damals auch der Journalist Nate Thayer, der später Pol Pot aufspürte und filmte, als er in einem Dschungel an der Grenze zu Thailand von seinen eigenen Leuten denunziert wurde.

Tim Page und ich wurden eines Tages eingeladen, auf einer der täglichen UN-Erkundungsfahrten durch Khmer Rouge-Territorium dabeizusein, bei der wir an den weltberühmten Angkor-Tempeln vorbeikommen würden, die damals noch für Zivilisten unzugänglich waren. Wir fanden zwei UN-Offiziere, die unseren Fahrer informierten, daß in der Nacht zuvor eine Mine explodiert war und fünf Menschen verletzt hatte, einen davon schwer – frisch ausgelegte Landminen waren häufig ein Hinweis auf eine bevorstehende militärische Aktion –, und drangen immer tiefer ins Niemandsland. Keiner schien von der Minenexplosion gehört zu haben. Die Straße war plötzlich sonderbar leer. Auf einmal hörten wir das Knistern eines Radios, unser Zeichen. Wir horchten. Wir hatten Nachricht erhalten, daß die Straße vor uns von den Khmer Rouge mit Minen gepflastert worden war. Zum ersten Mal an dem Tag schien jeder Schritt gefährlich. Weiter vorne auf der Straße waren dunkle Flecken im Sand. Waren das Minen? Wer hätte es wissen können? Wir waren nicht bereit, unser Leben zu riskieren, um es herauszufinden. Am nahegelegenen Stützpunkt der Hilfstruppe aus Bangladesch erzählte uns der Kommandeur des Bataillons, ein bemerkenswerter junger Mann, der vierzig Truppen unter sich hatte, man habe am Tag zuvor gegen Mitternacht einen jungen Mann hereingebracht, der durch jene Minenexplosion, von der wir schon gehört hatten, grauenhaft verstümmelt worden sei. Der Kommandeur war unter großer Gefahr für sein eigenes Leben durch die Dunkelheit gefahren, um das Opfer zum örtlichen Krankenhaus zu bringen. »Jeden Tag haben wir hier ein Minenopfer«, sagte er mir. »*Inschallah*, wird er überleben.«

Nachdem wir nach Siem Reap zurückgekehrt waren, machten Tim Page und ich uns zum Krankenhaus auf. Zwischen 300 und 700 Menschen werden in Kambodscha jeden Monat durch Minenexplosionen verstümmelt. In Siem Reap füllten die Verletzten der Umgebung einen ganzen Flügel des Krankenhauses. Während wir auf das Krankenhausgebäude zugingen, kamen wir an den Familien der Verletzten vorbei, die im Hof Essen kochten und Kleider wuschen. Drinnen herrschten erdrückende Hitze und Gestank; es war, als sei man in eine frühere Epoche zurückversetzt worden. Es gab keine Klimaanlage, nicht einmal einen Ventilator. In jedem Korridor standen Betten mit Jungen und Männern, denen Glieder amputiert worden waren. Die Hoffnungslosigkeit, die in den Gesichtern der Opfer zu lesen stand, war schwer zu ertragen und noch schwerer zu vergessen. Irgendwann fanden wir unseren Verletzten, seine Mutter war bei ihm. Er lag in der Nähe der Tür, war vom Blutverlust noch völlig geschwächt, aber er lebte. Seine rechte Hand und beide Beine unterhalb der Knie waren weggesprengt worden. Die Stümpfe waren mit dicken Bandagen umwickelt und mit einem *krama* (dem traditionellen karierten Schal der Khmer) bedeckt, um die Fliegen abzuhalten. Sein Name war Liu Loeun. Er war 21. Wenn er Glück hatte, würde er Prothesen bekommen; wenn nicht, würde er in den zerbombten Straßen von Angkor landen und die Touristen um Dollars anbetteln. Wenn ich jetzt an ihn denke, sind meine Beschwerden nichts gegen das, war er mitgemacht hat – ich habe schließlich noch alle meine Gliedmaßen. Dennoch kann ich mir durch meine Krankheit die inneren Qualen vorstellen, die er gehabt haben muß. Ich rief mir ins Gedächtnis zurück, mit welcher Zärtlichkeit seine Mutter an seinem Krankenbett saß und ihm sanft die Stirn kühlte – und überlegte, daß uns in manchen Augenblicken vielleicht nur unsere Mütter trösten können.

Während jenes ersten surrealen Tages zu Hause in Islington hatte ich instinktiv meine Eltern angerufen, und nicht nur deshalb, weil ich ihre Telefonnummer auswendig kannte. Je länger ich hilflos in der Klinik lag, desto mehr erkannte ich, daß es die Blutsverwandten sind, die automatisch und ohne Fragen zu stellen für einen da sind. Seit der Scheidung von meiner ersten Frau hatte meine Familie in meinem Leben keine allzugroße Rolle gespielt, aber während der ersten Kliniktage gab es Augenblicke, in denen es schien, als sei die Familie das einzige, worauf es wirklich ankam. Damals war es mir kaum klar, aber ich fand es unglaublich rührend, wie mein Vater in seinem edlen Anzug beharrlich jeden Tag an meinem Bett saß, während meine Mutter im Hintergrund geschäftig zwischen den Schwestern herumlief. Und im Zentrum dieser neuen Welt gab es jemanden, der mir unermüdlich zur Seite stand, der nicht kleinzukriegen war, der immer lächelte: meine geliebte Sarah, die ich vor zwei Monaten erst geheiratet hatte. Wenn ich jetzt meine Erfahrungen im Krankenhaus mit zwei Begriffen zusammenfassen müßte, würden diese beiden Begriffe »Familie« und »Liebe« lauten. Um uns die langen Stunden im August zu vertreiben, fing Sarah an, mir laut vorzulesen. Zusammen lasen wir *Alice im Wunderland*, das wir natürlich beide kannten, und später stellte mir Sarah ihr Lieblingskinderbuch, *Wilbur und Charlotte* von E. B. White vor. Wir fanden beide, daß diese Kinderbücher etwas ungemein Tröstliches hatten. Ich stellte fest, daß ich an meine eigene Kindheit zurückdachte (an das Krächzen der Saatkrähen in den Birken rund um Ashton House) und an die darauffolgenden Jahre. Es war ein Selbstexperiment, an dem meine Besucher teilhatten. Da ich keine Erfahrung mit Krankenhäusern hatte, mußte ich erst entdecken, daß üblicherweise ein ganzer Aufmarsch von Verwandten, Bekannten, Verflossenen, Mitarbeitern, Eltern und Geschwistern am Patienten vorüberzieht und daß jeder einzelne ein winziges Fragment verlorener Zeit darstellt. Der Patient steht ständig im Rampenlicht, aber das Publikum variiert: es gibt die mit dem Helfersyndrom und die Sensationslüsternen, die wahren Freunde, die Mitfühlenden und die Hypochonder;

und es gibt Leute, die merken, daß sie einen wehrlosen Zuhörer vor sich haben. (Es war faszinierend, die Erleichterung in den Gesichtern meiner Freunde zu sehen, wenn sie sahen, daß ich »nicht nur noch dahinvegetierte«.) Jeden Tag erreichten mich Briefe, mitfühlende Briefe, Briefe, die mir Mut machten, Briefe von Menschen, von denen ich seit Jahren nichts gehört hatte. Und wenn ich nicht gerade von der Vergangenheit eingeholt wurde, war ich allein in Gesellschaft eines Menschen, der eigentlich auch ganz interessant war – und das war ich selbst.

Auf diese Weise wurde ich zu meinem eigenen Kambodscha, zwangsläufig hatte ich auf einmal Muße und Gelegenheit, mich selbst kennenzulernen, herauszufinden, was ich wollte und was mir etwas bedeutete. Während ich allein in meinem Zimmer lag, nichts als meinen rechten Arm richtig benutzen konnte (mein rechtes Bein war zwar intakt, nutzte mir jedoch wenig in meinem Zustand) und ständig kurz vor der Erschöpfung stand, begann ich, Tagebuch zu schreiben. Eigentlich war es Sarahs Idee gewesen, und später entdeckte ich, daß auch sie Tagebuch führte. Ich glaube, diese Tagebücher halfen uns beiden, nicht den Verstand zu verlieren. Ich möchte unsere Tagebücher vom August und September 1995 hier wiedergeben. Ich wüßte nicht, wie man unsere Gefühle in dieser Zeit und das, was wir beide durchgemacht haben, wahrhaftiger darstellen könnte. Wenn es mir auch, wie Sarah sagt, manchmal schwer fällt, in einem Gespräch meine Gefühle zum Ausdruck zu bringen, so habe ich festgestellt, daß es mir in meinem Tagebuch (das hier genauso abgedruckt wird, wie ich es geschrieben habe, abgesehen von wenigen Auslassungen) ganz gut gelungen ist.

Meine ersten, kaum leserlichen Kritzeleien beginnen am Dienstag, dem 1. August (drei Tage, nachdem ich krank wurde):
»... eines kann ich zumindest sagen – es ist nicht langweilig. Das ist es also, was Henry James »das Herausragende« nannte. Ich erinnere mich kaum noch an letzte Nacht, aber ich weiß noch, daß ich Angst hatte, operiert zu werden. Nachdem die Ärzte

lange diskutiert hatten, schoben sie mich endlich auf eine Station. Ich war sehr müde und schlief immer wieder ein. Es war sehr heiß und ich merkte, daß ich immer wieder an bestimmte Telefonnummern dachte, um wach zu bleiben. Auf der Station (wo es laut und stickig war) wälzte ich mich die ganze Nacht hin und her. Ab und zu leuchtete mir eine Schwester mit einer Taschenlampe in die Augen und fragte mich nach meinem Geburtsdatum. Endlich, gegen Morgen, gelang es mir, der Schwester ein Zeichen zu geben, und sie brachte ein kaltes Handtuch und wischte damit über mein Gesicht, das sehr trocken geworden war von der Hitze.«

In ihrem Eintrag vom 2. August spielt auch Sarah auf diese Geschichte an:

»Robert macht weiter Fortschritte. Seine Aussprache wird deutlicher, und er kann seine rechte Seite wieder bewegen [in Wirklichkeit konnte ich das die ganze Zeit] und die Ärzte sagen, daß sich auch die linke Seite ein ganz klein wenig erholt. Seine Stimmung wechselt ständig, und er kann sie nicht zum Ausdruck bringen – ich versuche, ihm das abzunehmen, ihm zuvorzukommen, das, was er vielleicht gerade denkt, an seiner Stelle zu sagen –, und danach fühle ich mich ganz elend, als wollte ich ihn bevormunden. Ich habe solche Angst, daß er nicht gesund wird und daß er nie mehr laufen kann, auch wenn ich weiß, daß das wahrscheinlich nicht der Fall sein wird. Ich habe solche Angst. Ich schwanke ständig zwischen extremem Optimismus und vollkommener Verzweiflung. Zu Hause lag ich auf unserem Bett und schrie mir die Seele aus dem Leib. Die Nachbarn dachten bestimmt, ich werde gerade umgebracht. Dann habe ich Kathy Lette [eine Freundin; die Autorin von *Foetal Attraction*] angerufen und stundenlang geheult.

Es kommen tonnenweise Blumen – und Briefe und Anrufe – R. hat angefangen, ein paar sehr lustige Danksagungsbriefe zu diktieren. Sein Kopf ist vollkommen intakt. Die Ärzte jagen mir solche Angst ein. Jetzt behaupten sie, es sei ein Blutgerinnsel, das wiederum von einer kleinen Blutung umgeben ist, was die Sache verkompliziert, denn wenn sie eine gerinnungshemmende Substanz nehmen, um das Gerinnsel aufzulösen, verschlimmern sie damit die Blutung. Wir haben so viele Blumensträuße bekommen, daß wir sie schon in den Flur stellen müssen, weil kein Platz mehr ist.«

Etwa um diese Zeit beschloß man, mich vom University College Hospital in den Nuffield Flügel des National Hospital am Queen Square zu verlegen. Ich wußte nichts von den Diskussionen, die im Korridor vor meinem Krankenzimmer stattfanden, und ich fuhr fort, in mein dickes Notizbuch zu kritzeln, das während jener Wochen auf meinem Nachttisch lag.

Mein Tagebuch: 3. August
»Sarah ist bei mir. Ich habe keine Ahnung, wie oder wann sie hierhergekommen ist, aber es ist toll, daß sie jetzt wieder da ist. Erstaunlicherweise ist auch ihre Mutter Susan hier. Vielleicht ist das ja der ultimative Schwiegermutterwitz? Man hat auf einmal eine schwere Krankheit, und wer steht da, sobald man wieder zu sich kommt: die Schwiegermutter. Vermutlich ist sie aus den USA eingeflogen. Auch meine Eltern sind immer hier, genauso wie Mark und Stephen [meine Brüder].«

Sarahs Tagebucheintrag des darauffolgenden Abends kann man entnehmen, wie die Idee zu diesem Buch höchstwahrscheinlich entstanden ist.

4. August
»R. ist sehr entmutigt, und es ist so schwierig, ihn zum Reden zu bringen. Er würde gern zwei Dinge tun: erstens, mit anderen Leuten reden, denen auch so etwas passiert ist, und zweitens, öfter mit Dr. Lees sprechen. Ich glaube, er fühlt sich furchtbar alleingelassen.
Ich bin zum Übernachten nach Hause gefahren, meine erste

Nacht allein – ich bin so erschöpft und kaputt und einsam, aber ich habe auch ein sehr schlechtes Gewissen, weil es ehrlich gesagt wirklich angenehm ist, zu Hause zu sein. Alles hier erinnert mich an R. und daran, wie sich Normalität anfühlt. Vor lauter Verzweiflung trage ich sein T-Shirt und seine Boxershorts.«

Mein Tagebuch: 5. August

»Mir ist jegliches Zeitgefühl abhanden gekommen, aber ich weiß, daß ich heute vor ungefähr einer Woche den Schlaganfall hatte. Mum und Dad sind gekommen und saßen bei mir, während ich döste. Mir war nicht danach, mit ihnen zu reden. Später las mir Dad ein paar meiner Lieblingsstellen aus P. G. Wodehouse vor, und das heiterte mich wirklich auf. Am Morgen las ich meine Post. Offenbar haben mir unheimlich viele Leute Briefe und Karten geschickt. Die schönste war von Jaco und Elizabeth [zwei holländische Freunde, die auch im Verlagswesen tätig sind] aus Skyros, die geschrieben haben, daß sie an einem griechischen Altar eine Kerze für mich angezündet haben und daß sie, ›wenn's sein muß‹, die ganze Insel abfackeln‹ würden. Ich hatte heute wieder Kopfschmerzen, aber Sarah sagt, daß ich Fortschritte mache. Ich sehe das allerdings nicht so und bin unendlich frustriert darüber, hier im National Hospital festzusitzen. Heute kam niemand vorbei, auch kein Arzt; ich diktierte einen kurzen Brief an Roger Alton [mein Freund, Redakteur beim *Guardian*]. Die Welt des *Guardian* scheint jetzt unglaublich weit weg zu sein, und vielleicht werde ich nie wieder dazugehören. Wer weiß? Dennoch fühle ich mich nicht mehr ganz so hilflos. Meine liebste Sarah ist einfach wunderbar. Im Fernsehen gab es das Reisemagazin *Europe Express* und den Film *Jaws II*. Ich bin ganz schön fernsehsüchtig geworden, vielleicht auch deshalb, weil ich weder ein Buch noch eine Zeitung halten kann. Ich fühle mich untätig und faul und, als säße ich in der Falle. Wenigstens hat Sarah Platz, um hier zu übernachten. Sie schläft auf dem Boden in der Ecke und ist sehr sehr geduldig. Ich liebe sie über alles und bin so frustriert, daß ich keine Worte dafür finde.«

Ich erinnere mich nicht, wie ich in den Nuffield Flügel verlegt wurde, aber als ich dann dort lag, umgeben von Blumen und Karten, fühlte ich mich schon heimischer. Ich versuchte, mich mit klassischer Musik abzulenken und stellte im Kopf eine imaginäre Liste von Einsame-Insel-CDs zusammen, die so aussah:

1. J. S. Bach: Suiten für Cello 1-6
2. W. A. Mozart: Konzert für Violine und Orchester Nr. 5
3. Schubert: Der Erlkönig
4. Mahler: Das Lied von der Erde
5. Brahms: Ein deutsches Requiem
6. Britten: Serenade für Tenor, Horn und Streicher
7. Beethoven: Sonate für Klavier Nr. 17, op. 31, Nr. 2
8. Richard Strauss: Vier Letzte Lieder

Während dieser langen Tage, als ich traurig »Vier Letzte Lieder« auf meinem Discman hörte, ging mir erst richtig auf, was für einen Menschen ich da geheiratet hatte, wenn ich auch in dem Moment weder körperlich noch emotional in einem Zustand war, mit irgend jemandem verheiratet zu sein. Am 5. August schrieb ich in mein Tagebuch: »Es ist so: Ich fühle mich ganz eigenartig losgelöst von der Welt da draußen. Ich komme mir vor wie ein Käfer oder eine Kakerlake, der ein Bein fehlt und die hilflos umherzappelt und sich im Staub wälzt, ehe sie verendet.«

SECHSTES KAPITEL
Sarah
10. Oktober 1993 bis 5. August 1995

>»Warum sag ich nicht, ich sei alt sogar?
>Denn Liebesbrauch ist Scheinvertrauen recht,
>Verliebtes Alter liebt nicht Zahl noch Jahr.«
>William Shakespeare, *Sonett 138*

A ls ich in der langen Zeit nach meinem Schlaganfall im National Hospital dalag und mich immer wieder fragte, warum ausgerechnet mir so etwas zustoßen mußte, wurde ich von meiner Familie und vor allem Sarah mit Liebe überschüttet. In traurigeren Momenten kam es mir fast vor, als würde die Zuwendung, die ich erfuhr, mein körperliches Leiden rechtfertigen.

Als ich meine Biographie immer wieder nach Hinweisen durchforstete und über der Frage grübelte, warum gerade ich zu dieser grausamen Strafe ausersehen worden war (eine typische Reaktion für jüngere Schlaganfall-Opfer), begannen mich das Schicksal und sein enger Verwandter, der Zufall, immer mehr zu faszinieren. Natürlich gibt es Glück und Unglück. Als ich über mein Glück nachdachte, kam ich immer wieder auf meine witzige, ironische Sarah zurück. Es gab kein größeres Glück als unsere erste Begegnung im Oktober 1993; und die veränderte urplötzlich und unwiderruflich unser beider Leben.

Im Oktober 1993 fuhr ich als Cheflektor von Faber & Faber zur Frankfurter Buchmesse. Das mußte ich jedes Jahr im Herbst. Wie sehr ich mich aber schon von meinem bisherigen Leben entfremdet hatte, zeigt die Tatsache, daß ich mir beim *Guardian* den Auftrag gesichert hatte, einen Artikel über die Buchmesse zu schreiben, um dabei zu einer scharfen Kritik der ganzen Institution auszuholen.

Die Buchmesse läuft immer Anfang Oktober, von Mittwoch bis Sonntag, oft herrscht herrlichster Altweibersommer. Ich weiß noch, wie ich allein in meinem Hotelzimmer saß und in mich hineinlachte, während ich in meinem Artikel ausgiebig gegen die Buchmesse wetterte. Ich mußte den Text pünktlich für die Samstagsausgabe abliefern; das hieß, daß der Text praktisch schon am Donnerstagmittag, noch bevor die Messe richtig angefangen hatte, fertig sein mußte. Deshalb wurde daraus auch weniger eine Reportage. Vielmehr bekundete ich meinen Unmut und beschrieb diese Messe, die für Verlage und Buchhandel so wichtig ist, als den »Jurassic Park der internationalen literarischen Szene, ein glitzerndes, durchorganisiertes, aber gänzlich belangloses Getümmel, dessen Nutznießer vor allem die Hoteliers, Gastronome und Taxifahrer der Stadt sind«. Kurz nachdem ich am Mittwochnachmittag diese schwungvolle Polemik abgeschlossen hatte, stürzte ich mich wieder in meine Messeverpflichtungen.

Mein Freund Morgan Emtrekin, der Verleger von Grove Atlantic Press, ein waschechter Südländer und unermüdlicher Partylöwe, hatte mich eingeladen, mit ihm und »ein paar Freunden« abends essen zu gehen. Um ehrlich zu sein, war ich nicht wild darauf, hinzugehen – auch wenn ich Morgan wirklich schätze. Aus Erfahrung wußte ich, daß diese »Freunde« alle weiblich, blondgelockt und nicht allzu intelligent sein würden, aber ohnehin allesamt dermaßen hinter Morgan her, daß die Anwesenheit anderer kaum ins Gewicht fiel. Ich war nicht unbedingt darauf aus, den Hofstaat von König Morgan um eine weitere Person aufzustocken. Andererseits hatte ich an dem Abend nichts Besseres vor, und so trafen wir uns an der Bar des Park Hotel. Zu der Zeit hatte ich keine feste Beziehung. Ich war in meinen Zwanzigern verheiratet gewesen, aber diese Ehe war 1984 auseinandergegangen, kurz nach meinem dreißigsten Geburtstag (woran größtenteils ich schuld gewesen war). Obgleich fast zehn Jahre vergangen waren, seitdem sich meine Frau und ich getrennt hatten, schien mein Leben noch immer unstet.

Zehn Jahre lang war der Faber & Faber Verlag immer eine Art Familie für mich gewesen: die Autoren waren meine Freunde und Schützlinge, die Mitarbeiter waren meine Vertrauten und Ersatzgeschwister, und der Geschäftsführer, mein Freund Matthew Evans, war eine Art Vaterfigur. Jetzt hatte ich mit einiger Verspätung den Punkt erreicht, an dem ich die Grenzen eines solchen Unternehmens und solcher Beziehungen erkannte. Zehn Jahre lang hatte ich in meinem Privatleben keinerlei Verpflichtungen gehabt, aber jetzt suchte ich nach einer Veränderung. Diese Erkenntnis hinderte mich allerdings nicht daran, immer wieder als Single mein Glück zu versuchen.

An dem Abend in Frankfurt kam ich zu spät zu meiner Verabredung. Morgan hatte schon Platz genommen und genoß seine Rolle als Gastgeber; da er offensichtlich keinen Anhang hatte, war er bereits von drei sehr attraktiven Blondinen aus den calvinistischen Regionen Nordeuropas umlagert. Als ich mich gerade fragte, ob ich nicht einfach mein Bedauern ausdrücken und gehen sollte, nahm mich Morgan beiseite und erklärte mir, daß er auch eine Journalistin von der *New York Times* eingeladen hätte, die für ihre Zeitung von der Buchmesse berichtete, eine gewisse Sarah Lyall. Er machte ein paar Andeutungen, daß es mir vielleicht als Autor nicht schaden könnte, jemanden bei der Times zu kennen. Na ja, ich hatte in meiner Laufbahn schon eine ganze Reihe von amerikanischen Journalisten kennengelernt, und ich weiß noch, daß ich dachte: »Wird wohl nicht nötig sein.« Trotzdem beschloß ich, zu bleiben. Kurz darauf betrat eine zierliche blonde Frau schüchtern die Bar und wir wurden einander vorgestellt. Ich erinnere mich nicht sehr gut an unser erstes Gespräch (Sarah behauptet, ich hätte hauptsächlich über meinen Artikel für den *Guardian* geprahlt), aber ich weiß schon noch, daß ich ihre Anwesenheit, ihre Gesellschaft, die Unterhaltung mit ihr überaus aufregend und stimulierend fand. Anders als viele meiner amerikanischen Bekannten schien sie einen sehr ausgeprägten Sinn für Humor zu haben (ich weiß noch, wie großartig es war, jemanden zu finden, mit dem man sich über den britischen Journalistengrundsatz lustig machen konnte, nach dem man »gute Storys lieber nicht nach-recherchiert«), einen Sinn für Ironie und eine Art und Weise, mit Sprache umzugehen, die mich einfach begeisterte. Wir unterhielten uns sicher den ganzen Abend lang, erst beim Abendessen und dann, da wir alle zurück ins Hotel Frankfurter Hof wollten, um da noch den einen oder anderen Absacker zu uns zu nehmen, auf dem Rückweg, der sonst ein endloser Marsch durch die verregneten und verschlungenen Straßen von Frankfurt gewesen wäre. Währenddessen fragte ich sie, warum sie Journalistin geworden sei, und sie antwortete mir sehr aufrichtig und zu meinem Erstaunen, daß es wahrscheinlich aus Angst gewesen war. (Obwohl sie mir in dem Augenblick außerordentlich mutig vorkam.) Als sie mit ihrem Studium fertiggeworden sei, erzählte sie, sei sie unsicher gewesen, bei der Jobsuche, beim Umgang mit Vorgesetzten, überhaupt sich im Leben zurechtzufinden. Also war ihr Entschluß, Reporterin zu werden, kontraintuitiv, wie sie es formulierte, »als ob ein Arachnophobiker sich für eine Karriere als Spinnenzüchter entscheidet«. Mir gefiel die Tatsache, daß Sarah den Journalismus als Möglichkeit betrachtete, Dinge zu hinterfragen. (Wie heißt es doch gleich: »Deine Mutter sagt, sie liebt dich? Recherchier das mal!«) Während dieses Spaziergangs durch die eiskalte Nacht fragte sie mich, wie alt ich sei. Ich hatte anhand raffinierter Fragen bereits ermittelt, daß Sarah 29 war, fast 30, obwohl sie in Wirklichkeit eher wie 21 aussah. Da fiel mir auf, daß ich schwindelte. Wie alt? »39«, sagte ich schnell – ich dachte wahrscheinlich, daß 40 uralt klang. Ich hatte Herzklopfen, während ich log, was mich überraschte. Es machte alles den Eindruck, als sei ich an dieser Frau interessiert.

Ich war mehr als interessiert. Ich war verliebt; wir waren beide verliebt. Wenn ich jetzt, nach meiner dramatischen Krankheit, an die Tage zurückdenke, ist mir vor allem in Erinnerung haften geblieben, daß Sarah sagte, nein, sie könne am Sonntag nicht mit mir essen gehen, aber sie könne höchstwahrscheinlich am Montag oder Dienstag oder Mittwoch oder Donnerstag oder Freitag.

Die Wochen vergingen in rasendem Tempo. London. New York. Wieder London. Und dann plante ich, noch einmal zu verreisen. Plötzlich kollidierte mein nomadischer Lebenswandel mit meiner neuen Beziehung, obwohl alles so schien, als hätte ich jemanden getroffen, der beinahe genauso viel unterwegs war wie ich. Allerdings entdeckte ich erst, als ich in äußerster Not war, über welche außerordentlichen Kraftreserven, über welchen Mut und welche Beharrlichkeit Sarah wirklich verfügte.

Obwohl ich eigentlich lieber die Zeit mit Sarah verbracht hätte, hatte ich mich von Berufs wegen verpflichtet, eine möglicherweise gefährliche Reise nach Fernost zu unternehmen. Mein Freund, der Fotograf Julio Etchart, und ich hatten schon alle Vorbereitungen getroffen. Die Regenzeit stand kurz bevor. Wir konnten nicht einen Tag länger warten. Sehr früh im Dezember 1993 machten wir uns auf in die traurige Stadt Dili.

Wir flogen über Bali und erreichten Ost-Timor kurz vor Weihnachten. Ich dachte ständig an Sarah, die mich nicht hatte gehen lassen wollen; dennoch war es ungeheuer spannend, wieder unterwegs zu sein. Keine Frage, das war das fabelhafte Ostindien. Die Palmen und Dächer aus Wellpappe erinnerten fast an die Karibik. Aber nur fast. Nachdem wir den Zoll passiert hatten und die Taxifahrer auf uns zukamen und aufdringlich ihre Dienste anboten, spürte ich die Blicke der uniformierten Beamten und bewaffneten Soldaten in der Menge.

Wir fuhren in einem ramponierten Taxi in die Hauptstadt, dessen Türgriffe aus Kleiderbügeldraht hergestellt waren. Am Armaturenbrett klebte ein kitschiges Bild von Papst Johannes Paul II. Es war extrem heiß, die Straßen waren so gut wie ausgestorben, und hinter der bröckelnden Promenade planschten kleine Jungs im verdreckten Meer herum. Ein Schwein schnüffelte in den Mangroven am Ufer. Ein Stück weiter war eine Piazza mit einer Madonnenstatue, und an einer Straßenecke, im Schatten eines Mahagonibaums, verkaufte ein Mann Nudeln.

Als wir unser Hotel erreichten, entging uns nicht, daß sehr viele Leute in der Lobby herumhingen und mit Interesse unsere Ankunft zur Kenntnis nahmen. In meinem Visum stand, daß ich als Tourist hier war, aber ein einbeiniger Australier auf Krücken wie Long John Silver, der eine Dose einheimischen Biers schwenkte, wollte wissen, ob wir Gewehre verkauften. Nach Einbruch der Dunkelheit fuhren Soldaten mit Sturzhelmen und Schrotflinten in offenen Lastwagen vorbei. Innerhalb weniger Stunden spürte ich nur noch die beklemmende Atmosphäre und die Angst. *Timor conturbat me.* Die Gerüchte waren also nicht aus der Luft gegriffen: Ost-Timor war ein besetztes Gebiet, ein Polizeistaat, ein Inferno, einer der traurigsten Orte auf der ganzen Erde. Irgendwann im Laufe meiner ersten 24 Stunden dort kamen mir die berühmten Worte aus Christopher Marlowes *Doktor Faustus* in den Sinn: »Dies ist die Hölle ja, und nicht entrann ich ihr.«

Es gehört zu den Paradoxien der globalen Kommunikation, daß es nie schwierig war, Sarah in New York, auf der anderen Seite des Erdballs, anzurufen. Also telefonierten wir, Nacht für Nacht, während die Polizeispione in der düsteren, klimatisierten Hotellobby jeden meiner Schritte verfolgten und jedes meiner Worte hörten, mich aber vermutlich nicht verstehen konnten. Auf ihre Fragen hin erklärte ich Sarah, daß man hier, entlang der heruntergekommenen, staubigen Straßen tatsächlich eine desolate Normalität, eine Art Alltag erkennen konnte. »Es ist so langweilig hier«, flüsterte eines der Zimmermädchen. Draußen, vor allem im Süden und im Osten, prallten von der Presse weitgehend unbeachtet die Armee und die Guerillas aufeinander. Ich überzeugte Julio, daß es Zeit war, mit dem Bus ins Landesinnere zu reisen.

Nach einiger Zeit erreichten wir unser Ziel, eine römisch-katholische Missionsstation am Rand eines Waldes. Pater Fernando de Souza, der örtliche Priester, war 40 Jahre alt. Seine Missionsstation und Kirche waren zugleich Schule, Sprechzimmer, Freizeitzentrum, Zufluchtsort, gesellschaftlicher Treffpunkt und Inspirationsquelle. Jenseits der Wände der Mission gab es Spione, Polizisten, Informanten – die indonesische Besatzungsmacht. Innerhalb der Mauern wurde gelehrt, gebetet und gesungen – es schien, als ob zu beinahe jeder Tageszeit Nonnen mit Schulkindern Hymnen und Weihnachtslieder probten. (Ich dachte an Sarah im eiskalten New York und hatte schreckliches Heimweh.) Pater de Souza sagte, er würde für uns ein Treffen mit dem »bewaffneten Widerstand« arrangieren. Er sagte, es könne aber womöglich eine Zeitlang dauern. Also machten wir uns auf eine längere Wartezeit gefaßt. Um mir die Zeit zu vertreiben, las ich *Die Frau in Weiß*. Die Tage kamen und gingen. Die Stunden vergingen. Es wurde Nacht. Wir saßen draußen auf der Veranda der Station und warteten. Ich weiß noch, wie ich hinauf in den Sternenhimmel der südlichen Hemisphäre sah, der über unseren Köpfen vorbeizog, und mir wünschte, ich hätte öfter die Gelegenheit, wie jetzt einfach nur nachzudenken. Das sollte sich rächen, denn nur 18 Monate später hatte ich nur allzu viel Gelegenheit dazu, und im Krankenhaus dachte ich an Pater de Souzas Missionsstation und weinte erbärmlich.

Nachdem wir stundenlang in der tropischen Dunkelheit gewartet hatten, traf ich endlich einen der Guerillakämpfer, den ich hier Joaquim Guterres nennen will; er schilderte uns, wie die Widerstandskämpfer vorgingen. Irgendwann nach Mitternacht überreichte er uns Botschaften für diejenigen seiner Kameraden, denen es irgendwie gelungen war, ins Ausland zu fliehen, dann verschwand er lautlos in der Dunkelheit.

Am nächsten Tag verabschiedeten wir uns von Pater de Souza und nahmen den Bus zurück nach Dili. Bis zum Schluß wurden wir verfolgt und beobachtet. Am Flughafen von Dili erwarteten uns schon Offiziere des militärischen Geheimdienstes, um uns auf sehr aggressive Art und Weise zu verhören, aber aus irgendeinem Grund, der mir noch heute ein Rätsel ist, konfiszierten sie weder meine Briefe noch Julios Filmmaterial. Innerhalb weniger Stunden befanden wir uns wieder in einer Welt, die die Belange von Ost-Timor wenig kümmert. Ich reichte meinen Artikel ein und nahm gleich das nächste Flugzeug nach New York. Es war Weihnachten, und die Stadt schien noch verzauberter als sonst. Um diese Zeit, eines Abends beim Essen, begannen Sarah und ich auch – nur hypothetisch, sagte ich mir, wie ein unreifer Mensch, der die Verantwortung scheut – übers Heiraten zu reden. Wenn ich zurückschaue, war ich mir undeutlich bewußt, daß ich kein ganz junger Mann mehr war, und auch, daß Sarah diejenige war, mit der ich zusammenleben und die Ehe riskieren wollte – ein Vorhaben, das sicherlich nicht weniger gefahrvoll war als nach Indonesien zu reisen.

Nach meiner Rückkehr aus Ost-Timor mußte ich nicht erst aufgefordert werden, mich ganz Sarah zu widmen. Wenn sie redete, war sie so wunderbar übermütig, so voller Überraschungen, so ironisch und reizend. Unser erstes Jahr, von Weihnachten 1993 bis Weihnachten 1994, bestand vor allem daraus, sich auf die Zeit zu freuen, die wir miteinander verbringen würden. Wir nahmen uns vor, einander mindestens einmal im Monat entweder in London oder New York zu besuchen, und das Jahr verging in einem Wirbel von transatlantischen Billigflügen. Weniger als zwölf Monate, nachdem wir uns kennengelernt hatten, verlobten wir uns. Unser Hochzeitstermin war für den 13. Mai 1995 angesetzt. Um mit den Worten der romantischen Literatur zu sprechen, war ich »der glücklichste Mann auf Erden«.

Gewohnheitsgemäß hob ich mir bestimmte Bücher auf, um sie mit verheulten Augen auf meinen Flügen von New York zurück nach London zu lesen. Eines dieser Bücher, das ich während eines einzigen Fluges verschlang, war Sherwin Nulands packender Bestseller *How We Die*. Als ich anfing, dieses Buch zu schreiben, schlug ich es wieder auf und fand eine Randnotiz von mir: »In früheren Jahrhunderten glaubten die Menschen an die ›ars moriendi‹, die Kunst des Sterbens.«

An Allerheiligen (dem 1. November 1994) zog Sarah zu mir

nach London. Ich beschloß, daß das ein wichtiger Einschnitt in meinem Leben sei und wollte ab da Tagebuch führen (das gab ich allerdings bald wieder auf). Mein erster Eintrag war folgender: »Unser erster Tag verging wie im Traum. S. schlief den ganzen Tag, und fünf riesige Koffer stehen unten im Wohnzimmer. Das sind aber offenbar erst die Hors d'œuvres; das Hauptgericht kommt noch. Wir sahen zusammen die Nachrichten auf Channel Four und redeten über den Unterschied zwischen »yob« [brit. Slang: »Halbstarke, Rowdys«] und »hooligan«. Sarah meinte auch, daß ich ihr jetzt unbedingt die Bedeutung des Wortes »toff« [brit. Slang: »feiner Pinkel«] erklären müßte.

Wir heirateten außerhalb von Philadelphia an einem wunderschönen Frühjahrstag. In meiner Rede sagte ich, daß jemand aus Amerika meine Welt auf den Kopf gestellt hatte, genau wie damals, als die britischen Truppen bei Yorktown besiegt worden waren. Ich hatte ganz sicher nicht damit gerechnet, unter solch paradiesischen Umständen nach Pennsylvania zurückzukehren. Sarah war, sagte ich, »mein Freiheitskrieg, meine Unabhängigkeitserklärung, mein erstes und einziges Amendement, mein oberster Gerichtshof und meine Boston Tea Party« – tiefempfundene Worte, die von meinen Freunden und meiner Familie mit übermütigen Jauchzern quittiert wurden. Wir verbrachten unsere Flitterwochen in Marokko. Als wir wieder in London waren, wartete ein Auftrag von *Vanity Fair* auf Sarah. Ob sie nicht nach San Francisco fahren und die Autorin Amy Tan interviewen wolle? Also brachte ich Sarah am Samstagmittag, dem 22. Juli, zum Flughafen Heathrow. Ich weiß noch genau, wie ich sie im Rückspiegel an der Bordsteinkante stehen sah, während ich den Wagen aus der Parkbucht lenkte.

SIEBENTES KAPITEL
»Robert McCrum ist tot«
6. bis 12. August

»Die Nachricht meines Todes war eine Übertreibung.«
Mark Twain

E ines Morgens im National Hospital klingelte um 9.30 Uhr
das Telefon auf meinem Nachttisch. »Polizei aus Holloway
am Apparat. Wir müssen eine Leiche identifizieren. Wo liegt
Queen Square?« *Ich:* »Ich bin nicht tot; ich liege nur im Krankenhaus.« *Polizist:* »Tut mir leid, Sir, aber wir haben Anweisungen, diese Leiche zu identifizieren, und man hat mir diesen Anschluß gegeben. Wo liegt Queen Square?« *Ich:* »Ich bin keine
Leiche, vielen Dank. Haben Sie keinen Stadtplan?« *Polizist:*
»Wir hatten uns eigentlich ein bißchen mehr Entgegenkommen erhofft.« Ich (auf einmal sehr wütend): »Genauso ein Entgegenkommen, wie man es von der städtischen Polizei gewohnt
ist«, und knallte den Hörer auf.

Manchmal fragte ich mich, wann ich die Zeitung aufschlagen
und meine eigene Todesanzeige entdecken würde. Ich stellte
fest, daß mein Schlaganfall einen ziemlichen Wirbel verursacht
hatte in der kleinen Welt der Medienleute, Autoren, Journalisten und Redakteure, die alle so lebten, wie ich zuvor gelebt hatte. Es war, als ob sich der Sensenmann geräuspert oder uns allen
auf die Schulter getippt hätte. Der Geschäftsführer von Faber &
Faber, Matthew Evans, scherzte darüber, daß er es so satt habe,

Fragen nach meinem Gesundheitszustand zu beantworten, daß er sich am liebsten einen Button mit »Robert McCrum ist tot« ans Revers geheftet hätte.

So verblaßte das Jahr, und aus Sommer wurde Herbst, während ich eifrig die winzigen äußerlichen Veränderungen überwachte, die man als Genesender nach einem Schlaganfall an sich beobachten kann. Zuerst war mein linkes Bein komplett gelähmt. Auf scheinbar wundersame Weise geschah es jedoch, daß ich das Bein plötzlich bewegen konnte, während es auf der Matratze ruhte. Ich begann auch meine linke Gesichtshälfte, die erst taub und leblos war, wieder zu spüren, und meine Aussprache wurde langsam deutlicher.

Meine Zuversicht war jedoch immer noch im Keller, und ich hatte die größten Schwierigkeiten, die nötige Motivation aufzubringen, um an der Physiotherapie teilzunehmen, die am National Hospital angeboten wurde. Ich wurde im Rollstuhl durch die labyrinthischen Korridore zur Turnhalle geschoben, mußte dann auf einer kalten, kunststoffüberzogenen Übungsbank liegen, konnte mich kaum bewegen und wollte nur noch meine Ruhe haben und weiterschlafen. Anfangs waren die Übungen noch extrem einfach und dienten hauptsächlich dazu, mein Gehirn daran zu erinnern, daß ich noch ein linkes Bein (und einen linken Arm) hatte. Ich mußte die betroffenen Gliedmaßen bewegen und probieren, aufrecht zu stehen, eine zu der Zeit unglaubliche Kraftanstrengung. Sarah hatte es nicht leicht, mich dazu anzuspornen, und nannte das ironisch »Liebesmühen«. Ich hatte keine Ahnung, was für einen inneren Kampf sie während dieser ganzen Zeit auszufechten hatte.

Sarahs Tagebuch: Sonntag, 6. August
»Ich bin so traurig und habe Angst. R. macht Fortschritte, aber er ist so deprimiert und will sich keine Mühe geben – die kleinste Anstrengung nimmt ihn völlig mit –, es ist fast, als wäre ihm alles egal. Ich mache mir solche schrecklichen Sorgen, daß ihn das alles verändert hat, daß er nicht mehr derselbe ist wie vorher.

Wir waren heute draußen auf dem Platz, mit ihm im Rollstuhl, und das brach mir fast das Herz. Was werden wir bloß machen? Ich weiß nicht, wer er ist, wer ich bin, in was wir hineingeraten sind. Es kommt mir vor, als hätte ich niemanden auf der Welt, mit dem ich reden, niemanden, der mir helfen kann. Was ist, wenn es nicht besser wird? Was mache ich dann? Wenn es mir gelingt, ihm Mut zu machen, helfe ich ihm damit überhaupt, oder ist es ohnehin sinnlos? Ich bin todmüde und glaube, ich schaffe das alles nicht, und ich habe entsetzliche Angst. Es ist, als ob sich eine Falltür geöffnet hätte und wir alle hineingefallen wären, und jetzt stürzen wir immer tiefer und tiefer hinab.«

Montagmorgen, 7. August

»R.s Stimmung scheint heute morgen besser und er wirkt motivierter, ein bißchen weniger müde. Gestern abend habe ich ihm einen endlosen Vortrag gehalten – und dann habe ich angefangen zu heulen. Mir kommt es so vor, als würde ich mich abstrampeln, ohne zu wissen, wie ich das alles anpacken soll. Alle sagen, wenn er nur den Willen hat, würde er wieder ganz gesund werden. Es braucht nur seine Zeit.

Erstaunlich, was sich alles im Kopf abspielt, wahrscheinlich die verschiedenen Stadien des Schocks. Mein erster Gedanke war, daß er tot ist, bevor ich zurück in London wäre. Dann dachte ich, sein Verstand wäre weg, sein Kopf wäre hinüber. Danach dachte ich, er würde sein ganzes Leben lang gelähmt bleiben. Jetzt habe ich andere Sorgen: daß er sein Leben im Rollstuhl verbringen muß (das Schlimmste, was passieren könnte) oder daß er irgendwie anders sein wird, nicht derselbe, den ich geheiratet habe, sondern abhängig und depressiv, freudlos, ohne Leuchten in den Augen. Das scheinen nur Kleinigkeiten zu sein im Vergleich zu Leben oder Tod, aber im Moment kann ich an nichts anderes denken. Ich erinnere mich nicht mehr, was Normalität ist. Genau gesagt, weiß ich auch gar nicht mehr, ob das überhaupt das Ziel ist. Ich denke, was wir alle wollen, ist, daß er wieder auf die Beine kommt und laufen kann und arbeiten, aber ich frage mich, ob ich nicht meine Hoffnungen besser runterschrauben sollte, weil ich doch nur wieder damit rechnen muß, daß sie zerschmettert werden. Ich denke daran, was ich mir vorher von meinem Leben erwartet hatte: Erfolg bei der Arbeit, Lachen und Zusammensein und gegenseitiges Verständnis, zum Beispiel, wenn ich mich aufrege über einen Film wie *Jefferson in Paris*, dann versteht mich R. und geht auf meinen Wunsch ein, sofort mitten im Film das Kino zu verlassen, und bringt mich nach Hause und macht mir ein Abendessen. Was erwarte ich jetzt? Daß er in der Lage sein wird zu arbeiten, daß wir wieder zusammen leben können. Daß seine Arbeit für ihn noch immer so erfüllend ist wie vorher. Daß er sich, wenn wir Kinder haben, auch mal um mich kümmern kann. Daß ich eines Morgens im Bett liegen werde und R. mir eine Tasse Tee bringen und mich auf die Stirn küssen und mir sagen wird, daß er mich liebt und daß alles wieder gut wird.«

Ich glaube, daß Sarah am meisten mit meiner Sturheit zu kämpfen hatte; und am erbittertsten rangen wir miteinander, als es um die Sprachtherapie ging. Ich fand es demütigend, akzeptieren zu müssen, daß meine Äußerungen eines Sprachtherapeuten bedurften, obgleich doch meine Denkprozesse keinen Schaden genommen hatten. Das Unvermögen, mich zu artikulieren, empfand ich als so tiefgreifend, daß es an die Grenzen meiner Selbstachtung ging. Meine Therapeutin, Renata Whurr, eine gutmütige, freundliche Frau und anerkannte Expertin auf ihrem Gebiet, ließ mich eine Reihe von Übungen ausführen, die ich haßte. (»Lippen zusammenpressen, dann loslassen: dreimal. Lippen nach vorne schieben, dann loslassen: dreimal. Lippen zur Seite, dann loslassen. Mir nachsprechen: *ban-bie-bu*. Dreimal wiederholen. Mir nachsprechen: *dan-die-du*. Dreimal wiederholen.« Usw. usw. Bis zum Gehtnichtmehr.) Ich hatte immer schnell gesprochen; jetzt klangen selbst die Wörter, die ich aufsagen mußte, wie durcheinandergewürfelt, obgleich ich im Gegensatz zu vielen anderen Schlaganfall-Opfern ungemei-

nes Glück hatte und nie die Begriffe verwechselte und »Elefant«
statt »Kissen« sagte oder »reich mir bitte den Dinosaurier« statt
»reich mir bitte die Milch«. Manchen geht ihre Sprache vollständig verloren (Aphasie): in den schlimmsten Fällen müssen
linksseitige Opfer sämtliche Wörter und deren Bedeutung und
Gebrauch wieder von neuem lernen. Ich sprach während meiner Genesungszeit mit einer Frau namens Annie Bristowe, einer
energischen 42jährigen, die nach ihrem Schlaganfall feststellte,
daß ihr Akzent, der »irgendwo zwischen Cheltenham und Chel-
sea« angesiedelt gewesen war, in einen rein schottischen Akzent umgeschlagen war, »wie Janet aus *Dr. Finlay's Casebook*«.
Ein anderer berühmter Fall ist der des Dramatikers und Autoren
von *A Man For All Seasons*, Robert Bolt. Genau wie ich wurde
Bolt im National Hospital behandelt, aber, wie es seine Sekretärin formulierte, »war es wegen seiner Sprachstörung sehr
schwierig, genau zu verstehen, was er sich vorstellte. Er schnitt
seine Gedanken darauf zu, was er aussprechen zu können glaubte, also war das, was dabei herauskam, sehr einfach. Er fand es
schwierig, ›ja‹ zu sagen, also sagte er statt dessen ›sicher‹, wo
natürlich gewisse Untertöne mitschwingen. Man mußte immer
denken, so meint er das eigentlich gar nicht. Er sagte ständig zu
seinem Arzt, daß er Phil Hurricane etwas mitzuteilen hätte.
Kein Mensch wußte, wer Phil Hurricane war.« Wie es sich herausstellte, war Phil Hurricane Bolts Sekretärin, Gill Harrison.
Ich hatte wenigstens noch meine Stimme, auch wenn sie für
mich komisch klang und ich Schwierigkeiten hatte, manche
Wörter richtig auszusprechen. Wenn ich langsamer sprach,
konnte man mich besser verstehen, aber es war unglaublich anstrengend. Ich ärgerte mich maßlos über diese Behinderung, und
Sarah stellte fest, daß Wut in mir aufflammte, als ich versuchte,
eine Reihe von Schimpfwörtern auszusprechen – eine Übung,
die Dr. Whurr mir vorgeschlagen hatte. Da die Neurologen nur
ungenau zu meinem Fall Stellung nahmen, befragten Sarah und
ich Dr. Whurr, um von unparteiischer Seite eine Einschätzung
meiner Heilungschancen zu bekommen. Sarah schrieb in ihr Ta-

gebuch, daß »sie [Dr. Whurr] offenbar glaubt, er würde sich wieder erholen, vielleicht jedoch hinken. Das klingt ja ganz gut – nur ist ›Hinken‹ so ein dehnbarer Begriff. Es scheint im Moment so eine Lappalie zu sein, ein Hinken, im Vergleich zu allem anderen – aber ich weiß, wie niederschmetternd selbst das sein kann.«

In der Woche nach dem Schlaganfall war ich nicht in der Lage gewesen, in den Spiegel zu gucken, und langsam machte ich mir Sorgen um mein Aussehen. Am Montag, dem 7. August, notierte ich:

»Ich rasiere mich in der Badewanne und spiegele mich in den Wasserhähnen. Seit ich krank wurde, habe ich mein Gesicht noch immer nicht gesehen, und ich habe Angst davor, was mich erwartet. (Wie sich herausstellt, habe ich eine leicht herunterhängende linke Gesichtshäfte und einen sehr traurigen Gesichtsausdruck, sehe aber sonst nicht sonderlich gräßlich aus.) Danach putze ich einhändig meine Zähne, was ziemlich schwierig ist [es ist erstaunlich kompliziert, mit nur einer Hand eine Zahnpastatube aufzuschrauben], und sie geben mir frische Kleidung. Dann schieben sie mich zurück in mein Zimmer. Jetzt sitze ich auf einem Stuhl, habe Kopfschmerzen und telefoniere mit Sarah. Sarah scheint meinen Zustand sehr gut zu verstehen, und es ist wunderbar, wie gut sie alles im Griff hat. Sie ist überhaupt erstaunlich. Um 12.15 Uhr kommt Dr. Whurr ins Zimmer. Sie kommt eine halbe Stunde nach Dr. Lees, der verkündet hat, daß ich schon ›ausgezeichnete Fortschritte‹ mache.

Heute morgen las mir Sarah aus *Alice im Wunderland* vor und wir lachten zusammen über Bill, die kleine Eidechse. Mir ging auf, daß ich als Patient in mancherlei Hinsicht wie ein Kind behandelt werde, umgeben von Eltern, die mich von hinten und vorne bedienen. Ich fühle mich wie ein Kind und bin genauso hilflos wie ein Kind. «

Wenn ich jetzt meine Aufzeichnungen lese, fällt mir wieder ein, wie gereizt ich oft war, wenn sich die Ärzte aufdrängten und ich noch immer unendlich erschöpft war und eigentlich nur meine Ruhe haben wollte. »Diese Ärzte glauben alle«, schrieb ich, »sie hätten das Recht, unverschämte Fragen zu stellen. Frage: ›Sind Sie deprimiert?‹ Antwort: ›Ja, aber das geht Sie nichts an.‹ Frage: ›Wie hört es sich für Sie an, wenn Sie sprechen?‹ Antwort: ›Undeutlich.‹ Wie es sich herausstellt, lese ich zu schnell. Und obendrein habe ich mir gestern beim Essen auf die Zunge gebissen. Es tut noch immer ziemlich weh.« (Die Hälfte meiner Zunge war noch immer gelähmt: Weder spürte noch beherrschte ich die Bewegungen der Zunge in meinem Mund.)

Sarahs Tagebuch: Dienstag, 8. August
»Ich bin erledigt. Es war die Hölle – und jeder neue Tag bringt wieder neue Grausamkeiten mit sich, die man ertragen muß. Roberts Schlaganfall war wirklich ganz schön schwer – neun Tage sind vergangen seitdem, und er kann seinen linken Arm und sein linkes Bein noch immer nicht bewegen, und er spricht schwerfällig und undeutlich, weil seine linke Gesichtshälfte taub ist. Sein Denken ist nicht betroffen, aber er ist so furchtbar deprimiert und so furchtbar erschöpft, daß es die reinste Folter ist, bei ihm zu sein. Ich bin so erleichtert, daß er nicht tot ist. Ich habe solche Angst, daß er im Rollstuhl bleiben muß. Ich habe solche Angst, daß sich das, was wir geteilt haben, die wunderschöne erste Zeit unserer Liebe – aber kaum genügend gemeinsame Jahre, um einen Schlag wie diesen dämpfen zu können – verfliegen wird und daß unser gemeinsames Leben nie mehr gut sein wird. Ich habe Angst, daß alles, was wir hatten, sich für ihn in Luft auflösen wird, daß er nur noch den Schimmer einer Erinnerung daran hat, daß wir uns wieder ganz von vorne kennenlernen müssen, und diesmal anders, voller Bitterkeit (und meiner Verwirrung und Wut und Angst), daß uns das passieren mußte. Ich denke nach – ich denke nach – ich sorge mich – daß ich einfach nicht stark genug bin, um das alles zu ertragen.
Ich denke immer wieder: wenn es ihm in drei Monaten wieder besser geht, in einem halben Jahr, in einem Jahr – wird er's

schaffen. Aber was ist, wenn er nach Hause kommt und nicht richtig gehen kann? Wie wird er damit zurechtkommen? Wie werde ich damit zurechtkommen? Ich bin nicht stark genug für uns beide, und R. fällt es ohnehin schon so schwer, seine Gefühle zu zeigen – so schwer, dabei fing es gerade an, besser zu werden, alles wurde gerade so wunderschön, er war so rührend und so lieb und ein so guter Ehemann –, und ich habe Angst, daß uns irgend etwas ganz Schreckliches erwartet, er mich haßt und daß unser Leben zusammen nicht mehr das geringste bedeutet.

Es gibt Momente, da bin ich fast glücklich. Winzig kleine Augenblicke, wenn ich vergesse, wenn das Telefon klingelt und ich glaube, er wird dran sein und »Hallo liebe Ehefrau« sagen und wir dann den gemeinsamen Abend planen. Dann kann ich mich davon losmachen und sagen: ›Robert hatte einen Schlaganfall‹, und sehe das alles wie von ganz weit weg – und nicht als das, was es ist: etwas Reales, dessen Auswirkungen wir noch Monate und Jahre zu spüren bekommen werden.«

Meine Sorgen waren unterdessen eher praktischer Natur.

8. August

»Das Schlimmste an dieser Hilflosigkeit ist, glaube ich, daß die Schwestern so auf den unvermeidlichen ›Stuhlgang‹ fixiert sind. Zwei Schwestern heben mich auf den ›Nachtstuhl‹, das ist ein Rollstuhl mit einem Loch in der Mitte. Dann schieben sie einen in die Toilette, ziehen einem die Hosen herunter und überlassen einen seinem Schicksal. Wenn man fertig ist, zieht man an einer Art Schnur [die im Schwesternzimmer ein Summzeichen auslöst], dann kommen sie und wischen einem den Hintern und schieben einen zurück ins Bett. Es ist ekelhaft und erniedrigend und es graut mir davor. Kann man tiefer sinken und/oder hilfloser werden?«

An manchen Tagen schien es, als würden die Hochs und Tiefs völlig durcheinandergeraten, was wilde Stimmungswechsel zur Folge hatte. Sarahs Tagebuch spiegelt unsere Aufregung wider, als ich Dr. Lees zeigte, daß ich mein linkes Bein [mein linker Arm, meine Hand und mein Fuß waren noch immer gelähmt] ein bißchen bewegen konnte:

Mittwoch, 9. August

»Ein Hoffnungsschimmer. R.s Artikulation ist sehr viel deutlicher und er kann sich ein bißchen bewegen – er sitzt auf dem Stuhl und bewegt sein Bein hin und her. Heute konnte er fast schon allein stehen. Dr. Lees sagte, es sähe alles sehr, sehr vielversprechend aus, und die Physiotherapeutin schaute vorbei und sah ihn sich an und meinte, daß er definitiv wieder werde laufen können (wie gut, kann man jetzt wohl einfach noch nicht sagen. Wir wissen nicht, wie sehr das von seinem Willen abhängt oder davon, was sich in seinem Gehirn abspielt). Ich blicke den kommenden sechs schrecklichen Monaten gefaßt entgegen, wenn es nur am Ende Hoffnung gibt.«

Mittlerweile sollten im nahegelegenen Middlesex Hospital meine Herzkammern untersucht werden. Um in meinem hilflosen Zustand dorthin zu kommen, mußte ich also auf einer Trage in einen Krankenwagen hineingeschoben werden, eine mühsame Prozedur, die mich (während die arbeitende Bevölkerung draußen an mir vorbeieilte) daran erinnerte, wie eingeschränkt mein Leben geworden war.

Mein Tagebuch: Donnerstag, 10. August

»Um 8.15 Uhr tauchte Sarah auf wie eine frische Brise, oder wie ein Sonnenstrahl. Ich habe schlecht geschlafen und bin sehr früh aufgewacht und bin deshalb sehr froh, sie zu sehen. Gestern nachmittag, als ich nach meinen Herzuntersuchungen im Middlesex hilflos auf den Krankenwagen wartete, dachte ich darüber nach, was es bedeutet, behindert zu sein und im Rollstuhl zu sitzen, eine schreckliche Vorstellung. Im Wartezimmer steht ein großer Behälter mit der Aufschrift ›menschliches Blut‹. Wessen Blut wohl da drin ist?«

Bei dem Ausflug zum Middlesex Hospital merkte ich zum ersten Mal, daß ich mir vornahm, mental gegen meine Situation anzugehen und zu kämpfen. Ich schrieb in mein Tagebuch:

»Ich habe mir selbst geschworen, daß ich nicht mehr lange in diesem Zustand bleiben werde, soweit das möglich ist. Als Patient ist man, wie das Wort schon sagt, vollkommen passiv. Man ist abhängig von den Schwestern; man muß ständig danke sagen und bei den Späßen der Schwestern mitmachen. Wenn nicht, gilt man als ›schlechter‹ Patient, der ständig auf subtile, aber unmißverständliche Weise dafür bestraft wird. Es geht darum, passiv und dankbar zu sein.

Gestern hatte ich wieder das, was ich mein *Alice im Wunderland*-Gefühl nenne. Königin: ›Erst der Richtspruch, dann die Meinung der Geschworenen‹ (und hinzu kommt, daß die Wörter einfach nicht richtig aus dem Mund kommen, wie bei Alice). Ich habe heute nachmittag vier Postkarten geschrieben – es war ziemlich schwierig, und hinterher war ich erledigt, aber wenigstens habe ich das Gefühl, etwas zustande gebracht zu haben: Kommunikation gelungen, immerhin!«

Während dieser Wochen mußte ich oft an meine Arbeit denken. Das Faber & Faber Hauptgebäude am Queen Square Nr. 3 lag gegenüber, kaum 200 Meter Luftlinie. Ich war mir immer darüber im klaren, daß ich mich in meinem Arbeitsleben in der gefährlichen Zone, nahe an der Grenze zur Krankheit bewegte. Bei so viel Langeweile war es unvermeidlich, daß meine Gedanken immer und immer wieder zu den Anfängen meiner Karriere im Verlag zurückkehrten. Ich mußte immer wieder an einen ganz bestimmten Abend denken, als wir Peter Careys neues Buch *The Fat Man in History* feierten. Die Feier fand zu Hause bei Matthew Evans in seinem Haus in Canonbury Park statt, und wir hatten alle so viel Wein getrunken, daß Matthew, wie er später erzählte, am nächsten Morgen aufgewacht war in dem Glauben, er habe »einen Schlaganfall gehabt«.

Mein Tagebuch: 10. August

»Ein Salat mit Räucherlachs ist gerade vom River Café geschickt worden – erst war mir diese extreme Großzügigkeit ein bißchen peinlich, jetzt bin ich nur noch unglaublich dankbar – und in meinem Zimmer riecht es köstlich. Mum und Dad sind gerade eingetroffen, eine Spur entrüstet angesichts dieser Luxusszenerie. Immer, wenn sie im Krankenhaus sind, benehmen sie sich wie beim Elternsprechtag in der Schule: höflich, aufmerksam, sehr verbindlich, und für jeden ein aufmunterndes Wort. Sarah kommt gegen 6.00 Uhr, und zusammen schauen wir Cricket im Fernsehen. Sie verkündet, daß ihr neuer Psychiater ihr geraten hat, ihre innere Mitte zu suchen.«

Sarahs Tagebuch: 10. August

»Furchtbare, schreckliche, schreckliche Träume. Ich habe geträumt, daß ich mit jemandem in ein Loch gefallen bin, und niemand wußte davon. Ich habe ihn einfach sterbend liegenlassen und hatte das Gefühl, ich hätte ihn umgebracht. (R. wahrscheinlich.) Ich glaube, danach habe ich noch jemanden umgebracht – es gab eine furchtbare Szene, in der ich diesem Menschen ein Fest ausgerichtet habe, mit Essen und Trinken und allem, und ich habe so getan, als wartete ich auf ihn, obwohl ich wußte, daß er nie kommen würde. Und dann gab es ein Blutbad, wo eine Frau durchdrehte und eine ganze Menge andere Leute erschossen hat, und dabei dachte niemand mehr an meine Verbrechen. Ich habe alle in dem Glauben gelassen, daß sie es gewesen sei, die die Leute umgebracht hat, die eigentlich ich umgebracht hatte. Dann kam jemand (der mir die Geschichte abgenommen hat, daß ich unschuldig sei) mit mir nach Hause, und half mir, meine Sachen für einen Umzug zusammenzupacken.

Ich sollte nämlich für ein Jahr oder so nach Europa, und ich würde allein reisen und nur mit ein paar Habseligkeiten, und es kam mir vor wie etwas, das ich schon lange hätte tun sollen. Aber ich fuhr los mit dieser Schuld auf mir.

Nicht sehr schwer zu deuten, was? Ich sehe Robert an, wie er dasitzt (er liest die Zeitung, die vor ihm auf einem Tablett gefaltet ist, weil das so besser geht), und ich liebe ihn so über alles und habe solche Angst um die Zukunft.

Abends. Es ist so schwierig, wieder zu arbeiten, weil es mich an den herrlichen Luxus des normalen Lebens erinnert. Herumlaufen, kommen und gehen, wie man will, telefonieren – all die Dinge, die R. nicht kann, im Moment. Ich fühle mich so schuldig, daß ich das alles kann und bin so wütend, wenn das Telefon klingelt und er nicht dran ist, um mit entschlossener Stimme zu sagen: ›Was geht hier eigentlich vor‹?«

Während die zweite Woche meiner Genesungszeit anbrach, begannen meine Befürchtungen, daß ich vielleicht einen zweiten, noch schwereren Schlaganfall erleiden würde, langsam zu verschwinden. Offenbar erholte ich mich. Dennoch war ich noch immer furchtbar verwirrt, vor allem in meinem Zeitgefühl.

Mein Tagebuch: Freitag, 11. August

»Nach meinen Berechnungen bin ich seit etwa zehn Tagen krank, ganz sicher bin ich mir nicht. Ich fühle mich nicht schwer krank, obgleich ich natürlich gelähmt bin, aber ein oder zwei Tage lang war ich wohl sehr krank.

Heute gab es einen Riesenskandal auf der Station. Der Mann in dem Zimmer ganz hinten auf dem Gang weigert sich, operiert zu werden. Das kam noch nie vor, und alle sind in Aufruhr.«

Wie jeder Patient gewöhnte ich mich sehr an die Schwestern im Nuffield Flügel. Ich fand sie amüsant, sexy, aufmerksam und natürlich überaus fürsorglich. Wie hätte es auch anders sein können? Dies hier war eine besonders intensiv erlebte Phase meines Lebens, und sie gehörten unmittelbar dazu. Als ich schon auf dem Weg der Besserung war, kamen gelegentlich eine oder zwei von ihnen in mein Zimmer, setzten sich ans Fußende meines Bettes, und wir plauderten ein wenig. Ich erfuhr so einiges über die Klinik, wen sie mochten und wen nicht; wer krank war und wer gesund werden würde und wer nicht. Auf der Nuffield Station wurde eine Geschichte erzählt, von der ich nur ein winziger Teil war, und es war faszinierend, mehr über die neurologischen Dramen herauszufinden, die sich in den angrenzenden Zimmern abspielten. Es gab alle möglichen zarten Zwischentöne im Klinikalltag, von denen ich nicht das geringste geahnt hatte, die ich aber langsam, je mehr Zeit ich dort verbrachte, verstehen lernte. Als verschiedene Schwestern Urlaub nahmen, stellte ich fest, daß sie mir plötzlich fehlten. Als meine Lieblingsschwester, Julia Baretta, aus dem Urlaub wiederkam, schrieb ich: »Julia ist wieder da, Gott sei Dank!« In der Zwischenzeit nahm der Alltag seinen Lauf, und das im Schneckentempo.

Mein Tagebuch: 11. August
»Es ist es ein langer heißer Tag draußen, aber hier drinnen ist es kühl, und gleich kommt Dr. Whurr zu meiner Sprachtherapie heute nachmittag. In der Physiotherapie heute nachmittag ist es mir gelungen, unterstützt von Sandy, dem großartigen schottischen Physiotherapeuten, auf meinem »gesunden« rechten Bein ein paar wacklige Schritte zu laufen, ein sehr eigenartiges Gefühl.

Gegen 5.00 Uhr kommt Mark [mein Bruder] zu Besuch und bringt ein paar Wachsmalstifte, ein sehr schönes, überaus aufmerksames Geschenk – mir geht es plötzlich viel besser. Als er wieder weg ist, fange ich an, für Anna [meine Nichte] das Baum-Ungeheuer von Cambridge zu zeichnen. Meine Gedanken wandern zurück zu meiner Kindheit, und plötzlich fange ich an, hemmungslos zu weinen, und finde, ich müsse damit aufhören. Auf einmal habe ich diese fixe Idee, daß um 6.00 Uhr irgend etwas passieren wird. Was? Nichts passiert. Ich muß lernen, Geduld zu haben. Mein Zeitgefühl ist manchmal ganz absonderlich: oft kann ich die späten Nachmittagsstunden nicht auseinanderhalten – oder auch die Morgenstunden. Ich starre auf die Uhr und versuche herauszufinden, wie spät es ist – fünf oder sieben? –, gebe mich geschlagen und lasse es dabei bewenden.«

Der Klinikalltag war immer gleich. Jeder Tag lief nach dem gleichen erbarmungslosen Muster ab, nach dem Unterricht gab es Essen, das mich an die Schule erinnerte. Nur Besucher unterbrachen den Rhythmus, aber oft war ich einfach zu müde, um sie zu empfangen. Als die erste Krise des Schlaganfalls vorüber war und ich mit ständiger Müdigkeit und Depressionen zu kämpfen hatte, gingen die Tage in einer sonderbaren narkoleptischen Verschwommenheit ineinander über, von der in meinen regelmäßigen Tagebuchnotizen fast gar nichts zu spüren ist. Abends verabreichte man mir Dothiepin (Prothiaden), ein Anti-Depressivum gemischt mit einem Schlafmittel, das mich morgens extrem lethargisch machte und zu meiner verzerrten Wahrnehmung beitrug.

Mein Tagebuch: 11. August
»Ich lese gerade eine billige Penguin-Ausgabe der *Selbstbetrachtungen* von Marcus Aurelius (von Größe und Gewicht her ideal, um einhändig zu lesen) und fand heute diese Stelle: ›Die Dauer des menschlichen Lebens ist ein Augenblick, das Wesen ein beständiger Strom, die Empfindung eine dunkle Erscheinung, der Leib eine verwesliche Masse, die Seele ein Kreisel, das Schicksal ein Rätsel, der Ruf etwas Unentschiedenes. Kurz, was den Körper betrifft, ist ein schneller Fluß, was die Seele angeht, Träume und Dunst, das Leben ist ein Krieg, eine Haltestelle für Reisende, der Nachruhm ist Vergessenheit.‹
Ich las das durch einen Schleier von Tränen und mit dem plötzlichen Gefühl, als ob jemand über eine tiefe Schlucht von Zeit und Geschichte hinweg zu mir gesprochen hätte.«

Ein berühmter Satz Wordsworths lautet, Poesie sei das Ergebnis in der Stille erinnerter Gefühle. Im Krankenhaus stellte ich fest, daß Erinnerung das Ergebnis in der Bewegungsunfähigkeit erinnerter Gefühle war. Als ich versuchte, bestimmte Erlebnisse genauen Monaten und Jahren zuzuordnen, mußte ich feststellen, daß vieles in meiner Erinnerung verschwamm. Die achtziger Jahre kehrten vor meinem inneren Auge als ein schillerndes Kaleidoskop aus Arbeit, Alkohol, Reisen, Sex und durchfeierten Nächten wieder. Ich hätte sie um nichts in der Welt verpassen wollen. In jenem Jahrzehnt schien sich das Verlagsgeschäft manchmal beinahe mehr um extravagante Feste als um den Kampf des unbekannten Schriftstellers zu drehen. Und dennoch, wenn ich mich zurückerinnere, herrschte 1981 kaum die Euphorie oder Aufregung, die die Leute jetzt mit den achtziger Jahren in Verbindung bringen.

In der Mitte der Achtziger ging *The Story of English* auf Sendung, die TV-Serie, an der ich die vorangegangenen vier Jahre gearbeitet hatte. Wenn ich mir jetzt die Folgen ansehe, kann ich mir gar nicht vorstellen, wie ich die Zeit finden konnte, nicht nur zu recherchieren und das Drehbuch zu schreiben, sondern auch noch am Queen Square als Lektor vernünftige Arbeit zu leisten. Anscheinend hatte ich damals soviel Energie; alle hatten soviel Energie. Auf der Suche nach Erklärungen überlegten manche Leute natürlich, ob nicht Überarbeitung zu meinem Schlaganfall geführt haben könnte. Dafür aber gab es von ärztlicher Seite keinerlei Anhaltspunkte. Wenn man jung ist, tut man Dinge, die sich jeglichen Gesetzen entziehen. Die Serie war in den USA ein Riesenerfolg, was größtenteils der Popularität unseres Moderators, Robert MacNeil, zu verdanken ist; das dazugehörige Buch war mehrere Wochen auf der Bestsellerliste der *New York Times*; 1986 berührten meine Füße ein paar Monate lang kaum den Erdboden. Damals war ich 33, und ich dachte, ich sei unsterblich.

Sarahs Tagebuch: 11. August
»Es ist verblüffend, wie schnell man sich von der Welt der Gesunden in die Welt der Kranken begeben kann. Ich, die ich mir

immer darum Gedanken machte, wie entwürdigend doch eine Schwangerschaft sei, und die ich immer so zaghaft war und angewidert von Krankenhäusern und kranken Menschen, bin jetzt eingeweiht in eine ganz neue Kultur. Ich denke an all die Dinge, die hätten passieren können, was alles noch schlimmer hätte kommen können: R. könnte eine Kopfverletzung oder eine gebrochene Wirbelsäule haben, oder er hätte mit dem Arm in einen Fleischwolf geraten können, oder er hätte durch einen herumfliegenden Glassplitter getroffen und blind werden können, oder ein Auto hätte ihn überfahren können, daß nichts mehr von ihm übriggeblieben wäre.

Jeden Tag kleine Fortschritte. R. spricht schon sehr viel besser, stottert aber noch immer, und die Aussprache ist noch ein bißchen undeutlich, aber ich hoffe, daß es ihm bald besser geht – es wird dann soviel einfacher für ihn sein, sich mitzuteilen. Und es wird seine Stimmung heben. Die ganze letzte Woche stand schon im Zeichen des Anti-Depressivums. Ich habe immer noch solche Angst.«

Während es mir langsam besser ging, reagierte ich auch wieder stärker auf meine Umwelt. Erstmals in den zwei Wochen nach dem eigentlichen »Insult« hatte ich wieder so etwas wie ein Zeitgefühl, und mir wurde schmerzlich bewußt, wie sehr sich alles verzögerte.

Mein Tagebuch: Samstag, 12. August
»Am Wochenende fährt selbst der BUPA-gesponserte Nuffield-Flügel nur mit halber Kraft. Um 12.00 Uhr kam der Ersatz-Physiotherapeut, und ich mußte eine Stunde lang einfache Übungen machen. Am Ende war ich erschöpft und schlief wie ein Stein. Ich kann schon viel besser gerade stehen, aber meine Aussprache ist noch immer sehr undeutlich, glaube ich. Es ist frustrierend, aber langsam erhole ich mich von dem ersten Schock des Schlaganfalls. Ich brauche Zeit, um mein Gleichgewicht wiederzufinden. Mum und Dad kamen zu Besuch, Sarah

ist einkaufen gegangen, und ich aß das reguläre Nuffield Mittagessen: Suppe, Sandwiches und Obst, nichts davon sehr appetitanregend. Geschmackssinn und die Freude am Essen sind mir abhanden gekommen.

Sie brachten mich im Rollstuhl nach draußen auf den Queen Square. Meine Eltern taten mir sehr leid, mich in ihrem fortgeschrittenen Alter im Rollstuhl herumschieben zu müssen [in Wirklichkeit waren sie beide noch keine 70], wo doch ich derjenige sein müßte, der sich um sie kümmert, nicht umgekehrt. Ich glaube, sie stehen durch meinen Schlaganfall unter Schock, obwohl sie es natürlich nicht zugeben wollen.

Zurück auf der Station las ich noch ein bißchen Marcus Aurelius und fiel dann in tiefen Schlaf. Später kam Julio Etchart vorbei, und wir unterhielten uns über unsere gemeinsamen Auslandsreisen, vor allem Ost-Timor, die sehr lange her zu sein scheinen, und sehr weit entfernt und ziemlich unwirklich.

Heute abend – es ist jetzt 7.00 Uhr – schlief ich drei oder vier Stunden lang, und bin noch immer sehr müde. Ich stelle fest, daß ich viel an Sex denke, an Sex mit den Schwestern – das ist natürlich Quatsch, aber es geht mir nicht aus dem Kopf, wo ich doch so lange keinen Sex mehr hatte. (Als ich im University College Hospital wieder zu mir gekommen war, prüfte ich als allererstes mit meiner gesunden rechten Hand, ob ich noch eine Erektion haben konnte. Ich konnte.) Ich kann es außerdem kaum abwarten, bis ich meinen Laptop wiederhabe. Die Firmennamen auf den Krankenhausmöbeln beschäftigen mich unentwegt. Ich liege im Bett und starre an die Decke oder an die Wand oder auf den Fernseher oder auf den Türrahmen. Die ganzen Möbel hier scheinen von der Firma Nesbit Evans hergestellt worden zu sein.

Um mir die Zeit zu vertreiben und mein Gedächtnis zu testen, versuche ich, das ganze Verlagsprogramm von Faber & Faber in alphabetischer Reihenfolge, Autor für Autor, aufzusagen. Verliere ich den Verstand?«

Es sollte noch einige Monate dauern, bis ich erkannte, daß der unausgegorene Wunsch meines »alten« Lebens Wirklichkeit geworden war und daß ich nicht länger Cheflektor bei Faber & Faber sein würde.

ACHTES KAPITEL
Im Abseits
12. bis 24. August

>»Ich reise nie ohne Tagebuch. Man sollte im Zuge stets etwas Sensationelles zu lesen haben.«
>
> Oscar Wilde: *The Importance of Being Earnest*

*E*nglische Schriftsteller zitieren immer wieder Cyril Connollys *Enemies of Promise*. Darin gibt es eine Stelle, in der geschildert wird, was die Kreativität eines jungen Schriftstellers am meisten bedrohe, nämlich »der Kinderwagen im Flur«. Für mich gab es während meiner Verlagsjahre in demselben Buch eine andere Stelle, über die ich mir manchmal Gedanken machte: »Ebenso wie verhinderte Sadisten Polizisten oder Metzger werden,« schreibt Conolly, »gehen diejenigen, die eine irrationale Angst vor dem Leben haben, ins Verlagsgeschäft.« Conollys Intuition mag grundsätzlich richtig sein, aber vor allem in der Rückschau muß ich sagen, daß meine Verlagtätigkeit für mich immer überaus erfüllend und interessant war. Im National Hospital ließ ich fast 20 Verlagsjahre immer wieder Revue passieren. Es ist eine eigenartige Erfahrung, zwei Monate lang auf dem Rücken zu liegen und sich praktisch nicht rühren zu können. Unbeweglichkeit läßt selbst die trivialsten Ereignisse aus der Vergangenheit historisch erscheinen. Selbst Kleinigkeiten hatten für mich auf einmal größere Bedeutung. Ich unternahm außergewöhnliche imaginäre Reisen entlang der Risse oben an der Decke. Ich starrte auf das kleine blaue Quadrat, das für mich die Außenwelt repräsentierte, und überlegte, was sie jetzt für mich bedeutete. Ich dachte oft über die jüngste Vergangenheit nach, die ich aus dem Abseits beobachtet hatte.

Da war zum Beispiel das Haus, das ich im Frühjahr 1992 zu kaufen beschloß. An dem Tag, an dem ich ankam, stand das Haus leer, aber mir war trotzdem nicht ganz wohl dabei hineinzugehen. Ich stand auf der Türschwelle mit dem Schlüssel in der Hand und sah mich ängstlich um. Draußen vor dem Haus lag ein riesiger Haufen Müll, und eine Flut von Werbesendungen verstopfte den Briefkastenschlitz und trieb schimmernd auf der Fußmatte im Innern des Hauses. Dort war es düster, braun und feucht. Das Licht im Flur funktionierte nicht, aber als ich es endlich geschafft hatte, die Fensterläden zu öffnen, konnte ich verschiedene Gegenstände erkennen. Bücher, Kleidung, ein leeres Weinglas. Die vorherigen Bewohner hatten das Haus offensichtlich in größter Eile verlassen. Na ja, das konnte ich alles wieder in Ordnung bringen. Ganz oben befand sich ein wunderbares helles und sonniges Arbeitszimmer. Ein riesiger Tintenfleck auf dem Teppich ließ darauf schließen, wo der Schreibtisch des vormaligen Hausbesitzers gestanden hatte. Er hatte mir schon erzählt, daß er hier oben sein Buch geschrieben hatte. Ich suchte alles ab, fand aber ansonsten keinen Hinweis auf die *Satanischen Verse*. Die Bücher in den Regalen waren allesamt nicht älter als von 1989, dem Jahr, in dem der Iran die *Fatwa* verhängte und Salman Rushdie untertauchen mußte. Hier zu sein war ein bißchen wie ein Besuch auf dem Geisterschiff *Marie Celeste*. In den ersten Monaten nach meinem Einzug machte ich mir Sorgen, ob nicht ein iranisches Überfallkommando ein Attentat auf das Haus planen könnte, auch wenn der Sicherheitsdienst beteuert hatte, es bestünde keinerlei Gefahr.

In der Klinik dachte ich manchmal daran, daß dieses Haus zu oft schon Zeuge menschlicher Dramen gewesen war. Als die Ärzte irgendwann erwähnten, daß ich in absehbarer Zeit wieder nach Hause kommen würde – eine Aussicht, die in meiner persönlichen Genesenden-Tagesordnung immer mehr an Bedeutung ge-

wann –, graute es mir auf einmal davor, in das Haus zurückzukehren, in dem ich beinahe gestorben wäre.

Sarahs Tagebuch: Samstag, 12. August
»Die Ärzte sind zum ersten Mal optimistisch. Dr. Lees sagte, es
sehe alles sehr vielversprechend aus. Die Sprachtherapeutin Dr.
Whurr sagt, ich solle aufhören, mir Sorgen zu machen, und daß
es von jetzt an nur noch bergauf gehe und daß er wieder gesund
würde. Wie es letzten Endes körperlich um ihn stehen wird,
wird sich noch herausstellen – die Physiotherapeutin, bei der er
heute war, sagt, wir sollen uns auf drei Monate – drei Monate! –
Reha-Zentrum einstellen, und dann sagte sie, daß er am Ende
nicht mehr hundert Prozent (ihr Wortlaut) werde laufen können. Ich finde, es ist noch zu früh für solche Vorhersagen. Offenbar hängt vieles davon ab, wie gut sein Gehirn von allein heilt.
Aber gestern war ich fast so etwas wie glücklich. Ich hatte das
Gefühl, als würde doch noch alles gut werden. Es wird ein ko-
misches Gefühl sein, die nächsten drei Monate mehr oder weniger getrennt zu verbringen, ich hier in London in dem Zuhau-
se, das eher Robert gehört als mir, und er im Krankenhaus, in
einer Spezialklinik, wo er wieder laufen lernen muß. Er tut mir
so unendlich leid. Ich sehe ihn an, während er im Bett liegt und
schläft (er ist immer völlig erledigt nach der Physiotherapie),
und frage mich, ob ihm überhaupt klar ist, was ihn erwartet. Ich
hoffe nur, daß wir beide das schaffen. Ich bin sicher, daß ich es
schaffen kann, wenn er es kann. Er schnarcht ganz sanft, liegt
auf dem Rücken ausgestreckt da in seinen blauen Boxershorts
und dem grünen T-Shirt, und seine Haare sind weich und glän-
zend und liegen schön. Sein Körper ist wunderbar. So könnte er
auch zu Hause daliegen und schlafen.«

Mein Tagebuch: Sonntag, 13. August
»Heute ist es kühler. Dr. Whurr kam gegen 12.00 Uhr. Meine
Sprache macht offenbar Fortschritte, aber ich darf nicht verges-
sen zu üben. Anscheinend können manche Schlaganfallopfer

noch nicht einmal schlucken: es kann bis zu einem halben Jahr dauern, bis es wieder geht. Am Vormittag besuchte mich Ish [Kazuo Ishiguro]. Es war sehr schön, ihn wiederzusehen. Er war ziemlich aufgekratzt und gestand mir, erleichtert zu sein, daß ich noch der alte bin. [Als Kind hatte einer seiner Verwandten einen schweren linksseitigen Schlaganfall erlitten, und er hatte böse Erinnerungen daran, daß schwere neurologische Traumata zurückbleiben können.] In Wahrheit nimmt jeder Besucher an, daß der Patient schwer geschädigt sei. Und nicht nur die Besucher. Da ist zum Beispiel ein Mr. Kemal, einer von mehreren Arabern, deren Zimmer am anderen Ende des Korridors liegen. Die Schwestern kommandieren ihn herum, als ob er stocktaub und/oder geistig zurückgeblieben sei. ›Kommen Sie, Mr. Kemal. Wollen Sie nicht ein bißchen was essen, *essen*, ESSEN? Ein bißchen Fisch, ein Stück Hühnchen, HÜHNCHEN?‹ Warum nur werden manche Leute Krankenschwestern?

Selbst die netten Schwestern ahnen oft nicht, wie verletzend sie sein können, wie weh sie einem tun können, wenn sie einem im falschen Augenblick den linken Arm umdrehen. Es gibt eine Schwester, die mir jeden Tag irgendwie weh tut. Sie ist laut, dreist und bringt mich zur Weißglut. Wahrscheinlich ist sie unsicher. Aber die anderen, Colette, Julia, Linda, die Schottin und Mamie aus der Karibik sind alle großartig, und sie sind mir sehr ans Herz gewachsen.

Krankenhausverpflegung: Pâté und kaltes Toastbrot, Huhn Kiew, weichgekochtes Gemüse, Pommes frites, Salat und Obstkuchen.

Wenn ich darüber nachdenke, fällt mir auf, daß ich das letzte Mal als Zehnjähriger (glaube ich) im Krankenhaus war. Ich erinnere mich noch gut an die Narkose, wie der Arzt 1,2,3 … zählte und wie ich dann langsam bewußtlos wurde. Und die große Kinderstation, auf der ich lag, in Reading, so viele Jahre ist das her, und wie ich dann zu Hause mit meinem Gipsbein im Bett lag oder vor dem großen Schwarzweißfernseher saß und große, berechtigte Angst hatte, nie mehr laufen zu können. Und jetzt – welche Ironie – kann ich überhaupt nicht laufen.«

»Wir sind jetzt schon richtig eingespielt – ich schaue morgens rein, gehe nachmittags zur Arbeit [ins Londoner Büro der *New York Times*] und komme abends wieder. Heute haben wir zum ersten Mal zusammen das Video von unserer Hochzeit angeschaut. Als wir zu der Stelle kamen, an der Robert seine Rede hielt, tat er etwas, was ich ihn eigentlich noch nie habe tun sehen – er fing an zu weinen. Ich hatte immer versucht, ihn dazu zu kriegen, über seine Gefühle zu reden. Jetzt fängt er langsam damit an, und was er sagt, ist ziemlich erstaunlich und sehr vielversprechend, nämlich daß er in einer philosophischen und grüblerischen Stimmung sei und daß er die ganze nächste Phase seines Lebens (die, in der er laufen lernen muß) als Projekt mit einer bestimmten Zielsetzung betrachte. Ich bete, daß diese Stimmung anhält, daß ihn nichts davon abbringt und er nicht in Selbstmitleid verfällt. Als er weinte, fragte ich mich, ob er um sein verlorenes Selbst weinte, das er da in dem Video sah. Vorhin sagte er, daß er traurig sei, weil wir so glücklich gewesen waren und alles so gut angefangen hätte, bevor das passierte, und so fühle ich mich auch. Es scheint so grausam. Aber dann wiederum: Neulich las ich etwas über jemanden, der eine Hirngeschwulst hatte, ins Koma fiel und starb, und Reg Gadney [ein Krimiautor, der bei Faber verlegt wird] erzählte uns von seiner Schwester, die vor sechs Wochen an einem schweren Schlaganfall gestorben ist. Es kommt mir vor, als müßte ich vor lauter Dankbarkeit in Jubel ausbrechen. Robert lebt, und das Schlimmste ist überstanden, und den Rest kann ich auch noch ertragen.«

»Ich bin jetzt zwei Wochen hier, und obwohl es mir vorkommt wie eine Ewigkeit, ist es andererseits überhaupt noch keine Zeit. Heute bekam ich einen Haufen sehr netter Briefe aus Amerika.

Ich habe überhaupt schon ein paar großartige Briefe bekommen, seit ich hier bin, genaugenommen einen ganzen Sack voll, in denen mir Leute, von denen ich es nie erwartet hätte, sehr freundliche Dinge schreiben. Mir ist klar, daß die Leute völlig schockiert gewesen sein müssen über das, was mir passiert ist – vielleicht teilweise noch schockierter, als ich es selbst war –, obwohl ich wahrscheinlich immer noch nicht richtig begriffen habe, was geschehen ist.«

Während ich noch immer zu begreifen versuchte, was mit mir passiert war, überlegten die Ärzte bereits, mich aus dem National Hospital, wo die Betten dringend gebraucht wurden, auszuweisen und für längere Zeit in eine Rehabilitationsklinik zu verlegen, wo man sich ganz darauf konzentrieren konnte, meine nicht-funktionierenden Körperteile zu reaktivieren. Mir wurden zwei verschiedene Kliniken angeboten, darunter das Devonshire Hospital, das unter Physiotherapeuten einen sehr guten Ruf hat und dem Patienten umfassende Leistungen bietet. Getreu ihrer amerikanischen Einstellung zu medizinischer Versorgung war Sarah entschlossen, sich die Klinik lieber selbst anzusehen, als sich auf das Versprechen der Ärzte zu verlassen.

Mein Tagebuch: 14. August
»Sarah ist gerade mit Matthew [Evans] losgefahren, um das Devonshire Hospital zu inspizieren, und ich höre auf meinem Walkman Mahlers dritte Sinfonie. Langsam fange ich an, meinen Zustand zu akzeptieren, aber das Problem ist, daß ich eigentlich gar keine Vorstellung davon habe, wie krank ich gewesen bin oder wieder sein werde.«

Zu der Zeit befürchtete ich noch immer einen zweiten Schlaganfall, und zwar einen, der mich das Leben kosten würde, dessen war ich mir sicher. Tatsächlich war die Wahrscheinlichkeit eines zweiten Schlaganfalls extrem gering, und schon ziemlich am Anfang meiner Genesungszeit versicherte mir Dr. Greenwood, daß ich statistisch gesehen kaum Gefahr lief, jemals wieder einen Schlaganfall zu bekommen.

14. August (Fortsetzung)

»Heute nach dem Mittagessen habe ich, auf dem ›Nachtstuhl‹ sitzend, einen ordentlichen ›Stuhlgang‹ gehabt (der schwesterliche Euphemismus). Erstaunlich, was für eine Rolle so etwas plötzlich spielen kann, sobald man im Krankenhaus liegt – ich habe inzwischen ein großes Interesse an meiner Verdauung, das heißt an meinem Stuhlgang entwickelt. Klingt nicht sehr schön. Aber so formulieren es die Schwestern. ›Hatten wir heute schon Stuhlgang?‹ fragen sie, und das klingt wie ›Hatten wir heute schon Besuch?‹ Was ich urkomisch finde. Das ist ihre größte Sorge, nehme ich an. Abgesehen vom Tod fürchtet man im Krankenhaus nichts so sehr wie Verstopfung.

Um den Kiefer herum fühlt sich mein Gesicht noch immer taub an, als hätte ich beim Zahnarzt eine Spritze bekommen. Seit einigen Tagen ist das jetzt schon so, aber es scheint langsam abzuklingen. Meine Aussprache ist auch schon klarer als vorher, obgleich noch immer ein bißchen undeutlich und schwerfällig. Ich habe mir hier notiert, das Wort ‹autoklav‹ nachzuschlagen, das auf den Glasfläschchen für die Urinproben steht.

Manche Patienten, insbesondere die arabischen Diplomaten, von denen hier einige untergebracht sind, feilschen offenbar um die Zimmerkosten. Wenn ein Zimmer 60 Pfund kostet, sagen sie: ›Wie wär's mit 25?‹ Eine der Schwestern scherzte neulich mit ihnen, daß sie wohl demnächst in Ziegen oder Schafen bezahlt würde. Es gibt hier tatsächlich eine Menge arabische Patienten und somit eine Menge arabische Witze. Mr. Haifa von nebenan heißt bei allen ›Jaffa Cake‹. Seine Besucher stehen abends immer auf meinem Balkon und rauchen und plaudern, als ob sie in Beirut wären.

Heute begegnete ich im Aufzug meiner größten Angst, einer jungen Frau Ende Zwanzig mit einem sauberen Einschnitt am Kopf, einem kahlrasierten Schädel und einer Naht wie an einem

Rugby-Ball. Sie lächelte mich mit glasigem Blick an, sagte aber nichts, und wir glitten aneinander vorbei wie Schiffe in der Nacht, und sie ging mir den ganzen Nachmittag nicht mehr aus dem Kopf. Davor hatte ich große Angst, als sie mich anfangs in die Klinik brachten – daß ich aufgeschnitten und am Gehirn operiert würde. Aber offensichtlich machen sie das gar nicht mehr; früher schon, aber heutzutage nicht mehr.

In der Klinik hier am Queen Square gibt es alle möglichen Arten von Menschen mit allen erdenklichen Krankheiten, oft sehr schwere Fälle, und man sieht wirklich sehr viel Ungewöhnliches. Auf der physiotherapeutischen Station gibt es einen abgemagerten älteren Herrn, der eine Art metallenen Stützapparat trägt, der dazu dient, den Kopf aufrecht auf der Wirbelsäule zu halten. Dann ist da noch ein Patient mit AIDS, der hirngeschädigt ist und sabbert und stöhnt und nicht aufrecht stehen kann. Er ist nur noch Haut und Knochen und sehr krank, mit Kaposi Sarkom im ganzen Gesicht.«

Dienstag, 15. August

»Letzte Nacht hatte ich schreckliche Kopfschmerzen und konnte nicht mehr einschlafen. Eine Zeitlang fragte ich mich, was wohl wäre, wenn ich einfach hier und jetzt tot umfiele. Die Nächte sind oft am schlimmsten – nachts habe ich Angst und frage mich, ob ich durchkomme. Ich bin dann sehr einsam und ängstlich. Ich ließ die vergangenen sechs Stunden noch einmal in meinem Kopf vorbeiziehen und überlegte, was Sarah wohl sagen würde, wenn ich plötzlich tot wäre, und wie sie damit fertig würde. Ich liebe sie so sehr, und sie ist von Anfang an so tapfer gewesen.

Während wir unser Hochzeitsvideo guckten, fing ich auf einmal hemmungslos an zu weinen. Teils aus Wut und Verzweiflung, teils auch aus Liebe für Sarah in ihrer furchtbaren Lage, und teils aus Freude, daß ich mit ihr verheiratet bin – mit jemanden, der so wunderbar ist wie sie, und teils vielleicht auch aus Erleichterung. Eines bewundere ich vor allem an Sarah, nämlich daß sie weiterhin in ihrem Journalismus arbeitet, während sie mich ständig im Krankenhaus besucht.

Heute habe ich einen neuen Physiotherapeuten bekommen, der John heißt und klein und drahtig und dunkelhaarig und ziemlich gut ist. Er ist längst nicht so pingelig wie Sandy-der-lustige-Schotte und konzentriert sich voll auf meine Beine. Zur Zeit kann ich den linken Arm noch nicht bewegen, aber zumindest spüre ich ab und zu ein ›Flackern‹ (so nennen sie das immer alle) im linken Bein, und ich kann es schon einigermaßen heben, so daß ich mit angewinkeltem Knie im Bett liegen kann.

Es ist wieder ein irrsinnig heißer Tag. Im Fernsehen haben sie berichtet, daß es in Yorkshire jetzt zusätzlich öffentliche Wasserschläuche gibt. Heute habe ich erfahren, daß der Mann von Dr. Whurr einen Schulbuchverlag hat deshalb ist sie immer so wild darauf, mit mir über Bücher zu reden. Außerdem habe ich festgestellt, daß Dr. Lees mit Vornamen Andy oder Andrew heißt und nicht Adrian, wie ich zuerst dachte. (Ich finde, er sieht trotzdem eher aus wie ein Adrian.)

Ich habe noch immer kein richtiges Zeitgefühl. Ich weiß nicht, wie das kommt. Wegen der Kopfschmerzen bin ich gereizt, und die Station kommt mir sehr ineffizient vor. Es steht noch nicht ganz fest, ob die [unleserlich] Leute kommen oder nicht, oder wann ich ins Middlesex Hospital zu meiner nächsten transösophagealen Kardiographie muß. Ich denke zurück an die ersten zwei Tage nach dem Schlaganfall und an die zauberhafte Wicce St. Clair Hawkins, die Krankenschwester mit dem honigfarbenen Haar, die während dieser Zeit so freundlich und fürsorglich war.

Heute morgen, als ich gerade von meinem Bad kam, traf ich den netten Dr. Lees im Flur. Aus irgendeinem Grund war es mir überaus peinlich, ihm so offensichtlich verletzbar in meinem Rollstuhl zu begegnen, statt wie sonst im Bett. Er sagt mir, daß er noch immer nach der Ursache für den Schlaganfall suche und daß er Antikörper in meiner Schilddrüse, aber kein Blutgerinnsel in meinen Herzkammern gefunden habe. Ich bin zu unsicher, um nachzufragen, was das alles in der Praxis bedeutet. Er sagt, daß er nichtsdestotrotz die transösophageale Kardiographie machen will, um meine Herzkammern zu untersuchen.

Susan [Sarahs Mutter] ruft aus Maine an. Sie klingt sehr munter. Schön, daß sie bald wieder hier sein wird. Sie hat uns allen so geholfen in diesen schwierigen Wochen.

Heute erfuhr ich, daß Sarah ebenfalls, wie sie es nennt, ›Psycho-Tagebuch‹ schreibt. Was da wohl drinsteht – wahrscheinlich beschwert sie sich über meine schlechte Laune in den letzten Tagen. Das Schlimme an der Klinik ist, daß es so wenig Leute gibt, an denen man seinen Ärger auslassen kann. Also ist sie mein Blitzableiter. Es gibt aber etwas, was mich immer wieder beruhigt, und das ist, wenn mir jemand etwas vorliest. Sarah kann sehr gut vorlesen, ihre Stimme ist sehr angenehm und besänftigend, und ich freue mich immer auf unsere Lesestunden. *The Lion, the Witch and the Wardrobe* rufen Kindheitserinnerungen in mir wach. Wir sitzen im schattigen grünen Teil des Queen Square und lesen einander etwas vor, beziehungsweise Sarah liest mir vor. Sie liest so schön, und es ist erholsam, abends, wenn es kühl geworden ist, dazusitzen und in einiger Entfernung die Penner auf den Bänken zu beobachten, während die Mücken über unseren Köpfen in der Dämmerung summen.«

Mein Selbstvertrauen hatte nach dem Schlaganfall dermaßen gelitten, daß ich bei diesen Ausflügen immer Angst hatte, jemandem vom Verlag (auf der anderen Seite des Queen Square) in die Arme zu laufen. Zu der Zeit hatte ich noch immer den Ehrgeiz, wieder so weit gesund zu werden, um mein altes Leben als Cheflektor aufnehmen zu können. Je weiter meine Gesundung allerdings fortschritt, desto deutlicher ging mir auf, daß ich unmöglich den Queen Square überqueren und in meinen alten Job zurückkehren konnte. Zunächst war die Befangenheit rein körperlich; mit der Zeit jedoch bekam ich psychologische Vorbehalte. Es schien mir äußerst deprimierend, daß knapp 40 Jahre einfach so im Papierkorb der Geschichte gelandet waren.

»Mir graut davor, einen Kollegen zu treffen«, schrieb ich in mein Tagebuch, »dem ich erst mal alles erklären muß. Wir wählen einen Zeitpunkt, wenn alle schon nach Hause gegangen sind, also nach 19.00 Uhr, und meistens bleiben wir auch ungestört. Wir setzen uns unter die Bäume am Rand des Platzes, hinter der Statue von Queen Charlotte. Dieser Platz ist mir lange Zeit so selbstverständlich gewesen, ich habe ihn überquert und bin um ihn herumgegangen, ohne darüber nachzudenken, und nun sitze ich hier, ein organischer Teil seines kleinen Ökosystems, und bin ziemlich dankbar für das bißchen Grün, an dem ich mich erfreuen kann. Hin und wieder bin ich sehr traurig darüber, daß ich nicht mehr vom Sommer habe.«

Die staubigen Bäume und ungepflegten Rosensträucher, die auf dem Queen Square wuchsen, wurden für mich ein kostbarer, wenn auch nur kümmerlicher städtischer Ersatz für die englischen Landschaften, von denen ich sonst nur auf dem Fernsehbildschirm einen Blick erhaschte.

Mein Tagebuch: Mittwoch, 16. August

»Heute bekam ich sehr aufmunternden Besuch von Robert Harris [ein Freund und der Autor von *Fatherland*], der eine Dose Fortnum and Mason-Kekse und eine köstliche Flasche Krug Champagner mitbrachte. Was für ein guter Freund er doch ist! Die Leute geben bei Krankenbesuchen die unglaublichsten Sätze von sich – Robert sagte, er ›beneide mich um die Erfahrung‹. Ich glaube, er meinte das als Witz, aber mir war nicht nach Ironie und ich sagte, eher frostig, daß er jederzeit willkommen sei. Wir einigten uns darauf, daß wir beide zusammen bei Raymond Blanc [Chefkoch] im Manoir au Quat' Saisons essen gehen würden, wenn ich aus dem Krankenhaus kam. Offenbar hat Raymond Blanc vor einigen Jahren einen Schlaganfall gehabt und ist jetzt wieder vollkommen gesund. Wenn das mal kein Vorbild ist.«

Sarahs Tagebuch: 16. August

»Ich weiß, daß es ein weiter Weg sein wird. Aber es ist schwer, sich darauf einzustellen. Letzte Nacht habe ich geträumt, daß ich Kinderlähmung hatte [ihr Vater hat als Junge Kinderlähmung gehabt] und nicht laufen konnte. Nur eine Zeitlang – aber dann, als ich langsam wieder gesund wurde, hatte Robert auch Kinderlähmung, viel schlimmer als ich. Ich fühlte mich elend und schwach und ich verging vor Selbstmitleid, während meine Seite gelähmt war. Ich frage mich die ganze Zeit, wie es wohl für ihn sein muß. Ich fühle mich sehr einsam und habe große Angst. Ich sehe ihn an – ich weiß, daß das ungerecht ist – und bete, daß er sein Bein und seinen Arm wieder bewegen kann – jetzt sofort. Der Arzt war gerade da und sagte, man könne unmöglich vorhersagen, wie es ihm in einem Jahr gehen würde. Robert hat schreckliche Kopfschmerzen. Ich habe solche Angst, daß das heißt, es passiert noch irgend etwas. Ich glaube, ich werde für den Rest unseres Lebens Angst haben. Wenn es vorher auch schon schlimm war, sorge ich mich jetzt noch hundert Mal mehr. Alles scheint so unsicher. Es ist schwer, nicht vollkommen in Panik zu geraten, nicht ständig das Gefühl zu haben, daß man überschwemmt wird, daß man ertrinkt.

Es geht schon besser, aber nur in winzigen Schritten, und die Ärzte, mit denen man es zu tun hat, sind wirklich größtenteils unfähig, einem zu helfen. Ich glaube, das Problem ist, daß sie es einfach nicht wissen. Roberts Bein bewegt sich ein bißchen, auch seine linke Schulter, aber sein Arm noch gar nicht. Er spricht wieder fast so wie immer, außer wenn er schnell redet, dann neigt er zum Stottern. Mit meiner Stimmung geht es auf und ab – Euphorie, wenn es aussieht, als würde er Fortschritte machen, Verzweiflung, wenn er keine macht, und die ganze Zeit über entsetzliche Angst. Das Schwierige daran ist, daß man glaubt, man müsse so optimistisch wie nur irgend möglich sein, um Robert zu helfen, wieder gesund zu werden, aber gleichzeitig muß man auf das Allerschlimmste gefaßt sein. Ich bin mir nicht sicher, wie ich beides unter einen Hut kriegen soll. Die Leute raten mir, einfach jedem Tag neu gegenüberzutreten, aber wie soll das gehen?«

Mein Tagebuch: Donnerstag, 17. August
»Das Middlesex Hospital hat gerade angerufen: ich darf weder essen noch trinken, bis die ganzen Tests heute vorbei sind. Das ist wegen des Narkosemittels, das ich für die transösophageale Kardiographie einnehmen muß. Als Patient muß man eben alles akzeptieren, was die Ärzte beschließen, ohne sich zu beschweren, und wenn man sich weigert oder widersetzt wie der Mann am anderen Ende des Flurs, dann ist die Hölle los.
Wenig später erscheint Dr. Chandra – jung, beeindruckend, gut angezogen – und erzählt mir, was bei diesen Tests passieren wird. Ich bekomme eine Kamera in den Hals eingeführt, und dann wird wieder einmal ein Bluttest gemacht. Er sagt, daß sich in sechs Wochen meine Heilungschancen auf lange Sicht ziemlich gut abschätzen lassen werden.
Die Ärzte schweben in ihren grünen Kitteln durch die Klinik wie Schauspieler hinter den Kulissen. Im Operationssaal stehen sie natürlich auf der Bühne, denn da spielt sich das wirkliche Drama ab. Der hintere Teil der Klinik wirkt mit seinen schwarzen Belüftungsschächten und schmiedeeisernen Feuerleitern wie ein morbides Richard Rogers-Bauwerk. Überall surrt es wie in einem Bienenstock unter sengender Sonne, und ich ahne, daß bestimmt hundert Jahre alte Mikroben im rostigen Metall lauern. Im Krankenhaus herrscht generell eine merkwürdige Intimität – niemand hat irgend etwas zu verbergen. Sobald man einmal da ist, ist man gezwungen, jeden einzelnen Körperteil den Blicken der Schwestern auszusetzen. Es gibt hier keine Intimsphäre. Hinzu kommt, daß man selbst schwach ist, während die anderen stark sind. Dadurch wirken Krankenschwestern oft autoritär oder sadistisch.
Tatsache ist, daß Mediziner rätselhafte Fälle hassen, obgleich sie natürlich in ihrem Beruf tagtäglich damit umgeben sind; sie

müssen immer den Grund für etwas herausfinden, und sie müssen alles unter Kontrolle haben. Beim Schlaganfall aber kennen sie die Ursache nicht und haben demnach die Sache auch nicht unter Kontrolle. Als Patient kann man nichts anderes tun, als daliegen und die Tage verstreichen lassen, bis die Zeit die Wunden geheilt hat. Es bleibt einem nichts anderes übrig. Wenn ich jetzt in einem afrikanischen Dorf wäre, würde alles ganz genauso ablaufen. Tatsache ist, daß ich, seit ich hier bin, so gut wie keine Medikamente genommen habe, abgesehen von Anti-Depressiva, und auch in Zukunft wird es wahrscheinlich bei einem Aspirin pro Tag bleiben.

Heute gab mir die nette chinesische Schwester Philippe einen Spiegel zum Rasieren. Ich hatte einen traurigen, niedergeschlagenen Gesichtsausdruck, der meine innere Stimmung nach einem fast vierwöchigen Aufenthalt hier widerspiegelt. Die gute Nachricht ist, daß wenigstens meine Gesichtszüge nicht grauenhaft deformiert sind, so wie es wohl der Fall sein kann.«

Einige Monate später las ich Jean-Dominique Baubys *Schmetterling und Taucherglocke*. Darin schildert Bauby, wie sein Gesicht nach seinem furchtbaren Schlaganfall aussah, und brachte meine schlimmsten Befürchtungen zur Sprache:

»In einer Spiegelung der Vitrine ist ein Männergesicht aufgetaucht, das in einem Dioxinfaß verweilt zu haben schien. Der Mund war schief, die Nase uneben, das Haar zerzaust, der Blick von Entsetzen erfüllt. Ein Auge war zugenäht und das andere aufgerissen wie das Auge Kains. Eine Minute lang habe ich diese erweiterte Pupille angestarrt, ohne zu begreifen, daß es ganz einfach ich war.«

Bei mir hingegen war es sogar so, daß viele meiner Besucher erstaunt bemerkten, wie gut und wie jung ich aussah – allerdings hatten diese Bemerkungen nicht das geringste damit zu tun, wie ich mich fühlte.

Mein Tagebuch: Freitag, 18. August

»Heute hatte ich morgens meine übliche Stunde Physiotherapie mit John Marsden, danach brachte man mich hinüber ins
Middlesex Hospital, und sie schoben mir eine Kamera in den
Hals. Zuvor sprühten sie meinen Rachen mit einem Kokainer-
satz oder einer ähnlichen Substanz aus, die den Rachen betäu-
ben soll. Sie geben einem eine kleine Spritze mit Narkotikum,
um einen einzulullen, und dann schieben sie einem die mit Gel
eingeschmierte Kamera den Rachen hinunter. Dann filmen sie
einen durch den Hals hindurch, oder vielmehr, sie filmen aus
dem Innern des Halses die Rückseite des Herzens.

Die Ärzte meinten, ich sei sehr kooperativ gewesen, und ich
habe auch mein Bestes getan, angesichts der Schmerzen und
Unannehmlichkeiten, die der Eingriff mit sich brachte.

Es war schön, mit dem Krankenwagen zu fahren und ein
bißchen von der Außenwelt zu sehen, die Leute in den Straßen
und das Leben da draußen, das ich schon seit einiger Zeit ver-
misse.

Abends las mir Sarah aus *König Narnia* vor, und dann tranken
wir ein Glas Wein. Später kam Roger Alton vom *Guardian* zu
Besuch, der sehr gut gelaunt war.

Jeremy Paxman schickte mir sehr freundlich Champagner und
einen amüsanten Brief, und ich hatte außerdem noch Post von
Ish [Kazuo Ishiguro], der schrieb, wie froh er gewesen sei, daß es
mir viel besser ginge, als er erwartete hätte. So reagieren wohl
die meisten Besucher, die das Schlimmste befürchten.«

Mein Tagebuch: Samstag, 19. August

»Sarah und ich setzten uns heute morgen wieder auf den Platz,
wo mir plötzlich auffiel, daß der rotbraune Backstein des National Hospital derselbe rotbraune Backstein ist wie in der Pont
Street und beim Cadogan Hotel, eine Art Devonshire-Rot, es
stammt natürlich auch aus derselben Zeit. Ich überlegte, wer
wohl der Architekt war (und auch, wer die Maurer waren), und
dann wanderten meine Gedanken weiter zu Oscar Wilde, der im

Cadogan Hotel festgenommen wurde. Als ich diese Assoziation analysierte, beschloß ich, daß ich mir wahrscheinlich selbst vorkam, als sei ich im Gefängnis. Auf dem Weg nach draußen kam uns ein Mann entgegen, dessen Kopf wie ein ausgedienter Football mit einer Naht versehen war, die einmal ringsherum ging, aber er konnte ganz normal laufen und es schien ihm gut zu gehen. Man sieht im National Hospital schon die eigenartigsten Dinge.

Nachmittags sah ich mir die V-J Day Parade im Fernsehen an – Gurkhas und Veteranen, die alle zwischen 60 und 70 sind, wie mein Vater. Die Veteranen des Zweiten Weltkriegs strahlen eine solche Zufriedenheit aus, sie sehen wirklich aus wie die Überlebenden einer Welt, die für uns bereits völlig in Vergessenheit geraten ist. Sie wirken sonderbar stolz, obgleich sie zweifellos lauter schmerzliche und traurige Erinnerungen haben. Man muß dazu auch gar nicht 70 sein. Als Junge bin ich oft zusammen mit meinen Schulkameraden vor den Mahnmalen mit den Namen der Gefallenen herummarschiert. Während ich mir das ansah, wurde mir klar, daß das die Welt ist, in der ich aufgewachsen bin – eine Welt, die aus Spitfires und feindlichen Bombern und amerikanischen Jeeps und Khakiuniformen bestand, und aus den vielen Kriegsgeschichten der Menschen, die überlebt hatten. Die Truppen den Pall Mall hinuntermarschieren zu sehen war so, als sähe man das Britische Weltreich in vollem Rückzug. Die Männer trugen exzentrische Kleidungsstücke, die einem schon seit Jahren nicht mehr begegnet waren, Tropenhelme und merkwürdige Uniformen mit messingfarbenen Medaillen, die voller Erinnerungen steckten, aber zugleich für die jüngere Generation völlig wertlos waren. Während auf dem Bildschirm diese Parade lief, füllte sich mein Zimmer mit dem Zigarrenrauch der arabischen Besucher draußen im Flur.

Abends las ich die ersten zwei Kapitel von Reg Gadneys neuem Roman, aber ich schaffe es immer noch nicht, mich mehr als 30 bis 45 Minuten am Stück zu konzentrieren.«

»Ich glaube, jetzt kann ich sagen, daß er es schaffen wird. Ich habe mit einem Bekannten von Steve und Cynthia gesprochen, der mit 15 einen Schlaganfall hatte – einer der vielen Berichte, die ich aus erster oder zweiter Hand gehört habe. Er war völlig gelähmt und konnte weder sprechen noch sich an Wörter erinnern, und jetzt kann er seinen Fuß nicht beugen und seine Hand funktioniert nicht richtig, aber das ist alles. Mit so etwas kann ich leben, aber ich habe das Gefühl, das wird ein langer und langsamer Marsch durch einen sehr feuchten Dschungel voller Insekten. Wie Christine [Roberts Mutter] sagt: es geht bergauf, aber es ist ein steiniger Weg. Robert hat inzwischen schon viel mehr Kraft, und er kann sein Bein bewegen, aber noch nicht laufen. Wenn er spricht, klingt er schon fast wieder normal, aber er spricht nicht viel und auch nicht schnell – wahrscheinlich ist er müde, aber genau weiß ich es nicht. Die Angst, daß alles so bleibt, wie es ist, nagt ständig an ihm. Er versucht sein Bestes, guter Dinge zu sein, und meistens gelingt es ihm auch, aber ich merke ihm an, daß er oft ganz schön niedergeschlagen ist. Er sagt aber höchstens, daß er es satt habe. Ich schleppe mich weiter, bin noch immer erschöpft, wache auf, und es geht mir noch schlechter als beim Einschlafen. Jeden Morgen, egal was ich vorhabe, wache ich um 5 vor 7 auf. Die Hitze macht mir zu schaffen, deshalb stehen die Fenster weit offen. Es hört sich so an, als würden die ganzen Geräusche und der Verkehrslärm hier aus dem Zimmer kommen. Ich trage knautschige gelbe Ohropax und fühle mich damit noch seltsamer. Sara Mosle [eine Freundin; Rezensentin bei der *New York Times*] kommt am Wochenende, ich bin sehr froh darüber. Es wird so schön sein, sie wiederzusehen, und außerdem muß ich dann nicht abends in einem leeren Haus sitzen. Meine Schwiegereltern berichteten gestern, daß Dr. Lees, der unterkühlte Neurologe, sich enthusiastisch über Roberts Fortschritte geäußert habe und daß Robert, wenn er so weitermachen würde, bald wieder laufen könne. Ich nehme nicht an, daß er so etwas ohne Grund gesagt hätte. Soweit ich das beurteilen kann, sind diese Leute überaus vorsichtig und zurückhaltend und wollen nicht, daß man sich allzugroße Hoffnungen macht.«

Mein Tagebuch: Sonntag, 20. August
»Um 10.00 Uhr gingen wir hinaus auf den Platz (Sarah schob mich wie immer im Rollstuhl) und lasen Zeitung, bis wir von einer Gruppe von Leuten, die drüben auf der anderen Seite des Platzes wie beim Karaoke christliche Lieder in ein Mikrophon sangen, vertrieben wurden. Dann aßen wir im Queen's Larder zu Mittag, wo ein Schild hängt, auf dem zu lesen steht, daß die ›Königin‹ unseres Platzes Queen Charlotte ist, die Frau von George III. Als der verrückte King George während seiner Zeit mit Dr. Willis um 1770 hier im Krankenhaus lag, war es offenbar so, daß sie in diesem Pub lauter Köstlichkeiten für ihn aufbewahrte (der deshalb ›The Queen's Larder‹, ›Speisekammer der Königin‹ genannt wurde) und ihn hier auch besuchte. Wenn ich an George und seine Frau denke, denke ich an seine reizende ›Mrs. King‹. Nach dem Mittagessen nahm ich in meinem Rollstuhl ein Sonnenbad und schlief dabei ein. Später kehrten wir ins Zimmer zurück und ich ging früh schlafen.«

Im großen und ganzen erinnere ich mich nicht an das, was ich in dieser Zeit träumte, und trotz des Tumults in meinem Kopf kann ich auch nicht behaupten, besonders lebhaft geträumt zu haben. Ich hatte höchstens eine Menge sexueller Träume, meist pubertäre Phantasien. Auf mehreren Seiten in meinem Tagebuch finde ich jetzt Eintragungen wie: »Ich habe schon wieder von Sex geträumt.«

Sarahs Tagebuch: 20. August
»R. fängt an, nach dicken Wälzern zu schreien, Sachbücher, Biographien und solche Sachen. *Der König von Narnia* scheint ihm nicht mehr zu reichen. Ihm gefiel die Nostalgie von *The Lion, the Witch and the Wardrobe*, dafür aber schimpfte er mit in-

tellektueller Entrüstung auf *The Magician's Nephew*. Das sind gute Zeichen, glaube ich. Alle fragen mich immer wieder, ob sich seine Persönlichkeit verändert hätte. Ziemlich unheimlich, die Frage, denn wenn ich ehrlich sein soll, bin ich mir nicht sicher: ist er ungeduldig und herrisch, weil die Frustration über seinen Zustand diese Anlage seiner normalen Persönlichkeit (bevor ich auf der Bildfläche erschien) verstärkt – oder wegen eines neurologischen Problems?«

Einige Besucher wollten wissen, ob ich mich »verändert« hätte, eine Frage, die oft im Zusammenhang mit Erkundigungen nach Religiosität gestellt wurde, und selbst jetzt, zwei Jahre danach, fällt es mir schwer, diese Frage aufrichtig zu beantworten. Einerseits habe ich mich logischerweise sehr verändert, andererseits fühle ich mich genau wie immer. Eine Zeitlang hatte ich ausgeprägte Vorstellungen von Erneuerung und Regeneration, und für eine Weile schien es, als könne ich mein Leben noch einmal von vorne beginnen. Jetzt weiß ich, daß das nichts weiter als eine Phantasie war, wenn auch eine, die mich stark beschäftigte. In einer Hinsicht habe ich mich jedoch ganz sicher verändert: ich bin toleranter gegenüber Schwierigkeiten geworden.

Mein Tagebuch: Montag, 21. August
»Heute bin ich schon fast einen Monat ›hier drin‹. Die Zeit verstreicht nur langsam, aber ich gewöhne mich daran, so wie ich mich an meine Situation gewöhne.
Meine Gedanken drehen sich immer noch um die Vergangenheit, und um den ›Wahrheitsgehalt‹ der Vergangenheit. In gewisser Weise ähnelt diese ›Quarantäne‹ der Zeit, die ich damals als Schüler im Jahre Neunzehnhundert-weiß-nicht-was allein nach meiner Operation verbringen mußte. Mir ist aufgefallen, daß die Leute vom Verlag unglaublich nett zu Sarah sind, und daß sie sich mit ihnen angefreundet hat, was ich gut finde. Daß Sarah in der Außenwelt auf sich selbst aufpassen muß, während ich hier bin, hat auch sein Gutes: auf diese Weise lernt sie selb-

ständig meine Freunde kennen statt über mich, was wahrscheinlich ein guter Weg für sie ist, um sich in London mit ihrer eigenen Identität zu etablieren.

Gestern abend kam ein Bericht über Punks im Fernsehen. Das rief eine Menge Erinnerungen in mir wach, zum Beispiel, wie ich damals in den 70er Jahren zum ersten Mal nach London kam, in der North End Road in der Nähe der Nashville Rooms wohnte, während Sid Vicious und die Sex Pistols gerade ganz oben waren. Eigenartig, wie oft ich im Moment an die Vergangenheit denke.

Danach kam Adam Philipps vorbei [ein Freund; Psychoanalytiker und Autor von *Vom Küssen, Kitzeln und Gelangweiltsein*], ein großartiger Besucher, was wohl nicht weiter verwunderlich ist. Wir sprachen darüber, was es bedeutet, seine Unabhängigkeit zu verlieren, besonders bei einem Menschen, der seine Unabhängigkeit bis dahin immer kultiviert hat; was es bedeutet, wochenlang im Krankenhaus zu liegen und sich nicht bewegen zu können, nicht einfach aufstehen und seine Sorgen hinter sich lassen zu können. Coleridge, sagt Adam, schreibt offenbar irgendwo in seinen Notizen, daß man als Genesender die Welt am klarsten sieht. Er wollte wissen, was ich gerade las, und ob ich niedergeschlagen sei. Wir sprachen über Afrika [unleserlich], über Strafe und, ob man sich sein Unglück selbst zuzuschreiben habe. Wir einigten uns darauf, daß ich ihn anrufen würde, falls ich mit ihm reden wolle, und ich nahm mir vor, das auch wirklich zu tun. Er wollte wissen, ob ich das Gefühl hätte, vergessen worden zu sein, und ich anwortete, ja, gelegentlich schon. Er fragte nach meinen Träumen, und ich erklärte ihm, daß sie nicht besonders lebhaft seien, und in dem Moment fiel mir auch kein Traum ein, der von besonderem Interesse gewesen wäre. Adam empfahl mir die Lektüre von Oliver Sacks' *Eine Anthropologin auf dem Mars*. Irgendwann verabschiedete er sich, und mir ging es sehr viel besser.

Jetzt ist es Mittag, und draußen herrscht brütende Hitze. Die Trockenheit hält noch immer an. Ein winziger Krieg käme mir gelegen, den könnte ich dann im Fernsehen verfolgen. Ich hatte Adam von meiner Begeisterung für Nachrichten und Kochsendungen erzählt. Ich kann mir stundenlang Sendungen wie *Ready Steady Cook* anschauen und habe große Freude daran, mir vorzustellen, wie etwas schmeckt, wo ich doch keinen Geschmackssinn mehr habe. Ich sehe auch gern Natursendungen und Reisemagazine und ergötze mich an den Landschaften auf dem Bildschirm. Ein Grund mehr, Channel Four zu gucken, der mir weitaus besser zu sein scheint als BBC.

Ich habe gelernt, was es heißt, ein kranker Mensch zu sein, eingesperrt und nicht in der Lage, an der Außenwelt teilzunehmen. Adam und ich sprachen auch darüber, daß die meisten Ärzte einfach nichts wissen. Er meinte, bei Privatpatienten wie mir würden sie sich eher die Mühe machen, Prognosen zu stellen und Heilungschancen zu erörtern als bei den gesetzlich Krankenversicherten – denen würde man rein gar nichts erzählen. Ärzte haben nun mal auch ihren Stolz: weil sie die Ursache für Schlaganfälle nicht kennen und nicht genau wissen, ob die Opfer geheilt werden können, weigern sie sich, sich auf eine Diskussion darüber einzulassen. Auch Ärzte haben ihre Allmachtsphantasien.«

Mein Tagebuch: Dienstag, 22. August
»Im Krankenhaus hat man eine Menge Zeit, sich Gedanken zu machen, vor sich hin zu brüten. Es ist ein bißchen so, als wäre man wieder ein Baby. Man kann nichts weiter tun, als daliegen, währenddessen seine Gedanken ordnen und irgendwie die Zeit nutzen, wobei man das Alleinsein im Krankenhaus (wie im Gefängnis) natürlich nicht mit Einsamkeit vergleichen kann. Ständig wird man von Krankenschwestern gestört, man hat einfach keinen freien Willen mehr. Man muß sich der ganzen Sache fügen.

Jetzt, wo es feststeht, daß ich ins Devonshire Krankenhaus (die Reha-Klinik) verlegt werde, fange ich auf einmal an, erstens die Station und zweitens die Schwestern außerordentlich zu schätzen. Julia schaute heute herein, um sich von mir zu verabschieden, und sagte, daß ich sicher bald schon vorbeispaziert käme, um sie zu besuchen. Ich werde sie wirklich vermissen, und Hanifa, und Mamie, die mir alle sehr ans Herz gewachsen sind.

Die Presse berichtet heute beinah ausschließlich von der Dürre, von der offenbar das ganze Land betroffen ist. Das Schlimmste an dieser Krankheit ist, daß ich den besten Sommer meines Lebens verpaßt habe.

Ich bin jetzt fast einen Monat hier. Am wichtigsten ist es, Tag für Tag meine Stimmung festzustellen. Heute geht es mir viel besser. Emma [meine Assistentin] und Belinda [Lektorin] vom Verlag haben mich besucht, und wir plauderten gutgelaunt. Heute morgen war ich wieder in der Physiotherapie, und die Schwester sagte, daß ich schon Freitag ins Devonshire käme. Darauf freue ich mich ungemein.

Nachmittags besuchten mich ein paar Leute, [unleserlich], am Schluß kam mein lieber Bruder Mark. Die Besuche heiterten mich sehr auf. A. [ein Freund] brachte Suppe und riß eine Unmenge von Witzen und blieb ewig lang und war einfach toll. Kein Zweifel, daß Besucher eine große Hilfe und ein willkommener Zeitvertreib sind, wenn auch zu viele auf einmal sehr anstrengend und alles andere als angenehm sein können. Es heißt immer, man solle Leute im Krankenhaus besuchen. Das stimmt auch, aber man soll sie nicht in den Wahn treiben. Ich bin hier zwar allein, genieße aber auch meine Einsamkeit.

Dann ist da auch noch das Problem der Besucheretikette. Wann dürfen sie gehen, und wie lange sollen sie bleiben? Es ist ihnen überlassen, zu sagen, wann sie losmüssen, aber ich habe mir angewöhnt, auf eine bestimmte Weise ›Danke und auf Wiedersehen‹ zu sagen, als vorbeugende Maßnahme, um mit meinen Kräften hauszuhalten.«

Immer wenn sich meine Besucher nach meinen Gefühlen erkundigten, tat ich so, als ob ich einen langverdienten Urlaub nähme, aber in Wirklichkeit hatte ich, wenn ich zurückschaue, vor allem zwei Sorgen: Meine erste, eher irrationale Sorge war, daß der Verlag plötzlich aufhören könnte, mir mein Gehalt zu zahlen, und daß ich es mir dann nicht mehr leisten könnte, in Ruhe zu genesen. Rückblickend ist es eigenartig, daß ich mich in Gedanken so sehr mit Geld und Überziehungskrediten herumschlug, wo ich doch, körperlich gesehen, nicht einmal imstande war, einen Scheck aus dem Scheckheft zu ziehen. Offenbar kann man sich nicht einmal im Krankenhaus der Tyrannei des Weltlichen entziehen. Ebenso wie der Tod und das Finanzamt angeblich das einzig Sichere im Leben sind, sind es auch Krankheiten und Rechnungen.

Meine zweite Sorge, zu der keinerlei Anlaß bestand, war die, daß in meiner Abwesenheit meine Mitarbeiter in aller Ruhe dabei waren, meine Autorität zu untergraben. Ein Verlag transportiert eine Vision. Beinah zwanzig Jahre lang hatte ich eine zentrale Rolle dabei gespielt, diese Vision zu kreieren, zu entwickeln und zu gestalten, vor allem natürlich anhand der Bücher, die bei Faber & Faber erschienen sind. Ich war auf einmal sicher, daß alles, was ich geschaffen hatte, in alle vier Winde verstreut werden würde – wie sich herausstellen sollte, geschah natürlich nichts dergleichen. Mir waren diese egozentrischen Befürchtungen so peinlich, daß ich mich nicht dazu überwinden konnte, mit irgend jemandem darüber zu reden, nicht einmal mit meinem Freund Matthew Evans, dem Geschäftsführer des Verlags. Ich fühlte mich weniger überflüssig, als daß es mir vorkam, als hätte ich irgendwie die Kontrolle über ein Unternehmen verloren, in dem ich mich selbst für unentbehrlich gehalten hatte. Diesen Aspekt meiner Krankheit habe ich mit vielen Schlaganfall-Opfern besprochen, und fast alle haben mir bestätigt, daß auch sie ähnliche berufliche Ängste gehabt hatten.

Ein anderer Aspekt meiner Einkerkerung im Nuffield Flügel war, daß mir endlich klarwurde, was die Thatcher-Ära, in der ich gelebt hatte, in der Praxis bedeutete. Zehn Jahre lang war das halbe Land privatisiert worden, Gewerkschaften waren abgeschafft, Staatsausgaben gesenkt und alles reorganisiert worden, und, obwohl ich das alles in den Nachrichten verfolgt hatte, hatte das keine großen Auswirkungen auf mich, außer daß es mir offensichtlich besser ging (besseres Gehalt, weniger Steuern, schöneres Haus usw.). Jetzt erst erfuhr ich die wahre Bedeutung der privatisierten Krankenversorgung: Rechnungen für jede Dienstleistung, Kürzungen im Pflegepersonal, überarbeitete Sanitäterteams, ein Stab von Verwaltungsbeamten in gutsitzenden Anzügen, die unsinnige Management-Seminare abhielten, und trostlose, leere Krankenstationen.

Ich lag da, starrte an die Decke und versuchte als eine Art Gedächtnisübung wieder einmal die Namen der Autoren durchzugehen, die ich in den letzten sechzehn Jahren veröffentlicht hatte, Land für Land. Gelegentlich brachte ich Stunden mit dieser Liste zu, dann starrte ich wieder hinaus in den Himmel und fragte mich, wann wohl endlich die Qualen der Bewegungslosigkeit ein Ende haben würden. Tagträume waren eine Möglichkeit, all dem zu entfliehen; die andere Möglichkeit war mein Notizbuch.

Mein Tagebuch: Mittwoch, 23. August

»Es ist sehr merkwürdig, daß manchmal jemand durch die Tür kommt, den ich im ersten Moment nicht einordnen kann, und es dauert dann ein paar Sekunden, bis ich mich erinnere, wer dieser Mensch ist; manchmal kommt es sogar vor, daß ich ihn überhaupt nicht wiedererkenne, was sehr eigenartig ist. Dann frage ich mich, ob ich nicht doch den Verstand verliere. An manchen Tagen scheint der Übergang zum Wahnsinn fließend. Ich merke, daß ich zur Zeit besonders viel weine, nicht nur aus Ärger oder Wut oder Niedergeschlagenheit: Ich bin einfach sehr emotional, der geringste Anlaß treibt mir die Tränen in die Augen.«

Sarahs Tagebuch: Mittwoch, 23. August

»Heute bin ich ziemlich bedrückt und müde, als ob graue Gewitterwolken aufgezogen wären. Ich fühle mich schon wieder so hilflos und hoffnungslos. Mir kommt es vor, als wäre ich ganz allein. Ich bin so abhängig von dem, was ich als letztes gehört habe, was der letzte, mit dem ich gerade gesprochen habe, gesagt hat, daß meine Stimmung ständig umschlägt. Wenn derjenige niedergeschlagen wirkt und sich keine Mühe geben will, bin ich verzweifelt. Wenn ich mit jemandem rede, der sagt, Robert mache gute Fortschritte, dann bin ich in Hochstimmung. Neulich abend war ein Neurologe da, der dermaßen mürrisch und unfreundlich und unheimlich war, daß ich hätte heulen können. (R. sagt, der Mann sei irgendwie ein typischer Engländer, und er wisse ihn schon zu nehmen.) Er redete über Parameter und Profile und sagte dann, daß R.s linke Hand wahrscheinlich in Zukunft ›unbrauchbar‹ sein würde, was sich einfach schrecklich anhörte. Aber dann verbesserte er sich und sagte, daß es mit der Hand viel besser gehen würde als im Moment, was für mich eher klingt, als würde sie auf jeden Fall zu gebrauchen sein. Ich war so verärgert und eingeschüchtert und empört über sein Verhalten gegenüber R. Diese Ärzte werden doch wohl ihre psychologischen Tricks haben, um einem so etwas mitzuteilen. Manchmal habe ich den Eindruck, sie sind völlig mitleidlos und widerlich und können überhaupt nicht mit echten Menschen umgehen. Vielleicht ist es für sie einfach zu deprimierend, ständig schlechte Nachrichten verkünden zu müssen, vielleicht ist es einfacher, Röntgenbilder anzugucken als mit den Patienten zu reden.«

Mein Tagebuch: Donnerstag, 24. August
»Heute ist mein letzter Tag auf der Nuffield Station. Um 11.00 Uhr war ich bei der Physiotherapie. Morgen um 14.30 Uhr werde ich ins Devonshire gebracht. Sie haben schon einen Krankenwagen für mich reserviert. Julie Kavanagh [eine Freundin; Autorin der Biographie Frederick Ashtons] rief an, und wir redeten über Raymond Blancs Schlaganfall, von dem er sich wieder vollständig erholt hat. Danach rief John Walsh [ein Freund; Journalist] an, der im Independent eine Tagebuchgeschichte veröffentlichen will. Mit ihm zu reden, fand ich beunruhigend und anstrengend, und danach war ich sehr müde. Reden kostet

sehr viel Kraft, und ich habe meine Lautstärke nicht richtig unter Kontrolle. Meine Zunge fühlt sich in meinem Mund manchmal sehr schwer an, trotz der Therapie bei der netten Dr. Whurr. Ich habe die Vorstellung von ›guter‹ und ›schlechter‹ Wartezeit. Bei einer ›guten‹ Wartezeit weiß man, wie sie ausgeht, und man weiß, daß man dann gehen wird, wenn sie sagen, daß man gehen wird, oder man tut irgendwelche Dinge, von denen sie sagen, daß man sie tun soll. Bei einer ›schlechten‹ Wartezeit hingegen weiß man nicht, was passieren wird, und man steht ganz schön auf dem Schlauch.

Morgen werde ich vier Wochen hier sein, und zusammenfassend muß ich sagen, daß ich verblüfft bin über die Freundlichkeit und Großzügigkeit meiner Freunde und darüber, wie sehr die Außenwelt an allem Anteil nimmt, daß ich entnervt bin von der Langeweile und der Eintönigkeit des Klinikalltags und auch von der Anstrengung des Gesundwerdens. Die Nächte sind oft sehr schwierig. Ich beschäftige mich pausenlos mit allen möglichen Detailfragen zum Problem meiner Mobilität, vor allem mit der Handhabung des Rollstuhls.«

Sarahs Tagebuch: Donnerstag, 24. August
»Morgen geht's also in die Devonshire Reha-Klinik. Ich merke, daß ich sehr unruhig werde, sobald etwas Neues passiert, vor allem, weil wir jetzt sozusagen den Zufluchtsort verlassen müssen und weil R. jetzt wieder eine ganze Reihe von Tests über sich ergehen lassen muß, damit sein Zustand ausgewertet werden kann. Ich habe solche Angst vor schlechten Nachrichten – ich befürchte, sie könnten sagen, er wird nicht richtig gesund oder wird nicht mehr richtig laufen können (oder gar nicht), oder er wird seine Hand nie wieder benutzen können. Die Ärzte machen mir angst, die Befunde machen mir angst, neue Prognosen (oder Nicht-Prognosen oder Leute mit finsterer Miene, die einem Sachen sagen wie ›unbrauchbar‹) machen mir angst, die Zukunft macht mir angst. R. kann sein Bein schon ein bißchen bewegen, und er kann sich auf seinen linken Ellenbogen auf-

stützen, aber von Laufen kann noch keine Rede sein. Von allen möglichen Leuten bekommen wir tröstliche Schlaganfallberichte zu hören, aber es ist mir im Moment schleierhaft, wie er wieder auf die Beine kommen soll. Waren vielleicht die Schlaganfälle, von denen wir gehört haben, weniger schwer als dieser? Oder noch schwerer? Müßte er nicht schon viel weiter sein? Oder kommt es nicht so sehr darauf an? Es hängt so viel davon ab, was im Devonshire passiert, also versuche ich mein Bestes, keine unrealistischen Erwartungen zu haben. Ich glaube, R. muß daran arbeiten, und wir werden beide viel Glück und Geduld und Hoffnung brauchen.

Wir boxen uns irgendwie durch. R. ist ziemlich zuversichtlich, zumindest mir gegenüber, weil er weiß, wieviel Angst ich habe. Aber es ist so anstrengend für uns beide, und seine Fortschritte sind so minimal. Ich weiß nicht, auf wie lange Sicht ich das Ganze betrachten soll. Ich weiß nicht, worauf man wirklich hoffen darf – ich muß lernen, das Beste zu hoffen, muß aber zugleich darauf gefaßt sein, daß es nicht eintrifft. Und Robert muß das auch. Er scheint sicher zu sein, daß alles gut wird, aber ich frage mich, ob er wirklich daran glaubt und ob er auch realistisch denkt, und ob seine Hoffnungen am Ende nicht auch zerstört werden. Ich bete zu einem Gott, an den ich nicht glaube. Neulich fiel mir dazu etwas Absurdes ein, nämlich daß er einen anhört, selbst wenn man nicht an ihn glaubt. Vielleicht bin ich ja doch nicht völlig ungläubig.«

NEUNTES KAPITEL
Der Tod und das Sterben
August bis September 1995

»Wir studieren die Gesundheit, und wir bedenken das Fleisch, das wir essen, die Getränke, die wir trinken, die Luft, die wir atmen, wir üben den Leib, und wir behauen und putzen jeden Stein, der in dieses Gebäude eingeht; und daher ist unsere Gesundheit ein langes und geregeltes Werk. Aber eine Kanone zerschlägt, stürzt, zerschmettert alles in einer Minute; eine Krankheit, bei allem Fleiß unabgewendet, bei aller Wißbegier unvorhergesehen, ja, angesichts der Unordnung dieser Welt auch unverdient, ruft uns, ergreift uns, besitzt uns, besitzt uns ganz und zerstört uns in einem Augenblick.«
John Donne, *Andachtsübungen*

E s ist wohl nicht sehr verwunderlich, daß ich mich in der Zeit nach meinem Schlaganfall ausgiebig mit dem Tod und mit der menschlichen Sterblichkeit beschäftigt habe. Das bot sich im Krankenhaus natürlich auch an. Ich stellte damals – und während meiner ganzen Genesung – fest, daß wir (und die Menschen, die wir lieben) alle ständig krank sind. Zahllose Menschen vertrauten mir an, daß jemand, der ihnen nahestand, gerade gestorben oder schwer krank war, oder erzählten von einer eigenen schweren Krankheit. Manche schilderten ihre transitorischen Ischämien, andere berichteten von Freunden oder Bekannten, die vor kurzem einen Schlaganfall (oder einen Herzinfarkt) erlitten hatten und dennoch wieder ganz/halbwegs/schnell/langsam/auf ganz erstaunliche Weise gesund geworden waren. Kurz, meine Krankheit öffnete mir die Augen, nicht bloß hinsichtlich meiner eigenen Innenwelt, sondern auch für die Welt um mich herum. Ich hatte plötzlich Zugang zur Welt des Gefühls – von der ich lange Zeit abgeschnitten gewesen war.

Wenn ich jetzt meine eigene Vergangenheit betrachte, scheint der Tod in unterschiedlicher Gestalt an jeder Ecke gelauert zu haben. Mir wird klar, daß sich das Thema schon Jahre, bevor ich selbst »dem Tod von der Schippe sprang«, wie ein dunkler Faden durch meine Phantasie zieht. Selbst wenn ich zu Hause in England (und nicht auf gefährlichen Auslandsreisen) war, hatte der Tod einen unwiderstehlichen Reiz für mich gehabt. Der Erzähler meines letzten Romans, *Verdacht*, den ich kurz vor meiner Krankheit beendete, ist ein ländlicher Leichenbeschauer, ein Experte für plötzliche Todesfälle. »So oft«, sagt mein fiktionales *Alter ego*, »bin ich die trostlosen Seitenwege der Sterblichkeit entlanggereist, daß ich mich eine Zeitlang wider Willen als Todesengel betrachtete.«

Vielleicht liegt es bei mir in der Familie. Einige Jahre lang war meine Mutter die Vorsitzende eines Sterbehospizes in Cambridge. Kurz bevor ich Sarah kennenlernte, hatte ich in diesem Hospiz einen Tag mit Tim Hunt verbracht, dem dortigen Arzt, einem anerkannten Spezialisten für Sterbende. An diesen Tag mußte ich während meiner Genesung immer wieder denken, und daran, daß es einem Schlaganfall-Patienten im Gegensatz zu jemandem mit einer tödlichen Krankheit wie Krebs jeden Tag, wie es in dem Beatles Song heißt, ein bißchen besser geht: »it's getting better all the time, better better better«.

Wenn ich noch einmal an diesen Tag in Cambridge zurückdenke, wird mir klar, daß der Tod zugleich Faszination und Angst in mir hervorrief, so wie es vielen von uns geht, die damit selten konfrontiert werden. Jetzt, wo ich diese grauenerregende Gestalt aus der Nähe betrachten konnte und eine Ahnung davon habe, wie es vielleicht wirklich sein könnte zu sterben, und noch am Leben bin, merke ich, daß ich diese Angst verloren habe – auch wenn sich an meinem Wunsch, möglichst lange zu leben, natürlich nichts geändert hat. Das wollen wir schließlich alle, aber die plötzliche, unwiderrufliche Endgültigkeit des Todes bleibt so vollkommen, so kolossal – eine massive schwarze Wand, eine Welle, die uns verschlingt –, daß es einem schwerfällt, davon nicht entsprechend ergriffen zu sein. »Der Tod«, hat W. H. Auden einmal gesagt, »ist wie das leise Donnern eines weit entfernten Gewitters während eines Picknicks.« Ich habe natürlich nicht den Respekt, wohl aber die Angst vor dem Tod verloren. Ich habe erfahren, wie es ist, hilflos in den Strom der Vergessenheit zu geraten, um sich plötzlich durch unfaßbares Glück in einer sanften Strömung wiederzufinden, die einen zurück ans Ufer treibt, an dem man erschöpft liegenbleibt.

Was von meinem beinahen Tod übriggeblieben ist und von der Erfahrung, fast die ganze Zeit über bei Bewußtsein und dabei entrückt und sehr gelassen gewesen zu sein, ist, daß mir die Welt noch immer furchtbar zerbrechlich und kostbar erscheint. Der Tod und das Sterben faszinieren mich jedoch nach wie vor, und als ich im National Hospital lag, bot der Tag mit Tim Hunt eine besonders wertvolle Erinnerung für mich.

Als ich im Sterbehospiz ankam, einem ansehnlichen einstöckigen Backsteingebäude auf dem Grundstück des Brookfields Hospitals am Rande von Cambridge, betonte Tim Hunt mehrmals, daß es bei allen Rätseln, die sich um unseren Abschied von der Erde rankten, eine krasse und unausweichliche Wahrheit gäbe: die Medizin hat nicht sonderlich viel übrig für die Sterbenden. Ärzte lernen zu diagnostizieren und zu heilen. Patienten werden darauf abgerichtet, an die Wirksamkeit von Operationen und Medikamenten zu glauben. In der Medizin bedeutet der Tod Versagen, und das Sterben ist eine Tatsache, über die auf professioneller Basis nachzudenken nur die wenigsten ertragen. Ärzte hassen Krankheiten, die sie nicht heilen können, was die prinzipielle und chronische Vernachlässigung von Schlaganfall-Opfern zum Teil erklärt. (In vielen Provinzkrankenhäusern ist das Zimmer ganz hinten am Ende der Station für Schlaganfall-Opfer reserviert.) Wenn man jedoch, um im Jargon des öffentlichen Gesundheitswesens zu sprechen, »nicht mehr therapierbar« ist, das heißt, wenn man unheilbar krank ist, wirkt selbst die bequemste Abfertigungshalle wie ein Sterbezimmer.

Wie würden Sie gern sterben? Schnell? Friedlich? Umgeben von trauernden Verwandten? In einem Sterbehospiz kümmert man sich um die Bedürfnisse der Sterbenden, spendet ihnen Trost und läßt ihnen ihre Würde, während sie mit Angst, Einsamkeit, Depressionen, Schuldgefühlen, Wut und chronischer Erschöpfung kämpfen. Es ist eine entmutigende Aufgabe – aber eine, die gerade in den letzten zehn Jahren eine neue Generation von Ärzten hervorgebracht hat, die sich auf dem Gebiet spezialisiert, das man euphemistisch »Palliativmedizin« nennt. Dr. Hunt ist einer der anerkannten Spezialisten, sozusagen ein Arzt des Todes.

Hunt, der etwas von einem zerstreuten Professor hat (schlecht sitzender Anzug, wild vom Kopf abstehende Haare, ständiges Herumgestikulieren und schlaksiger Gang), hat in den letzten zehn Jahren etwa 5000 Patienten behandelt. Kein einziger hat überlebt. Dennoch sind viele von ihnen mit der Überzeugung gestorben, er sei ein »Zauberer«, sogar ein »Genie« – so sprach man auch während meines Besuchs über ihn. Etwas sehr Sonderbares, beinahe Erhebendes kann passieren, wenn das Sterben als das betrachtet wird, was es ist: ein faszinierender Vorgang. Hunt war ein Protegé des mittlerweile verstorbenen Peter Medawar, dessen Autobiographie *Memoir of a Thinking Radish* einige sehr bezeichnende, bittere Seiten über seinen eigenen Schlaganfall und die Qualität der medizinischen Versorgung enthält, die ihm im Krankenhaus zuteil wurde. Hunt erklärte mir jetzt, daß er während seiner Zeit als Arzt in der Klinik von Addenbrookes ein besonderes Interesse für dieses vernachlässigte Gebiet entwickelt habe: »Ich muß sagen, man kümmerte sich nicht besonders gut um die Sterbenden. Es lief immer nach dem gleichen Muster ab. Der betreffende Arzt machte seine Runden und sagte dann: ›Dem da geht's ziemlich dreckig. Fangen wir mit dem Heroin an.‹ Eines Tages – ich werde es nie vergessen, war ein Arzt da, der bei einem 36jährigen Mann, der an Nierenkrebs starb, genau diese Behandlung angeordnet hatte. Gegen 5.00 Uhr kamen die Schwestern zu mir. Der Mann hatte keine Schmerzen. Wieso sollten sie sein Leben einfach beenden dürfen, wie sie es sonst in solchen Fällen taten? Deshalb fing ich an, mich für die Leute zu interessieren, die man eigentlich schon abgeschrieben hatte, weil sie der Medizin nicht mehr die nötige Herausforderung boten, diagnostiziert und behandelt zu werden. Damit habe ich mir anfangs auch gewiß keine Lorbeeren erworben.« Der Tod ist bekanntlich ein Tabuthema, eine Verlegenheit. Es sterben ja auch immer die anderen. Ein gewaltsamer Tod ereilt nur diejenigen Menschen, die ganz weit weg sind, in Ost-Timor vielleicht, oder Indochina. Früher war es für die Menschen ganz normal, Leichenzüge zu sehen, aber heutzutage spricht man immer nur von Heilung, von der Prolongierung des Lebens – wenigstens solange es noch kein AIDS gab. Vor fünfzehn Jahren galten Sterbezimmer als Schlafsäle für Todgeweihte. Als den Ärzten klar wurde, daß es Krankheiten gibt, gegen die selbst die neuesten Wundermedikamente machtlos sind – Multiple Sklerose, spinale Muskelatrophie, verschiedene Arten von Krebs –, entwickelte sich das Sterbehospiz zu einem Ort, an dem (dank der umsichtigen Anwendung von Analgetika) die Patienten weiterhin am Leben bleiben konnten, ohne jedoch die Schmerzen ertragen zu müssen, die man normalerweise mit unheilbaren Krankheiten in Verbindung bringt.

Mißbrauch von Arzneimitteln war jedoch noch nicht alles. Tim Hunt ist sogar dafür bekannt, Behandlungsmethoden erfunden zu haben, bei der die Medikamentenabhängigkeit der Patienten reduziert wird. Bei seiner Arbeit widmet er sich nämlich vor allem den alltäglichen Beschwerden, die unheilbare Krankheiten mit sich bringen, die aber von seiten der Medizin außer acht gelassen wurden. Es kommt häufig vor, daß Ärzte in Krankenhäusern die Bedürfnisse ihrer Patienten einfach übergehen. Patienten sorgen sich darum, wenn sie husten oder sich erbrechen müssen oder Schluckauf bekommen. Krebssymptome wie zum Beispiel übler Geruch wurden früher als unangenehm, aber unvermeidbar betrachtet. »Vor zwanzig Jahren interessierte sich kein Mensch für Gerüche«, sagte Hunt. »Der Gestank eines wuchernden Tumors zum Beispiel. Ich weiß noch, wie eine Frau zu mir sagte: ›Was kann man bloß gegen diesen furchtbaren Geruch machen? Ich kann niemanden in meiner Nähe ertragen.‹

Also entwickelte ich eine Rezeptur dagegen, und sie fühlte sich sehr viel wohler.«

Je länger Hunt die Tabus untersuchte, die sich um das Sterbebett rankten, desto besser konnte er die Gedanken der Sterbenden nachvollziehen. »Menschen, die unheilbar krank sind, sehen die Dinge viel schwärzer, als sie unbedingt sind. Sie rechnen damit, schon morgen oder übermorgen zu sterben. Sie sehen den Tod gleich hinter der nächsten Ecke lauern. Sie können nicht schlafen. Wie kann man von jemandem, selbst einem gesunden Menschen, erwarten, sich tagsüber wohl zu fühlen, wenn er nachts nicht schläft. Warum können die Patienten nachts nicht schlafen? Kein Lehrbuch verrät Ihnen das. Aber die Patienten verraten Ihnen das. Es ist, weil sie Angst haben, in der Nacht zu sterben, morgens nicht mehr aufzuwachen.«

Im Krankenhaus erfuhr ich das am eigenen Leib. Ich habe einiges durchgemacht während jener langen, einsamen und schlaflosen Nächte. Hunt erzählte mir auch, daß die unheilbar Kranken gar nicht, wie man immer dachte, scharenweise Besucher brauchen. »Die Ehemänner und Ehefrauen zitieren immer die ganze Verwandtschaft ans Sterbebett, um Abschied zu nehmen. In Wirklichkeit aber stirbt man allein. Die Sterbenden wollen nur ein bißchen Gesellschaft. Sie wollen einen Menschen, mit dem sie die Stille und die Dunkelheit teilen können, einen Begleiter.« Das hatte mir zwar eingeleuchtet damals, aber erst jetzt beim Schreiben, nachdem ich mehrere Monate im Krankenhaus hinter mir habe, erkenne ich die Weisheit, die in seiner Bemerkung lag: er hatte vollkommen recht. An vielen Tagen wollte ich nichts anderes als in Ruhe gelassen werden (dabei lag ich noch nicht einmal im Sterbebett). Mehr als einmal – und nicht ohne Schuldgefühle – schickte ich Besucher, darunter sogar einen meiner liebsten und besten Freunde, unter dem Vorwand der Müdigkeit wieder weg, dabei hatte ich bloß das überwältigende Bedürfnis, allein zu sein.

Am Tag meines Besuchs in Cambridge schien die Sonne, und Dr. Hunt war ganz in seinem Element. Im Flur des Arthur Rank

House herrschte eine gelassene und entspannte Atmosphäre. Ein paar Kinder spielten Brettspiele; ein Pärchen in mittleren Jahren unterhielt sich mit gesenkter Stimme; ein Priester, der zu Besuch war, plauderte mit einem der Pfleger; und ein Patient in einer schneeweißen Zervikalstütze saß in einem Sessel und las den *Observer*. Zeremonienmeister Hunt wirbelte zwischen den Grüppchen umher und hatte für jeden einen Scherz auf Lager. In den Räumen selbst war die Stimmung ruhig, aber nicht totenstill. Eine Schwester vom Roten Kreuz lackierte einer Frau, die verhärmt und wächsern wirkte und kaum mehr sprechen konnte, die Fingernägel. In Hunts Hospiz sorgt man dafür, daß die Würde und Selbstachtung der Patienten gewahrt werden, selbst wenn es dem Ende zugeht.

»Wie lange habe ich noch?« ist die Frage, die Hunt am häufigsten in seinem Behandlungszimmer beantworten muß. Seine erste Aufgabe ist es, den Menschen die Angst zu nehmen, die Sorgen, die aufgrund von Unwissenheit zustandekommt. »Man kann nicht«, erklärte er mir, »zu einem Patienten sagen: ›In drei bis sechs Monaten werden Sie sterben.‹ Es verstört die Leute. Sie streichen sich das Datum am Kalender an. Ich hatte mal einen Patienten, der schlotterte vor Angst. Er hatte sich darauf eingestellt, in sechs Monaten tot zu sein. Ich sage dann zu ihm: ›Ich kann Ihnen nicht sagen, wann es soweit ist.‹ Ich sage: ›An manchen Tagen werden Sie sich hundeelend fühlen. An anderen Tagen wird's Ihnen besser gehen.‹ Ich ermutige sie, zu glauben, sie seien etwas Besonderes. Ich versuche, die Patienten so zu behandeln, wie ich gern selbst behandelt werden würde. Patienten müssen das Gefühl haben, daß sich jemand um sie sorgt. Sie brauchen Zeit. Wir bringen unser ganzes Leben damit zu, dem Tod aus dem Weg zu gehen. Man kann von den Leuten nicht erwarten, daß sie wissen, wie man sterben soll. Ich tue folgendes: ich versuche, sie in die Entscheidungen miteinzubeziehen. Wenn man nichts verschleiert und sie nicht anlügt, wächst ihre Hoffnung irgendwie.« Verständlicherweise ist das eine aufwendige Prozedur, die schlecht mit einem zeit- und kostensparenden öffentlichen Gesundheitswesen zusammengeht, wo so mancher Arzt imstande ist, einen unheilbar kranken Patienten innerhalb von fünf Minuten abzufertigen.

Noch häufiger als die Frage nach dem »Wann?« ist die Frage »Wie?« – »Wie werde ich sterben?« Gott sei Dank kann Hunt in dieser Hinsicht sowohl Familien als auch Patienten beruhigen: »Ich kann Ihnen mit ziemlicher Gewißheit sagen, daß die meisten Patienten im Schlaf sterben werden, sie werden ganz tief schlafen. Darüber sind viele Angehörige ungeheuer erleichtert. Natürlich kommt es vor, daß Patienten einen beschwerlichen Tod sterben, aber das hat dann eher psychologische Gründe.«

Der Kampf gegen den heranrückenden Tod ist es, der die Patienten am intensivsten beschäftigt, und Hunt war Fachmann dafür, denjenigen psychologische Unterstützung zu leisten, die bereit waren zu kämpfen. Am späten Nachmittag fuhr ich mit ihm hinaus in die sonnigen Fens, um zwei Patientinnen zu Hause zu besuchen. Die erste war ans Bett gefesselt. Ein chronischer Husten quälte sie. Ihre Familie hatte allen Mut verloren. Die Frau hätte genausogut schon tot sein können. Später, als wir in seinem vollgeladenen, schrottreifen Wagen in Richtung Newmarket zum Haus seiner zweiten Patientin fuhren, machte sich Hunt über zwei Fragen Gedanken: Was könnte man tun, um den Husten dieser Frau zu lindern? Und vor allem: Wie könnte man dem Ehemann ein bißchen Mut machen? »Sie haben es ja gesehen, er hat bereits kapituliert«, sagte er. »Schauen Sie, diese Frau kennt ihren Ehemann besser als jeden anderen Menschen auf der Welt. Sie weiß genau, was er denkt. Sie sieht es ihm an. Sie muß das Gefühl haben, er hätte sie aufgegeben. Es gab keine Bücher, keine Zeitungen auf dem Nachttisch. Er muß lernen, seine Frau wieder ins Alltagsleben einzubeziehen. Er muß sie fragen, was sie denkt. Schließlich lebt sie ja noch.« (Auch wenn es nur Spekulation ist, bin ich dennoch der Überzeugung, daß Sarahs Weigerung, sich und mich der Verzweiflung zu überlassen, ein entscheidender Grund für meine hervorragende Genesung war.)

Bei seinem nächsten Krankenbesuch schlurfte die Patientin – diesmal eine Frau mittleren Alters und Mutter zweier Kinder – im Morgenmantel durchs Haus. Sie trug eine Zervikalstütze und hatte gerade eine Chemotherapie hinter sich. Sie besaß keinerlei Geschmackssinn mehr, eine niederschmetternde Erfahrung, die ich jetzt nur allzu gut nachvollziehen kann. Ihr Hausarzt hatte ihr gesagt, das sei ein unvermeidlicher Nebeneffekt, aber Hunt wollte davon ganz und gar nichts wissen. Er befragte die Frau eingehend zu ihren Eßgewohnheiten. Ihr Ehemann nahm eifrig an dem Gespräch teil. Hunt sagte, es gäbe einige Möglichkeiten, den Speichelfluß anzuregen. Dann verordnete er ihr zu aller Erstaunen eine tägliche Portion frische Ananas – und dazu einen guten Weißwein. Der Stimmungsumschwung in der Familie war fühlbar. Jetzt hatten sie etwas zu tun. Die Patientin hatte etwas, worauf sie sich freuen konnte. Ihr Mann konnte einkaufen gehen. Es gab also doch noch Hoffnung. »Ich will, daß die Patienten wieder ein bißchen Verantwortung übernehmen«, erklärte er mir danach. »Die Familie an solchen Fragen teilhaben zu lassen ist genauso wichtig, wie eine Grußkarte zu schicken.«

Zweifellos ist es fast unheimlich, wie gut sich Hunt in seine Patienten hineinversetzen kann, um ihnen ihre letzten Stunden so erträglich wie möglich zu gestalten. »Die Stunden vor dem Tod sind faszinierend«, sagte er. »Sie stehen gewissermaßen vor einer Entscheidung. Man könnte das, was da passiert, am ehesten mit dem Begriff ›Versöhnung‹ umschreiben. Nicht im spirituellen Sinn; es geht eher darum, seine Angelegenheiten in Ordnung zu bringen.« Oft muß Hunt feststellen, daß er in dieser Hinsicht zum Komplizen der Patienten wird.

Manche dieser Sterbebett-Szenen waren wie aus einem Prosatext von Dickens oder Tschechow. »Ich erinnere mich an einen Mann, einen Katholiken«, sagte er. »Er wollte verhindern, daß seine Frau nach seinem Tod wieder heiratet. Also überschrieb er das Haus auf die Kinder, so daß sich niemand aus finanziellen Gründen für seine Frau interessieren würde. Zwei Tage vor seinem Tod wurde er auf einmal sehr unruhig. Es stellte sich heraus, daß die Ehe eine Katastrophe gewesen war. Seine Frau hatte ihn verlassen wollen. Was er getan hatte, quälte ihn auf einmal. Er bat darum, einen, dann einen zweiten, schließlich einen dritten Priester zu sehen, und wollte von ihnen das Versprechen für ein glückliches Leben im Jenseits. Das konnten ihm die Priester nicht geben. Sein Tod war traumatisch.«

Ich fragte Hunt, ob gläubige Menschen mit größerer Leichtigkeit oder Würde ihre sterbliche Hülle abstreiften. Hunt schüttelte den Kopf. »Tatsache ist, daß es den Leuten mit zwei Michelin-Sternen für Gottesfurcht auch nicht leichter fällt. Traurig, aber wahr. Sie fragen mich, woher ich das weiß? Ich habe 5000 Patienten gehabt.«

Ein Sterbender wird zur Hauptperson in einem ungewöhnlichen Drama, und gelegentlich nutzen die Sterbenden diese Situation aus wie eine Primadonna, um alle möglichst in Verlegenheit zu bringen. Hunt schilderte, wie die Verstorbenen dafür sorgen, daß man sich noch lange nach ihrem Tod an sie erinnert, indem sie einfach grausame und widersinnige Änderungen in ihrem Testament vornehmen. Meine schottische Großmutter zum Beispiel entledigte sich ihres eher bescheidenen Guts auf eine Weise, die ihrem ältesten Sohn den größtmöglichen Kummer bereitete. Sein Wissen um ihr völlig irrationales Verhalten half kaum über den beträchtlichen Schmerz hinweg, den sie ihm aus dem Jenseits zufügte.

Am Sterbebett können auch furchtbare, verborgene Geheimnisse ans Licht kommen. »Ich erinnere mich an einen Mann mit Frau und Kind«, sagte Hunt. »Er litt unter furchtbaren Seelenqualen. Es stellte sich heraus, daß der Mann mehrere Affären gehabt hatte, von denen die Frau nichts wußte, und plötzlich waren da diese ganzen Frauen, die ihn sehen wollten, um von ihm Abschied zu nehmen. Ich mußte sie zu ihm hineinschmuggeln. Sie meinen vielleicht, das sei falsch gewesen, aber ich hatte das Gefühl, ich mußte diesem Mann den Wunsch erfüllen. Da war auch noch ein anderer Patient. Er war verheiratet, hatte aber über zwanzig Jahre lang im Nachbardorf eine Geliebte gehabt, die Liebe seines Lebens. Er war in einem schrecklichen Zustand, hatte große Schmerzen. Er wollte sie bei sich haben, bevor er starb. Ich mußte diese Frau heimlich zu ihm bringen. Seine Familie ahnte nichts davon. Der Mann bedauerte zutiefst, daß er sein Leben nicht mit dieser Frau verbracht hatte. Ja, man erfährt eine ganze Menge, wenn man Sterbende pflegt.«

Er fing an, mir von seinem Vater zu erzählen, der kürzlich gestorben war. »Ich glaube, ich bin meinen Grundsätzen treu geblieben.« Hunts Stimme war traurig und tief, aber irgendwie auch tröstlich. »Er hatte einen Schlaganfall gehabt. Ich trug ihn hinauf ins Bett. Ich sagte: ›Du hattest einen leichten Schlaganfall. Du hast deine Stimme verloren, aber du hast gute Chancen, wieder gesund zu werden.‹ Ich sagte zu mir: ›Tim, wir haben hier einen 86jährigen Mann, der ein sehr aktives Leben geführt hat und der es nicht ertragen könnte, in einem Krankenhaus zu liegen. Es ist sehr wahrscheinlich, daß er einen zweiten Schlaganfall bekommt.‹ In der Nacht wurde ich zu einem Patienten gerufen. Morgens um 7.00 Uhr betrat ich wieder das Haus meiner Eltern. Meine Mutter hatte die Arme um ihn gelegt. Er war im Schlaf gestorben.« Für einen Augenblick war Hunt nicht der Hospizarzt, sondern der trauernde Sohn. Sekunden später jedoch war er wieder ganz der Fachmann. »In gewisser Weise wünsche ich mir dasselbe für meine Patienten.«

Wenn ich mir dieses Treffen noch einmal vor Augen führe, fällt mir auf, daß ich eigenartigerweise nur damals wirklich jemals erfuhr, was für Auswirkungen, was für fatale Folgen ein Schlaganfall mit sich bringen kann.

Jetzt natürlich, wo ich »Experte« auf dem Gebiet bin, und auch damals während meiner Genesungszeit, haben mich alle möglichen Bücher über Krankheit, das Sterben und den Tod magisch angezogen. Ich las das bahnbrechende Werk *Was können wir noch tun? Antworten auf Fragen nach Sterben und Tod* von Elizabeth Kübler-Ross (auch ihre exzentrische Abhandlung *Das Rad des Lebens*), *Die Arbeit der Liebe* von Gillian Rose und die AIDS-

Memoiren *Die Geschichte meines Todes* von Harold Brodkey, und *Über die Trauer* von C.S. Lewis. Herausragend weise und poetisch waren davon vor allem Lewis' Meditationen über den Tod seiner Frau, und Gillian Roses erschütternde Vorhersage ihres eigenen Krebstodes (einschließlich den *Andachtsübungen* von John Donne). »Ganz bestimmt«, schreibt Rose, »verstehe ich die Liebe falsch, immer wieder. Aber ich kann davon nicht lassen.« Rose beschreibt auf so erinnerungswürdige Weise die »Taten der Liebe« als »Überlebensmechanismen der Menschheit« – eine Schlußfolgerung, zu der auch ich während meiner Zeit im Krankenhaus gekommen bin. Schließlich war da noch *Schmetterling und Taucherglocke,* das Buch des französischen Journalisten Jean-Dominique Bauby, dessen faszinierende Geschichte meine eigene in gewisser Weise spiegelt.

»Bis dahin hatte ich nie etwas vom Hirnstamm gehört«, schreibt er mit Verwunderung und Verzweiflung, wie ich sie nur allzu gut verstehen kann. Der Morgen des 8. Dezember 1995 war für Jean-Dominique Bauby, den Chefredakteur der französischen Zeitschrift *Elle*, wie jeder andere auch. Aber als er losfuhr, um seinen Sohn abzuholen, der bei seiner von ihm getrennt lebenden Frau in einem Vorort von Paris wohnte, und seinen BMW durch dichten Verkehr lenkte, war ihm plötzlich unwohl, und er mußte anhalten. Dann erlitt er einen schweren Schlaganfall und war drei Wochen lang bewußtlos. Als er im Krankenhaus von Berck-sur-Mer wieder zu sich kam, war er an ein Beatmungsgerät angeschlossen. Er konnte nicht sprechen, mußte gefüttert werden und war bis auf sein linkes Augenlid vollständig gelähmt. Er war das, was seine herzlosen Kollegen, die im Café de Flore beschwingt miteinander plauderten, als *légume* bezeichnet hätten. Den Schlaganfall-Spezialisten in Breck-sur-Mer war es gelungen, ihn wiederzubeleben, aber was sie ihm jetzt mitteilten, war vielleicht das Grauenhafteste, was man sich nur vorstellen kann. »Sie sind zwar am Leben geblieben, aber Sie haben das, was man ›Locked-In-Syndrom‹ nennt. Das ist kein Trost, aber die Chancen, in diese Falle zu geraten, sind so

groß wie den Super-Jackpot im Lotto zu gewinnen.« Fast vollständig gelähmt, stumm und teilweise taub, stellte Bauby fest,
daß seine Wahrnehmung intakt geblieben war, und in ihm
wuchs der Entschluß heran, zu beweisen, daß sein IQ »weiterhin dem einer Schwarzwurzel überlegen war.«

Das Ergebnis war *Schmetterling und Taucherglocke*. Bauby konzi-
pierte seinen Text im Kopf und lernte ihn dann auswendig, jedes
Wort, jeden Satz, jeden Absatz. Ein Pariser Verlag schickte ihm
einen Assistenten, der den Text aufschrieb – der Assistent sagte
das Alphabet auf, und Bauby blinzelte mit seinem linken Auge,
wenn er den entsprechenden Buchstaben hörte; einmal blinzeln
hieß ja, zweimal blinzeln hieß nein. Jetzt konnte Bauby entsprechend dem Titel wie ein Schmetterling aus seinem Zustand, der
Taucherglocke, herausflattern (eine sonderbare Metapher), und
er begann, seine Geschichte zu erzählen. »In meinem Kopf«,
schreibt er, »drehe und wende ich jeden Satz zehn Mal, lasse ein
Wort weg, füge ein Adjektiv hinzu und lerne meinen Text Absatz für Absatz auswendig.« Langsam nahm das Buch Gestalt an
und wurde nach der Veröffentlichung in Frankreich ein immen-
ser Erfolg. Bald wurde Bauby auch international als Phänomen
gehandelt. Hinzu kommt die ergreifende Tatsache, daß Bauby
vier Tage nach der sensationellen Veröffentlichung seiner Geschichte starb (als ob er gerade noch lange genug am Leben geblieben wäre, um sicherzugehen, daß seine Botschaft auch ver-
breitet wurde).

Ein Teil der Faszination, die Bauby und sein letztes Werk her-
vorruft, liegt in der Bedeutung, die wir seiner Geschichte aus
dem Jenseits beimessen. Er, der im Niemandsland zwischen den
Lebenden und den Toten zu Gast gewesen war, hatte eines der
größten Mysterien des Lebens geschaut; wenn man ihm zuhör-
te, mußte man doch darüber etwas erfahren können – so könnte man wahrscheinlich rein gefühlsmäßig argumentieren. Daß
Bauby am eigenen Leib das Schlimmste überhaupt durchlitten
hat, macht seine Worte überaus glaubwürdig, wobei ein wesent-
licher Aspekt seiner Geschichte seine komplette Bewegungsun-

fähigkeit ist. Wie John Donne in seinen *Andachtsübungen* sagt: »Als Gott dem Menschen den Lebensodem eingab, fand er ihn flach auf der Erde liegend vor; wenn er ihm diesen Odem wieder nimmt, bereitet er ihn darauf vor, indem er ihn flach auf sein Bett legt.« Finden wir nicht aus demselben Grund auch die Arbeit von Stephen Hawking so bedeutsam?

Und dennoch muß ich sagen, daß mich Donne anrührt und Bauby merkwürdigerweise nicht. Wir können Donne folgen, weil er so ist wie wir: ein normaler Sterblicher; wenn er über die »unbeständige und daher elende Verfassung des Menschen« spricht, wissen wir, was er meint, und teilen seine Verblüffung. Dem außergewöhnlichen Monsieur Bauby hingegen sehen wir stumm aus der Entfernung zu, zweifellos voller Ehrfurcht und Grauen, aber nicht in einer Weise ergriffen, daß es auf der Richter-Skala alltäglicher menschlicher Gefühle meßbar wäre. Ich hatte gedacht, ich würde sterben; ich war einmal dort gewesen und hatte keinerlei Interesse daran, zurückzukehren, schon gar nicht in Begleitung eines Menschen, der so kalt und durchgeistigt war wie Monsieur Bauby (wenn er auch keine andere Wahl hatte).

Langsam fand ich mich damit ab, daß ich zwar tatsächlich am Leben geblieben war, daß mein altes Leben jedoch gänzlich tot und begraben war. Als mir klar wurde, weshalb, fing ich an, der Realität meines neuen Lebens ins Auge zu sehen. Das war etwas ganz anderes als das »neue Leben«, das ich als Schlaganfall-Opfer am Queen Square erfahren hatte. Genaugenommen begann das alles schon am ersten Tag in der Reha-Klinik.

ZEHNTES KAPITEL
Lieber tot
25. August bis 27 September

>»Und wo bleibt Gott? Das ist eines der beunruhigendsten Symptome. Wenn man glücklich ist, so glücklich, daß man das Gefühl verliert, Seiner zu bedürfen, so glücklich, daß man versucht ist, Seine Ansprüche als Einbruch zu empfinden – wenn man sich da besinnt und sich ihm mit Dank und Lobpreis zuwendet, wird man mit offenen Armen empfangen – so wenigstens empfindet man es. Aber geh zu ihm in verzweifelter Not, wenn jede andere Hilfe versagt, was findest du? Eine Tür, die man dir vor der Nase zuschlägt, und von drinnen das Geräusch doppelten Riegelns. Danach Stille«.
>
> C. S. Lewis, *Über die Trauer*

Meiner Verlegung vom National Hospital am Queen Square ins Devonshire Hospital, das an die Harley Street angrenzte, verlief ohne Zwischenfälle. Ich verabschiedete mich, traurig und aufgeregt zugleich wie damals, wenn das Schuljahr zu Ende war, von Cheryl, Phil, »Phirip«, Linda, Hanifa, Mamie und vor allem Julia, die mit ihrer liebenswürdigen Art sowohl mein als auch Sarahs Herz erobert hatte. Als ich von meinem Physiotherapeuten John Marsden Abschied nahm, entgegnete er, daß er damit rechne, mich schon bald als ambulanten Patienten zu begrüßen. Das schien mir zu dem Zeitpunkt fast undenkbar. Dr. Lees schaute herein, um mich noch ein letztes Mal durchzuchecken, und dann wurden Sarah und ich im Great Ormond Street-Krankenwagen die kurze Strecke durch London zur Devonshire Street gebracht. Ohne darüber nachzudenken, war ich unzählige Male zu den Stoßzeiten mit dem Auto durch die Sträßchen von Fitzrovia nach West London gefahren, aber jetzt schien mir der Weg symbolisch, eine neue Etappe auf der Reise, deren Ziel noch immer in einer unsicheren und dunklen Ferne lag – obgleich allein schon unterwegs zu sein, den Wind in den Straßen zu spüren und das Blau des Himmels zu sehen, als die Trage in den Krankenwagen gehoben wurde, bereits ein Hoffnungsschimmer in der noch immer vorherrschenden Finsternis war.

Mein neues Zimmer, Nr. 304 im dritten Stock, war viel kleiner – mit einer niedrigen Decke und dunklem Holz –, und der Straßenlärm, der von draußen hereinwehte, schien viel lauter. Die Schwestern vom Queen Square und der Alltag des Nuffield Flügels fehlten mir, und ich fühlte mich ein bißchen wie in der Falle. Ich lag auf meinem neuen Bett und betrachtete meine neue Umgebung, während verschiedene Mitarbeiter des Krankenhauses hereinkamen, um sich vorzustellen: zwei schwarze Schwestern, Cora und Dorothy, dann die Oberschwester, dann eine irische Schwester namens Mary, die sagte, daß sie sich in den nächsten paar Wochen um mich kümmern würde. Langsam wurde mir bewußt, was es bedeutete, in einer kleinen Privatklinik (im Vergleich zur privaten Abteilung eines öffentlichen Krankenhauses) zu liegen: ein hohes Maß an Komfort und Zuwendung (rund um die Uhr), das das öffentliche Gesundheitswesen nicht bieten kann. Zuletzt steckte Davina Richardson ihren Kopf durch die Tür, die Physiotherapeutin, von der ich schon am Queen Square gehört hatte, daß sie für mich zuständig sein würde. Sie war sehr attraktiv in ihrem grauen Krankenhaushosenrock und der gestreiften cremefarbenen Bluse. Ich merkte, wie sich meine Stimmung bei der Vorstellung besserte, mit einer Physiotherapeutin zu arbeiten, die einen so freundlichen und intelligenten Eindruck machte. Nach diesen Besuchen war ich bald sehr müde und plötzlich ziemlich deprimiert. Sarah war großartig: sie räumte meine Sachen in den Schrank, und nach einiger Zeit schlief ich ein. Die Erschöpfung war in den ersten Wochen beschwerlich und willkommen zugleich.

In der ersten Nacht im Devonshire Hospital träumte ich sehr intensiv und merkte, daß ich im Schlaf weinte. Ich erinnere mich nicht mehr an die Träume, aber es war das erste Mal seit dem Schlaganfall, daß ich so lebhaft geträumt hatte. Ich wachte auf und hatte Tränen im Gesicht.

Als am nächsten Morgen um 8.00 Uhr die Schwester hereinkam und mich fragte, wie es mir ging, antwortete ich: »Ich lebe noch.«

»Oh, ich habe noch nie einen Patienten verloren!« antwortete sie vergnügt.

Das Devonshire ist eine der besten Reha-Kliniken in ganz Großbritannien und verfügt über hervorragende physiotherapeutische Einrichtungen. Berühmte Sportler kommen mit ihren Sportverletzungen dorthin – und auch Yuppies, die sich im Skiurlaub ein Bein gebrochen haben. Die Hauptklientel besteht jedoch aus reichen Arabern. Während meines Aufenthaltes gab es weder berühmte Sportler noch Skifahrer, nur ein paar traurige paraplegische Fälle aus Saudi-Arabien, bedauernswerte Opfer von Autounfällen in der Wüste. Das Krankenhaus selbst, das dem Restaurant Odin's gegenüberliegt, einem beliebten Lokal im sechziger Jahre-Stil, wirkte ein wenig wie ein kleines Privathotel, obgleich die Atmosphäre, die von den schattigen, holzvertäfelten Korridoren ausging, unverkennbar orientalisch war, wie eine klaustrophobische Mischung aus Basar und Moschee. Da ich den größten Teil des Tages im Bett verbrachte, fiel mir das erst nach und nach auf, während ich im Rollstuhl zur Physiotherapie gefahren wurde. Der Krankenpfleger, der diese Aufgabe übernahm, war ein drahtiger, sanftmütiger Araber namens Mohammed – überhaupt schien das gesamte Krankenhauspersonal entweder aus einem arabischen Land oder aus Irland oder Griechenland zu stammen. Ich stellte bald fest, daß ich wahrscheinlich der einzige Engländer dort war. Sarah sagte, sie hätte im Stockwerk über uns einen alten Oberst gesehen, aber da er wegen seines Schlaganfalls nicht mehr reden konnte, beschlossen wir, daß ich der alleinige Repräsentant der englischen Sprache war.

Meine Wahl war auf das Devonshire Hospital gefallen (das Personal sagte dazu »The Devvie«), weil man sich hier auf Physiotherapie spezialisiert hatte. Erste Priorität war von Anfang an gewesen, wieder zurück auf die Beine zu kommen. Die Turnhalle, in der die Übungen abgehalten wurden, befand sich im Keller des Gebäudes und verfügte über eine Reihe von verstellbaren Bänken und eine Sammlung bunter, aufblasbarer Bälle.

Als ich die Turnhalle zum ersten Mal betrat und meine Mitpatienten (aller Altersstufen) sah, die auf den Bänken ausgestreckt dalagen, dachte ich, ich hörte nicht recht. Konnte es wirklich sein, daß diese sehr attraktive Krankenschwester auf äußerst sonderbare Weise einen ihrer Patienten mit der Aufforderung »fuck, fuck, fuck« antrieb? War das etwa, fragte ich mich, eine neumodische Art Physiotherapie? Was hatte das nur zu bedeuten? Ich fragte Davina, die lachend erklärte, daß das arabische Wort für »hoch« so ähnlich klinge wie »fuck«. Die Schwester hatte ihren Schützling lediglich gebeten, seinen Fuß zu heben. Morgens während der Physiotherapie leistete mir Sarah oft Gesellschaft, nachdem sie höflich die Fragen der arabischen Besucher nach der Anzahl ihrer Kinder abgewehrt hatte. Einige ältere arabische Herren, die hirngeschädigte Jugendliche besuchten, machten keinen Hehl aus ihrer Bestürzung darüber, daß ich es offenbar noch nicht geschafft hatte, einen Erben zu produzieren.

Dank der Übungen und Davinas fachkundiger Zuwendung kehrte meine Bewegungsfähigkeit zurück, aber in einem Tempo, das mich fast zur Verzweiflung brachte. Rückblickend wird mir klar, daß es Davina vor allem darum ging, mich wieder auf die Beine und zum Laufen zu bringen. Sie war weniger darum besorgt, daß mein linker Arm noch immer leblos und bewegungsunfähig war (den ich tatsächlich erst ein gutes Jahr später wieder benutzen konnte, und dann immer noch nicht richtig). Für mich jedoch war die entsetzliche Enttäuschung, die mich bei dem Versuch überkam, eine Verbindung zwischen meinem Gehirn und meinen Fingern herzustellen und mit hoffnungslosem Blick auf meine regungslose Hand Bewegung zu entdecken, einer der schlimmsten Momente in diesen Wochen. Die meiste Zeit allerdings wurde mir der Arm quer über die Brust gebunden, damit er nicht aus Versehen Schaden anrichtete. Hinzu kam, daß ich noch immer kaum aufrecht stehen konnte.

In den ersten zwölf Wochen nach meinem Schlaganfall mußte ich im Rollstuhl sitzen, und Sarah oder eine der Schwestern schob mich durch die Gegend. Es war äußerst schwierig, mit dem anhaltenden Gefühl der Hilflosigkeit fertigzuwerden. Es war für mich so gut wie unmöglich, meine Gefühle unter Kontrolle zu halten, vor allem, wenn wir draußen waren, und ich wurde oft unmäßig wütend auf jeden, der gerade meinen Rollstuhl schob. Niemand konnte mir genau sagen, wann ich gesund genug sein würde, um wieder laufen zu können, und in diesen Augenblicken breitete sich ein Leben voller Beschränkungen, ein Leben in kompletter Hilflosigkeit vor meinem inneren Auge aus, was mich schier zur Raserei brachte. Manchmal fragte ich mich, wie ich bloß damit fertigwerden sollte, und nicht nur einmal dachte ich, wenn das alles war, was mir das Leben noch zu bieten hatte, dann wäre ich lieber tot.

Später, als ich auf *Schmetterling und Taucherglocke* stieß, schämte ich mich, mir solche Gedanken gemacht zu haben. Obwohl ich Verständnis hatte für das, was Bauby schilderte, und mit ihm mitfühlen konnte, waren meine Probleme im Vergleich zu seinen natürlich trivial. Wie dem auch sei. Zu der Zeit jedenfalls war ich, wie es für Schlaganfall-Opfer typisch ist, eingesperrt in meiner traurigen kleinen Welt, scheinbar eingekerkert im Mittelpunkt eines erbarmungslosen Kosmos, in dem der Satz »lieber tot« meine Gefühle angemessen zusammenfaßte.

Zum Glück war ich innerhalb meines Mikrokosmos – der Welt meines Krankenbettes – nicht völlig tatenlos. Ich konnte in mein Notizbuch kritzeln und mit meiner »gesunden« rechten Hand Briefe und Postkarten schreiben; ich konnte Besuch empfangen und daran Anteil nehmen, was draußen in der Welt vor sich ging, wenn mir diese Welt, immer wenn ich mich darin aufhielt, auch erschreckend laut und nervenaufreibend vorkam. Sobald ich mich in den Tagesablauf des Devonshire Hospital mit meinen täglichen physiotherapeutischen Übungen hineingefunden hatte, mußte ich einsehen, wie langsam der Genesungsprozeß vonstatten gehen würde.

Sarahs Tagebuch: Freitag, 25. August

»R. liegt auf dem Rücken, während die Physiotherapeutin sein Bein auf und ab bewegt. Er kann es heben, aber nicht vollständig. Er bewegt seinen Hintern hoch und runter, hoch und runter und versucht, die linke Körperseite zu belasten (er schafft es). Er findet sein Gleichgewicht wieder, seine Symmetrie, sagt sie, und seine Kraft. Ich frage Davina, die engelsgleiche Therapeutin, ob sie glaube, daß Robert Fortschritte mache. ›Ausgezeichnete Fortschritte‹, sagt sie. Sie ist sehr zufrieden. ›Wird er wieder gehen können?‹ frage ich. ›Ja‹, sagt sie. Dann sagt sie: ›Wenn wir die Daumen drücken, wird er wieder gesund.‹ Das klingt toll. Ich bin vorübergehend erleichtert, und kurze Zeit später habe ich schon wieder schreckliche Angst.«

Ich glaube, eines der Hauptprobleme beim Schlaganfall ist, daß sich der Zustand des Patienten ständig ändert. Im Vergleich etwa zum Krebs-Patienten baut der Schlaganfall-Patient nicht kontinuierlich ab. Wenn man die anfängliche Krise überlebt, dann geht es einem – wenn man Glück hat – unaufhaltsam, wenn auch zunächst kaum merklich besser. Ich mußte mich darauf einstellen und Geduld haben. Sogar jetzt, zwei Jahre später, glaube ich, daß die Lektion in Geduld, die ich während jener Wochen lernte, die allerwichtigste war.

Fast jeden Morgen fuhr mich Sarah im Rollstuhl die zwei Häuserblocks hinunter zum wunderschönen, abgelegenen Teil des Paddington Street Garden. Die Luft war jetzt viel kühler, und der Herbst kündigte sich an.

Sarahs Tagebuch: Samstag, 26. August

»Ödes Wochenende wegen des Bank Holiday und wegen des neuen Tagesablaufs, nach dem man sich richten muß, dazu gehört auch das winzige Zimmer, und das bedeutet, daß man jedesmal, wenn Robert zur Toilette will, Bett und Tisch und Stuhl wegschieben muß. Heute morgen öffnete ich die Tür und warf erst einmal eine Vase mit Blumen um, die in tausend Stücke sprang. R. macht minimale Fortschritte – er kann schon viel besser stehen, scheint sein Knie beugen zu können, aber ich finde es gräßlich, daß ich ständig dabeistehen und ihn zu diesen Übungen zwingen muß, und ich weiß, daß er merkt, wie besorgt ich bin. Ich massiere ihm regelmäßig seine Hand und seinen Fuß, die sich nicht bewegen, um ihn daran zu erinnern, daß es sie noch gibt und daß sie geliebt werden. Ich starre auf R.s Füße und bilde mir ein, ein Flackern zu erkennen, aber ich will mich nicht darauf verlassen oder deswegen die Pferde scheu machen. Ich träume davon, inmitten von Menschenmengen allein zu sein. Gestern verbrachte ich den Nachmittag bei Marcus und Stephanie [amerikanische Freunde] – noch zwei Fremde –, ich fühlte mich sehr isoliert und elend, als steckte ich in einer unsichtbaren Luftblase, während die beiden endlos über ihre Arbeit und Schwangerschaften und Babys plauderten. Ich beteiligte mich zwar an dem Gespräch, kam mir aber vor, als hätte ich einen riesigen Stempel auf der Stirn: ›Ehefrau eines Schlaganfall-Opfers‹.

R. hat heute nachmittag endlich mit Peter Carey telefoniert. Keiner ahnt, wieviel Mühe es ihn kostet, so zu sprechen, daß man ihn auch verstehen kann. Er muß sich unendlich viele Gedanken machen um Dinge, die für ihn bisher immer selbstverständlich waren. Ich fuhr ihn in seinem Rollstuhl in einen winzigen grünen Park voller Blumen, ein paar Häuserblocks weiter. Es war die Hölle – er ist so furchtbar empfindlich geworden und spürt die kleinste Unebenheit auf der Straße, oder es wurmt ihn, daß man in die meisten Gebäude nicht reinkommt oder daß man nicht das tun kann, was man will. Ich habe ihm wieder aus *Wilbur und Charlotte* vorgelesen, wo wir die Stelle erreicht haben, an der Charlotte ›Prachtschwein‹ in ihr Netz webt. R. sagt, das einzig Gute an seinem Schlaganfall sei, dieses Buch entdeckt zu haben.

Nach einem trockenen, sonnigen und (wie alle sagen) völlig untypischen August ist das Wetter umgeschlagen. Es scheint sich über uns lustig machen zu wollen, weil wir die meiste Zeit drinnen verbracht haben. Mir graut schon vor dem Jahreszeitenwechsel, vor dem Alleinsein, während es draußen regnet und stürmt. Es ist fast, als ob wir unsere Chance verpaßt hätten, eine sonnige, sorglose Zeit zu verbringen. Im Moment komme ich mir vor, als könnte ich nie wieder sorglos sein.«

Meine Launen fuhren mit mir Achterbahn – manchmal war ich fast euphorisch vor Erleichterung und Genugtuung, daß ich am Leben war, und dann wiederum hätte ich mich umbringen können, so niedergeschlagen war ich. Ich hatte zusätzlich zu meiner generellen depressiven Stimmung eine Menge absonderlicher sexueller Phantasien. An meinem ersten Sonntag, um 3 Uhr, kam eine meiner Physiotherapeuten, Alex, die meinen Arm in eine Schlinge legte. Die Übungen mit Alex hatten fast schon etwas Sexuelles. Es war eigenartig, ihre Brust an meiner Hand zu spüren und den Duft ihres Körpers wahrzunehmen, wobei sie mein seltsames Benehmen nicht zu bemerken schien. Als sie meinen Oberkörper hinunterdrückte, konnte ich kaum an mich halten vor Lachen. Die Physiotherapie wurde bald wieder mit der nötigen Ernsthaftigkeit betrieben (es war Alex bestimmt nicht klar, warum ich lächelte), aber einige der Positionen, die ich einnehmen mußte, erinnerten eindeutig ans Vorspiel, was ziemlich komisch war, und ich phantasierte davon, Alex zu fragen, ob sie nicht auch Lust auf Sex hätte. Zufällig kam am selben Nachmittag eine Schwester in mein Zimmer, die mir Literatur von der Stroke Association gab, worunter sich auch ein urkomisches Dokument mit dem Titel *Sex nach dem Schlaganfall* befand – ein hoffnungslos altmodisches Faltblatt, sehr nüchtern und prosaisch – mit Definitionen von Orgasmen und so weiter.

Am selben Tag probierte ich das Devonshire-Sonntagsessen. Vielleicht dachte ich dabei an meine glücklichen Kindertage und wählte deshalb Roast Beef und Yorkshire Pudding. Das war jedenfalls ein Fehler. Da ich meine linke Hand nicht benutzen konnte, hatte ich Schwierigkeiten, mit Messer und Gabel umzugehen, und ich wurde furchtbar wütend. Hinzu kam, daß mein Geschmackssinn noch nicht richtig zurückgekehrt war und ich also gar nichts von dem Essen hatte. Ich war gelangweilt und müde und fühlte mich isoliert. Auf einer Skala zwischen eins und zehn, notierte ich in mein Tagebuch, war meine Stimmung bei zwei.

In dieser Zeit war es demnach auch symptomatisch, daß ich mich ständig mit den Schwestern herumstritt und mich unablässig über die beengten Verhältnisse in Zimmer 304 beschwerte. Ich war wütend und hilflos. Um all dem noch die Krone aufzusetzen, nannte mich der junge Grieche vom Küchenservice, der mir das Essen brachte, »Mr. Crumb«. Als ich ihn korrigierte und dabei fast einen Wutanfall hatte, ging mir auf, daß ich einen absoluten Tiefpunkt erreicht haben mußte, wenn ich wegen solcher Geringfügigkeiten einen solchen Aufstand machte.

Langsam jedoch ging es mir besser. Ich begann, in der Sprachtherapie Fortschritte zu machen; in Wirklichkeit hatte ich sogar lange, nachdem ich aus der Klinik entlassen war, noch sehr viel Mühe beim Artikulieren.

Jeden Morgen nach dem Aufwachen wiederholte ich so klar und deutlich wie nur möglich:

»Zwischen zwei Zwetschgenzweigen zwitschern zwei Schwalben. Zwei Schwalben zwitschern zwischen zwei Zwetschgenzweigen. «

Eines Morgens lag ich mit geschlossenen Augen im Bett und machte meine Sprechübungen, als mir bewußt wurde, daß der junge Grieche am Fußende meines Bettes stand und mich mit einem Ausdruck höchsten Erstaunens ansah. In seiner Miene stand unzweifelhaft geschrieben, daß er beschlossen hatte, mich nicht nur für krank, sondern auch für verrückt zu halten.

Wie es sich herausstellen sollte, war Veronica, meine neue Sprachtherapeutin, streng, freundlich und optimistisch und scheute sich nicht, mir zu sagen, was ohnehin auf der Hand lag:

daß meine Aussprache noch immer sehr undeutlich war. Das war anscheinend in meinem Stadium ganz normal. Veronica, ein mütterlicher Typ mit Brille, die sich in leuchtenden Farben kleidete, teilte mir auch mit, daß es völlig in Ordnung sei, wenn ich ständig müde war. Sie war sehr direkt und bodenständig und kommandierte einen energisch herum, eine ganz andere Art Sprachtherapie als die, die ich vom Queen Square her kannte. Sie war der erste Mensch, der mir ehrlich sagte, was mit mir los war, und machte mir bei unseren gemeinsamen Übungen das Leben ziemlich schwer. Ganz am Anfang bat sie mich, meinen Tag zu beschreiben, nur um sich dann darüber auszulassen, wie undeutlich ich artikuliert hatte. Anders als Veronica hielten sich die Schwestern und Ärzte jedoch noch immer zurück, wenn ich über meinen Zustand und über die Wahrscheinlichkeit meiner Genesung aufgeklärt werden wollte – und das war für mich während dieser Monate unsagbar frustrierend.

Sarahs Tagebuch: Dienstag, 29. August
»Als R. heute seine Physiotherapie hatte, saß ich daneben auf einem Hocker. Er lag auf einem Tisch und versuchte, sein Bein zu bewegen. Er kann sein Knie beugen, und wenn es einmal gebeugt ist, kann er es so halten. Anders als in den ersten Wochen, als das Bein zurückflutschte wie ein Eiswürfel auf einer heißen Herdplatte. Er trägt den Arm noch immer in der Schlinge, weil er ihn immer noch nicht bewegen kann, und sie befürchten, daß er hin und her schaukelt und aus dem Schultergelenk gerissen wird (obwohl ich der Meinung bin, er hätte sich gestern ein bißchen bewegt). Als wir wieder in seinem Zimmer waren, wollte er aus seinem Rollstuhl heraus und sich wieder ins Bett legen, dabei verschätzte er sich mit den Abständen und fiel hilflos zu Boden. Er landete auf dem Bauch und konnte sich nicht umdrehen. Sein Bein und sein Arm lagen unter seinem Körper und er hatte Schmerzen, und es war sehr traurig mitanzusehen, fast wie ein Käfer, der auf dem Rücken liegt, oder ein Fisch auf dem Trockenen. Es kommt mir vor, als ob mich langsam der Mut ver-

läßt. Aber ich liebe ihn so sehr, gerade wo er das alles durchmachen muß.

R. hat gerade angerufen. Wenn er müde wird, ist seine Stimme verschwommen und undeutlich. Sie sagen, daß sich das mit der Zeit geben wird, aber auch das macht mir Sorgen und ich habe Angst, daß es so bleibt. Er ist jetzt in ein besseres, größeres Zimmer verlegt worden, so daß wir nicht länger diese alptraumhaften Zustände der letzten Tage haben und nicht mehr ständig die Möbel umräumen müssen, damit er ins Badezimmer gefahren werden kann. Er sagt, er sei noch immer niedergeschlagen. Aber er sagt auch, daß er einen zarten Silberstreif am Horizont erkennen kann.«

Am erniedrigendsten und deprimierendsten während meiner Genesungszeit war für mich die Beschäftigungstherapie. Hier schien am deutlichsten hervorgehoben zu werden, daß das Gehirn versagt hatte. Ich mußte wie ein Dreijähriger mit bunten Plastikbuchstaben spielen und lächerlich einfache Erkennungstests lösen. Während ich mit den fluoreszierenden Buchstaben in meinem Rollstuhl saß, konnte ich nicht umhin, eine gewisse Ironie in dieser Situation zu entdecken. Könnten doch bloß Milan Kundera, Kazuo Ishiguro oder Mario Vargas Llosa, über deren Manuskripte ich gemeinsam mit ihnen gebrütet hatte, jetzt ihren Lektor sehen!

Sarahs Tagebuch: Mittwoch, 30. August
»R. war heute zum zweiten Mal bei der Beschäftigungstherapie. Gestern mußte er eine Liste mit Buchstaben durchsehen und alle ›S‹ ankreuzen, und danach mußte er eine Reihe von Bäumen angucken und die Bäume der Größe nach sortieren – manche hat es offenbar so schlimm getroffen, daß sie noch nicht mal das können. Heute haben sie ihm beigebracht, aus dem Bett zu kommen – aber das konnte er ohnehin schon, mit Hilfe seines rechten Beins.«

Mein neues Zimmer hatte ein viel größeres Badezimmer, und es drang weniger Straßenlärm hinein. Am Telefon erzählte ich allen, ich sei ein bißchen angeschlagen, was untertrieben war. Ich mußte mich daran gewöhnen, daß alles seine Zeit dauern würde, soviel war mir klargeworden. Mit etwas Glück würde ich Weihnachten auf dem Weg der Besserung sein, aber nicht früher.

ELFTES KAPITEL
Defizite
1. bis 27. September

»Das Lieblingswort der Neurologen ist ›Ausfall‹. Es bezeichnet die
Beeinträchtigung oder Aufhebung einer neurologischen Funktion:
den Verlust der Sprechfähigkeit, den Verlust der Sprache, den Verlust des Gedächtnisses, den Verlust des Sehvermögens, den Verlust
der Geschicklichkeit, den Verlust der Identität ...«

Oliver Sacks, *Der Mann, der seine Frau mit einem Hut verwechselte*

Im Devonshire Hospital, wo täglich zwei bis drei Unterrichts-
einheiten meiner allmählichen Rehabilitation gewidmet
wurden, erkannte ich deutlicher als je zuvor, was ich eigentlich
verloren hatte, das heißt, wo meine »Defizite« lagen. Es schien,
als ob ich auf einmal um Jahrzehnte gealtert war, und ein großer
Teil meiner Wut erwuchs aus dem Kampf zwischen den Lebens-
geistern eines noch jungen Mannes und dem Körper eines
Greises. Draußen vor meinem Fenster schien sogar der Jahreszeitenwechsel anzudeuten, daß ich in den ›Herbst des Lebens‹
eingetreten war.

Als es September wurde und anfing zu regnen, schien es, als hätte jemand einen Vorhang über die sommerliche Jahreszeit gezogen. Als der Herbst erst einmal da war, fühlte ich mich um den
heißen Sommer betrogen, und das trug ohne Zweifel zu meiner
Niedergeschlagenheit bei. Der Herbst war für mich immer eine
angenehme Jahreszeit gewesen, aber da ich nichts davon hatte,
war ich sehr frustriert. Herbst war die Zeit des Aufbruchs, des
neuen Schuljahres, die Zeit, um etwas Neues zu beginnen, und
ich lag hier, eingesperrt und hilflos. Ich sehnte mich danach, in
ein Auto zu steigen und die 200 Meilen nach Westen ans rauhe

Meer zu fahren. Statt dessen setzte ich mir Weihnachten (bis dahin waren es noch vier Monate) als persönliches Ziel. Ich sagte mir, wenn ich bis dahin wieder zu Hause und nur halbwegs gesund wäre, sähe alles gar nicht so schlimm aus. Ich stellte während meiner Genesungszeit nämlich fest, daß es hilfreich war, mir eingeschränkte persönliche Ziele zu stecken, die zu erreichen ich auch eine reelle Chance hatte. Zu der Zeit konnte ich mir noch immer nicht vorstellen, wieder gehen zu können, obwohl mir Davina versicherte, daß das der Fall sein würde. Ein Ziel für die unmittelbare Zukunft zu haben half, die Gegenwart erträglicher zu machen, und gab mir etwas, worauf ich meine wiederkehrende Energie ausrichten konnte. Den Besuchern an meinem Krankenbett erzählte ich, daß »ich selbst« oberste Priorität hätte, und unter diesen Umständen war diese Behauptung nicht einmal egozentrisch oder unvernünftig.

Sarahs Tagebuch: Freitag, 1. September
»Ich kann es kaum glauben, daß der August vorbei ist. Es kam mir vor wie eine Ewigkeit. R. belastete heute (mit Davinas Hilfe) sein schwaches Bein und schaffte es, mit seinem anderen Bein ein paar Schritte zu gehen. Es sei schon besser gegangen als gestern, sagte er. Ich habe mit der Beschäftigungstherapeutin gesprochen, die sagte, daß es beim Laufen ganz auf Robert ankäme – wenn er nach seiner eigenen Methode vorginge, würde er in einem Monat wieder gehen können, aber nur schlecht. Wenn er aber geduldig sei und abwarte und das täte, was man ihm sagte, könne man zwischen 75 % und 90 % seiner Bewegungsfähigkeit wiederherstellen. Das alles ist schwer zu begreifen. Ich versuche mein Bestes, nicht darüber nachzudenken, wie unser Leben später aussehen wird, weil es genauso verkehrt ist, meinen Kopf mit verlockenden Vorstellungen zu füllen wie mit düsteren, verheerenden Szenarien. R. sieht so gesund aus; kaum zu glauben, daß das passiert ist. Ich habe Angst, wenn er nach Hause kommt, weil der Kontrast zwischen seinem Zustand jetzt und seinem Zustand vorher so groß sein wird. Die Beschäftigungs-

therapeutin will zu uns kommen und sich das Haus ansehen, da wir eine Rampe brauchen (wegen des Rollstuhls). Aber doch nur vorübergehend, sagte ich. Nur vorübergehend, versicherte sie. Ich bin nie weit davon entfernt, in Panik auszubrechen.«

Inzwischen – ein Meilenstein in meiner Genesungszeit – wurde ich wieder einmal zur Kernspinresonanztomographie geschickt. Vermutlich hing es mit dem Grad meiner Genesung zusammen, daß ich mich jetzt für die Technik interessierte, mit Hilfe derer man das Gehirn schichtweise abtastet, wobei die Methode auf dem physikalischen Grundsatz beruht, daß Wasserstoffatome in Schwingung geraten, wenn sie mit Magnetstrahlen beschossen werden. Ähnlich wie die etwas ältere und primitivere Computertomographie (CT) – anhand der ich sofort nach der Einlieferung ins University College Hospital untersucht worden war – zeigt die Kernspinresonanztomographie dreidimensionale Abbildungen der betreffenden Körperschichten auf einem Bildschirm; ihr großer Vorteil liegt jedoch in der geringen Strahlenbelastung.

Zwar hatte sich mein Kopf ausreichend erholt, um diese Art wissenschaftlicher Informationen aufnehmen zu können, körperlich hingegen war ich alles andere als fit. Ich wurde noch immer auf einer Trage transportiert. Da ich diesmal um einiges aufmerksamer war als vorher, registrierte ich, was bei der Kernspinresonanztomographie passierte, und konnte auch darauf reagieren. Das Meßgerät – eine schmale, zigarrenförmige Kapsel – wirkt auf viele Menschen bedrohlich und klaustrophobisch. Sarah zum Beispiel sagte, daß sie sich nicht hätte vorstellen können, derart beengt dazuliegen, umgeben von so lauten Geräuschen »wie pochendem Blut und riesigen Bohrern und dem Schrillen von Alarmglocken«, aber zu meiner Überraschung stellte ich fest, daß es eine interessante Erfahrung war, überhaupt nicht gruselig. Wir waren beide sehr gespannt auf das Ergebnis der Tomographie. Würden wir zum Beispiel erfahren, warum ich meinen Arm immer noch nicht bewegen konnte?

Was ist, wenn ich ihn nie mehr bewegen kann? Welche Konsequenzen wird das für unser Leben haben?

Am nächsten Abend kam Dr. Greenwood, dessen Visiten aufgrund seines strapaziösen Arbeitstags (sowohl mit Kassen- als auch Privatpatienten) immer zu später Stunde stattfanden, und zeigte uns das Resultat der Tomographie. Das Blutgerinnsel in meinem Kopf – das auf dem Negativ an einen Rorschach-Farbklecks erinnerte – war schon deutlich kleiner geworden. Als ich ihn wegen meines linken Arms befragte, gestand er, daß er und die anderen Spezialisten noch immer ziemlich im Dunkeln tappten in bezug auf die Selbstheilungskräfte des Gehirns – obwohl sich langsam die Vorstellung der zerebralen »Plastizität« durchsetze. Richard Greenwood war ganz offensichtlich ein kluger Mann, und ich wollte ihn beeindrucken. Ich sagte ihm, ich sei zu dem Ergebnis gekommen, daß ein Schlaganfall so ähnlich sei, wie wenn einem jemand die gesamten persönlichen elektrischen Leitungen herausreißt: nichts funktioniert mehr, der Körper wird nicht mehr mit Strom versorgt, und die Verbindung mit der Außenwelt bricht zusammen. Deswegen war auch alles, was vorher so wichtig schien für das tägliche Leben, auf einmal überhaupt nicht mehr wichtig. Zu diesem Zeitpunkt befand ich mich in existentieller Not, und noch heute kann mich das Gefühl von damals wieder überwältigen und dem Leben etwas sonderbar Provisorisches verleihen.

Sarahs Tagebuch: Montag, 4. September
»Es scheint, als würde es Robert jeden Tag ein klein wenig besser gehen, es trifft also genau das ein, was man uns vorausgesagt hat; mehr kann man schließlich nicht verlangen. Heute rutschte er sogar (mit Davinas Hilfe) mit seinem Fuß ein bißchen über den Boden und machte ein paar vorsichtige Schritte. Er ist noch nicht stark genug, um es ohne Hilfe zu probieren. Während R. gerade, wie ich fand, seinen Durchbruch hatte, wurden zwei andere Schlaganfall-Patienten hereingebracht und auf die beiden anderen Matten in der Turnhalle gelegt. Einer von ihnen, ein

junger Araber, stöhnte und sabberte und neigte sich unablässig zu einer Seite. Anscheinend konnte er sich überhaupt nicht bewegen, und er konnte wohl auch nur ein Auge aufmachen. Er wirkte so schwach und verloren. Die beiden Therapeutinnen fragten ihn nach seiner Zimmernummer, aber er konnte nicht antworten (ob die Hemmung mental oder nur physisch war, weiß ich nicht). Sie sagten es ihm, und eine sagte dann: ›Merken Sie sich das jetzt, wenn Sie nach oben gehen.‹ Sie klang wie eine Vorschullehrerin. Neben ihm war ein älterer Mann, der sich auch nicht bewegen konnte und auf seinem Stuhl saß und teilnahmslos vor sich hin starrte. Hin und wieder versuchte er, irgend etwas zu murmeln, und die Therapeutinnen bemühten sich, seine Worte zu interpretieren. Gott sei Dank, Gott sei Dank, Gott sei Dank ist R. so etwas nicht passiert. Im Vergleich zu ihnen schafft er locker einen Hundert-Meter-Lauf.«

Meine Genesung ging weiter, Tag für Tag, unaufhaltsam und in winzigen Schritten: nachdem ich etwa eine Woche im Devonshire Hospital gewesen war, hatte ich das tägliche Waschritual gemeistert. Ich konnte mich aus meinem Bett und in den Rollstuhl hieven und schaffte es dann, mich mit einer Hand ins Badezimmer zu fahren. Einhändig rasierte ich mich und putzte mir die Zähne. Ich wechselte behutsam zum Plastikstuhl unter der Dusche, drehte den Wasserhahn auf – trotzte dem ersten kalten Wasserschwall – und wusch meine Haare. Dann zog ich an der Schnur, um die Schwester zu rufen, nahm das Handtuch, trocknete mich ab, wechselte wieder in den Rollstuhl, zog mich langsam an, fönte meine Haare, setzte mich auf den Stuhl und schrieb Tagebuch. Es läßt sich einfach beschreiben, aber in der Praxis war jeder Schritt quälend langsam und mühevoll, und ich hatte immer Angst davor, hinzufallen.

Mittlerweile war ich dankbar für den regelmäßigen Besucherstrom; hin und wieder spürte ich, daß zwischen einigen Freunden sogar so etwas wie Rivalität ausgebrochen war. Besucher im Krankenhaus haben wirklich etwas Faszinierendes. An meinem

Krankenbett wurden manche Leute (deren Namen ich hier lieber nicht nennen will) erstaunlich gesprächig, fast schon vertrauensselig, alle jedoch wurden sehr viel persönlicher und mitteilsamer als im täglichen Leben. In der Abgeschiedenheit meines Krankenzimmers erfuhr ich so manche Geschichte, die ich normalerweise in einem Jahrzehnt weinseliger Abende nicht zu hören bekommen hätte. Vielleicht fühlten sich meine Besucher angesichts einer so krassen und unmittelbaren Zurschaustellung menschlichen Versagens verpflichtet, ihre eigenen Schwächen zu entblößen und jemandem auch ihre privaten Sorgen mitzuteilen. Diese Augenblicke vertieften meine Freundschaft mit den unterschiedlichsten Menschen und brachten mir sogar diejenigen näher, bei denen ich es am wenigsten erwartet hätte.

Ich erinnere mich noch, wie mein Freund, der Schriftsteller Michael Ondaatje, der normalerweise immer so zugeknöpft war, eines Morgens unverhofft auftauchte und geradezu redselig wurde. Er kam gerade von den Dreharbeiten zu »Der Englische Patient« in Italien, befand sich gerade auf einem Zwischenstopp in London und erzählte mir überschwenglich von den Schauspielern Ralph Fiennes und Kristin Scott Thomas und von der Schönheit der tunesischen Wüste. Es war großartig, ihn zu sehen, und wir unterhielten uns über eine Stunde lang. Ein anderer Besucher, der mutig den Grüppchen von traditionell gewandeten Arabern trotzte, die jeden Tag das Foyer des Krankenhauses belagerten, und dessen Erscheinen mir in jenem düsteren Moment sehr viel bedeutete, war Salman Rushdie. Von allen, die mich besuchten, war gerade er es, dem es irgendwie gelang, seine eigenen nicht geringfügigen Sorgen draußen vor der Tür zu lassen und seine ganze Aufmerksamkeit mir zu widmen. Ich hatte schon den Versuch unternommen, seinen Roman *Des Mauren letzter Seufzer* zu lesen, war aber kläglich gescheitert, weil ich physisch nicht in der Lage war, länger als fünf Minuten am Stück ein Buch offen zu halten. Ich werde nie vergessen, wie Salman mir sehr rührend eine Seite aus dem ersten Kapitel vorlas und dabei in seiner typischen lebhaften Art die verschiedenen Stimmen sprach.

Zu meinen regelmäßigen Besuchern gehörte Brian Wenham, eine bekannte Persönlichkeit beim BBC, der als junger Mann einen Herzinfarkt erlitten und sich bereits mit Anfang 50 zur Ruhe gesetzt hatte. Ich kann nicht genau sagen, was Brian an mein Krankenbett mitbrachte – abgesehen von Mitgefühl, einigen ausgezeichneten Flaschen Weißwein und ein paar sehr guten Witzen –, aber nachdem er bei mir gewesen war, ging es mir jeweils um einiges besser. Brian sagte immer, ein Schlaganfall oder ein Herzinfarkt sei wie ein »biologischer Autounfall«, das heißt, ein völlig willkürliches Ereignis, bedeutungslos und ganz und gar jenseits unserer Kontrolle – eine tröstliche und hilfreiche Art und Weise, die Sache zu betrachten, wie ich fand. Brian Wenham starb sehr plötzlich, als ich diese Buch schrieb, und mit ihm verschwand für mich eine lebenswichtige Stütze, ein Mentor im wahrsten und aufrichtigsten Sinne, jemand, dem ich volles Vertrauen geschenkt habe und der wie niemand anders zu mir hatte sprechen können. Auf seiner Beerdigung weinte ich, wie ich seit den Tagen im National Hospital nicht mehr geweint hatte.

Nachdem meine Besucher wieder gegangen waren, schaute ich im Fernsehen Sportsendungen an und fragte mich dabei, wann ich mich wohl wieder frei bewegen können würde und wann ich meinen linken Arm wieder spüren würde. (Selbst jetzt noch überkommt mich manchmal der Neid, wenn ich Menschen sehe, die spontan über die Straße laufen oder an mir vorbeieilen.) Wie Steven Pinker in seinem Buch *Wie das Denken im Kopf entsteht* feststellt, »Beine haben durchaus ihren Preis: wegen der Software, die sie steuert. Der Belastungspunkt eines Rades zum Beispiel ändert sich beim Drehen stetig, deswegen kann ein Rad auch ununterbrochen belastet werden. Der Belastungspunkt eines Beins hingegen wechselt unentwegt, hierzu muß das Körpergewicht umverteilt werden. Die Motorik, die das Bein steuert, muß abwechselnd den Fuß am Boden halten, während er das Körpergewicht trägt bzw. vorwärtstreibt und während er das Gewicht umverteilt, um dem Bein die nötige Bewegungsfreiheit zu verleihen. Die ganze Zeit über muß der Schwerpunkt des Körpers innerhalb des durch die Füße definierten Polygons bleiben, damit der Körper nicht umfällt. «Unzählige Male wurde mir während meiner Genesungszeit bewußt, wie schnell ich aus dem Gleichgewicht kommen und hilflos zu Boden stürzen könnte, während ich mich bemühte, die hohe Kunst des Laufens – etwas, das mir seit 40 Jahren selbstverständlich gewesen war – wieder zu erlernen.

Der Kampf um mein Bein war die eine Sache; mein linker Arm und meine linke Hand machten mir wieder ganz andere Sorgen. Man hatte mich davon in Kenntnis gesetzt, daß Arm und Hand »unbrauchbar« bleiben würden, aber im Gegensatz zu manchen Patienten, die beim Verlust einer vormals intakten Gliedmaße eine Abwehrhaltung einnehmen und unsinnigerweise behaupten, daß sie »diesen Arm oder diese Hand ohnehin nie gebraucht« hätten, stellte ich fest, daß ich den Verlust nicht hinnehmen konnte. Statt dessen brachte ich endlose und ergebnislose Stunden damit zu, mich in die Reaktivierung meiner bewegungsunfähigen Hand »hineinzudenken«, indem ich intensiv auf meine leblosen Finger starrte. Der griechische Arzt Galen war es, der als erster den komplizierten Aufbau der menschlichen Hand und ihre verblüffende Fähigkeit beschrieb, eine Vielzahl von Gegenständen von unterschiedlichster Größe, Form und Gewicht, von einem Baumstamm bis hin zu einem Haufen Körner, festzuhalten. »Der Mensch vermag sie alle handzuhaben«, schreibt Galen, »beinahe als seien seine Hände um jedes Einzelnen Willen erschaffen worden.« Dementsprechend können sich die Finger zu einem Haken formen (um einen Eimer aufzuheben), zu einer Schere (um eine Zigarette zu halten), zu einer dreigabeligen Klammer (um einen Stift zu halten), sie können eine Faust bilden (um einen Hammer zu halten) oder einen zweifingrigen Griff (um einen Schlüssel umzudrehen), sich um eine Scheibe legen (um ein Glas zu öffnen) oder um eine Kugel (um einen Ball zu fangen), und jede dieser Übungen erfordert eine unvorstellbare Gehirnaktivität. Solange ich mit meiner linken Hand keine einzige dieser Bewegungen ausführen konnte, war ich logischerweise noch immer deprimiert und gehandikapt.

Wenn meine Hand keinerlei Reaktion zeigte, sagte ich mir jedesmal, solange ich nur laufen könnte und nicht auf andere angewiesen wäre, brauchte ich mir keine Sorgen zu machen. Ich hatte noch immer keinen Begriff davon, wie schwer mein Schlaganfall wirklich gewesen war oder inwiefern er sich von anderen Schlaganfällen unterschied, aber ich war froh, am Leben zu sein, und mein Entschluß, wieder gesund zu werden, wuchs mit jedem Tag. Ich spürte winzige, kaum merkliche Veränderungen in meiner linken Seite, und wenn auch die regenerative Vernetzung des Körpers und die sogenannten Nervenbahnen für mich undurchschaubar blieben, fühlte ich mich durchaus in der Lage, meine eigene Leistungsfähigkeit einzuschätzen.

Aber ich war noch immer schrecklich frustriert. Jedesmal wenn ich mich in den Rollstuhl setzte, fühlte ich mich verletzbar und hilflos, dumm und beschämt. Aus irgendeinem Grunde ging es mir wesentlich besser, wenn ich vollständig angekleidet im Rollstuhl saß anstatt nur in Boxer-Shorts und T-Shirt, meiner üblichen Krankenhauskluft, die ich auch während meiner tagtäglichen Physiotherapie trug.

Sarahs Tagebuch: Donnerstag, 7. September
»R. liegt auf dem Tisch und beugt sein Knie bis an die Brust, eine abgewandelte Art Sitzbeuge. Davina hilft ihm, indem sie sein linkes Knie hochschiebt und es stützt, während er den Oberkörper nach vorne beugt. Aber dann nimmt sie langsam ihre Hand weg – und er macht weiter. Jeden Tag, wenn er auf seinem rechten Bein ein paar Schritte läuft, stützt sie das linke Bein ein bißchen weniger. Das Bein funktioniert tatsächlich langsam wieder. Sie sagt, sie fühle etwas in der Schulter, und

jetzt im Ellenbogen, aber an so etwas will ich noch gar nicht denken – ich will nicht, daß der Erfolg nur noch daran gemessen wird. Die Erfolge sind teilweise rein mental, man muß einfach zu allem eine neue Einstellung finden, und es muß einem klarwerden, daß man Dinge schaffen kann, die man aufgrund seiner eingeschränkten Bewegungsfreiheit nicht für möglich gehalten hätte. Er kann schon aufstehen und zum Pinkeln ins Badezimmer gehen, anstatt das kleine Fläschchen zu benutzen, das sie ihm bisher immer neben sein Bett gestellt haben.«

Es ist so: wir leben in unseren Körpern, und wenn der Körper versagt, dann ist das umso schlimmer. Wenn der Körper versagt, hat der Mensch versagt. Ein Schlaganfall führt einen unmittelbar an die eigenen menschlichen Grenzen. Derart in meiner Bewegungsfreiheit eingeschränkt, begann ich zu überlegen: wieviel Platz brauche ich wirklich? Ein Einzelzimmer? Drei mal vier Meter? Mehr als das? Und was für materielle Güter mußte man wirklich besitzen? Marcus Aurelius hatte mir gesagt: »Und wenn du dreitausend Jahre lebtest, selbst dreißigtausend, so erinnere dich dennoch, daß keiner ein anderes Leben verliert als das, was er wirklich lebt, und kein anderes lebt als das, was er verliert.« Aber was hatte das schon zu bedeuten, wenn man an den Rollstuhl oder ans Bett gefesselt war? Welche Bedürfnisse hatte man wirklich, wenn man sein Zimmer nicht verlassen konnte? Ein Modem? Eine Satellitenschüssel? Ich stellte fest, daß ich pausenlos Fernsehen guckte. Lesen gehört zu meinen Lieblingsbeschäftigungen, aber oft war ich zu müde und kraftlos, um ein Buch aufzuschlagen. Es kostete mich schon zuviel Mühe, ein Buch überhaupt festzuhalten. Währenddessen hatten es auch Sarah und ich – bei soviel Frustration und Depression – nicht leicht miteinander. Sowohl in meinem als auch in ihrem Tagebuch sind die Hochs und Tiefs dieser Zeit und die Verlagerung des Gleichgewichts zwischen uns beiden festgehalten.

Sarahs Tagebuch: Samstag, 9. September

»Dieses Wochenende hatten wir einen Riesenkrach, nachdem ich darauf bestanden hatte, mit R. in den Park zu gehen. (Es war ein wunderschöner Tag, und ich finde es ungesund und schrecklich, wochenlang in ein und demselben Zimmer eingesperrt zu sein.) Er hatte keine Lust, und dann hatte ich Schwierigkeiten beim Überqueren der Straße, weil ich den Rollstuhl über kleine Buckel im Asphalt schieben mußte. Er fing an, mich anzuherrschen. Ich fing an zu weinen. Aber immerhin kam dadurch später ein ganz gutes Gespräch zustande. R. sagte, er fühle sich hilflos und sei wütend. Ich sagte ihm, daß all das für mich genauso schwer sei wie für ihn und daß für mich die Tatsache, daß er sich nicht bewegen könne, genauso schlimm sei, als ob ich mich selbst nicht bewegen könne. Was ich allerdings nicht sagen konnte, war: ›Ich habe nie gelernt, einen Rollstuhl zu schieben, in dem mein Mann sitzt. Ich habe damit nicht gerechnet, ich war darauf nicht vorbereitet, ich habe mir so etwas auch nie vorgestellt. Wieso verlangst du von mir, daß ich das alles kann?‹«

Ich schämte mich entsetzlich dafür, daß ich meine Wut an Sarah ausgelassen hatte, die doch nur versuchte, ihr Bestes zu tun. Meine Vernunft sagte mir, daß ich zu Recht zornig war, aber noch heute ist mir die Erinnerung daran, wie der Rollstuhl an der Straßenecke am Fußgängerüberweg eingeklemmt war – ich wutentbrannt, Sarah in Tränen aufgelöst –, grauenhaft und peinlich.

Während die Septembertage vorbeizogen und sich meine Stimmung verdüsterte, schlug Sarah vor, ich solle doch Dr. Greenwood nach einem Psychotherapeuten fragen. Trotz allem, was zwischen uns passiert war, hatte ich den Glauben an meine Selbstheilungskräfte noch nicht verloren, und ich war unsicher, ob es jetzt schon an der Zeit war, eine solche Hilfe in Anspruch zu nehmen. Als ich mich schließlich mit Dr. Greenwood unterhielt, sprachen wir über meine Depressionen, und im Zusammenhang damit über die begrenzte Welt eines Krankenzimmers, einer Zelle und eines Schlafsaals. Ich verglich meinen Schlaganfall mit einem Aufenthalt im Internat. Nicht nur die Krankenhausarchitektur (Korridore, Treppenhäuser) erinnerte an eine Schule. Es gab noch andere, eigenartige Parallelen: im Krankenhaus zu sein war genauso, wie für ein Schuljahr ins Internat geschickt zu werden, auch wenn für mich in dem Augenblick noch kein Ende abzusehen war. Wir lösten die Frage fürs erste, indem ich mir vornahm, mich bald noch einmal mit meinem Freund, dem Psychoanalytiker Adam Philipps, zu unterhalten.

Einen der Höhepunkte meiner Genesung während dieser Zeit verdanke ich der Phantasie und Liebenswürdigkeit meiner Freunde Don und Hillary Boyd, die das Ausmaß der Melancholie, in die ich aufgrund meiner Unbeweglichkeit gesunken war, erkannten und eines Tages einfach hereinschneiten und verkündeten, daß sie mich jetzt ins Kino mitnehmen würden. (Don ist übrigens Filmemacher.) Aus diesem Ausflug (meine erste Freizeitbeschäftigung, seitdem ich im Krankenhaus war) entwickelte sich schließlich der »McBoyd Kino-Club«, wie wir ihn nannten: eine Gemeinschaft aus vier Leuten, die sich jeden Samstagnachmittag trafen, um sich den ganzen Herbst 1995 hindurch ein paar der tödlichsten Filme des Jahres (vielleicht sogar überhaupt) anzusehen, von *Braveheart* über *Die Brücken am Fluß* bis hin zu *Rob Roy*. Während dieser Ausflüge jedoch bekam ich vor allem eine Ahnung davon, was es bedeuten konnte, sein Leben lang behindert zu sein und im Rollstuhl zu sitzen. Ich entdeckte zum Beispiel, wie unpraktisch die Welt konstruiert ist, wenn man nicht laufen kann, und wie die meisten Fußgänger auf einer belebten Straße einen behinderten Menschen einfach übersehen und/oder entweder verächtlich oder mitleidig auf ihn herabsehen. Danach war ich erst recht entschlossen, wieder auf die Beine zu kommen, wenn das denn möglich war.

Es ist rätselhaft und irritierend, daß man sich als Genesender nach einem Schlaganfall unablässig bemüht, sein verlorenes

»Ich« wiederzufinden – dabei wurde das frühere »Ich« grausam und unwiederbringlich in tausend Stücke zerschmettert, und man mag sich noch so anstrengen, um die winzigen Stücke wieder zusammenzukleben, die neue Version des alten »Ich« wird nie mehr sein als ein zusammengefügtes, unvollkommenes Gebilde, das nichts mehr mit dem früheren, individuellen und vollständigen »Ich« gemein hat.

Als ich langsam wieder zu Kräften kam, hätte ich mich am liebsten gleich wieder an die Arbeit gemacht. Ich überlegte, ob ich nicht mein Tagebuch abtippen sollte. Oder wenigstens in mein Aufnahmegerät diktieren. Ich konnte mich nicht entscheiden, und in Wirklichkeit hätte ich auch noch gar nicht die Kraft dazu gehabt – weder zum einhändigen Tippen noch zum Diktieren. Ebensowenig war ich sicher, ob meine Aussprache überhaupt für einen Kassettenrekorder zu gebrauchen war. Die Zeit wog jeden Tag unendlich schwer. *Zeit* – das Wort taucht ständig in meinen Tagebuchkritzeleien auf: *Zeit, Zeit, Zeit*. Die Zeit heilt alle Wunden, die Zeit ist der beste Arzt. Noch immer hatte ich keine Vorstellung davon, ob ich Fortschritte machte, und mußte mich damit abfinden, von einer Woche zur nächsten, von einem Tag zum nächsten zu leben.

Ich frage mich wirklich, was ich ohne Sarah gemacht hätte: sie war ein Wunder, eine vollkommene Stütze, eine absolut großartige Ehefrau. Als wir uns gerade kennengelernt hatten, erzählte sie gerne Geschichten über sich, um zu schildern, wie unfähig sie sei, sich im Leben zurechtzufinden. (Zum Beispiel war sie einmal als frischgebackene Reporterin auf einer Pressekonferenz gewesen, bei der es um einen unglücklichen Vorfall in Staten Island ging: ein Mann hatte zuerst seine Frau und anschließend sich selbst erschossen. Sarah hatte zugehört, wie die hartgesottenen Presseleute den Polizeisprecher mit Fragen bestürmten – was für eine Art Waffe? Wann traf die Polizei ein? Wo fand man die Leichen? Wie hießen sie? Usw. usw. – und faßte sich endlich ein Herz, um im Namen der *New York Times* eine Frage zu stellen. »Wie viele Schüsse?« rief sie laut. Totenstille.

»Wer will das wissen?« bellte der Polizist. Sarah murmelte ihren Namen und *The New York Times*, woraufhin der Mann mit verächtlicher Miene sagte: »Sarah, wenn sich einer eine Kugel in den Kopf jagt, schießt er nur einmal.«) Jetzt entdeckte ich, daß meine angeblich so verworrene Ehefrau ein heimliches Organisationstalent war, alles andere als unfähig, und darüber hinaus unglaublich geschickt, meine vielfältigen Sorgen zu beschwichtigen und mich zu trösten. Wenn sie mir abends vorlas – inzwischen waren wir bei *Stolz und Vorurteil* angelangt –, fühlte ich mich in ihrer Nähe wieder besser, ruhig und fast schon entspannt. Auch die tagtägliche Physio- und Sprachtherapie trösteten mich; die Regelmäßigkeit, mit der meine Übungen stattfanden, hatte etwas sonderbar Beruhigendes.

Sarahs Tagebuch: Donnerstag, 14. September
»Langsam, langsam kommt wieder Kraft in sein Bein. Davina zwingt ihn stundenlang, sich hinzusetzen und wieder aufzustehen.«

Nach etwa zwei Wochen im Devonshire Hospital entdeckte ich, daß ich meine – vormals kalten und leblosen – linken Zehen wieder ein bißchen bewegen konnte. Am 15. September schrieb ich in mein Tagebuch, daß »Davina heute bemerkte, daß meine Zehen am Boden griffen, nur einen Augenblick lang, nur für den Bruchteil einer Sekunde – aber es war im ganzen letzten Monat die erste echte Zehenbewegung.« Es war ein überwältigender Augenblick für mich, das erste Anzeichen, daß mein linkes Bein auf dem Weg der Heilung war. (Als es bewegungslos war, hatte es immer »das Bein« geheißen; erst als ich es wieder bewegen konnte, akzeptierte ich es wieder als »mein Bein«.) Die Aufregung war unvorstellbar. Später, am selben Tag noch, als mir Sarah abends die Socken auszog, sahen wir plötzlich, wie sich meine Zehen von alleine bewegten. Es gab sie wieder – meine linken Zehen bewegten sich! Es war, als hätten wir Leben auf dem Mars entdeckt. Auf einmal fing ich an, mir auszumalen, daß ich vielleicht auch meine anderen »verlorenen« Körperteile wieder würde benutzen können.

Sarahs Tagebuch: Freitag, 15. September
»Gestern abend half ich R., seine Socken auszuziehen, und – ein Wunder – er wackelte mit seinen drei größten Zehen. Und dann noch mal. Ich fing an zu weinen – das scheint im Moment meine Standardreaktion auf fast alles zu sein. Es ist wahnsinnig anstrengend, irgend etwas zu unternehmen, das nichts mit R.s Krankheit zu tun hat. Ich bin unwirsch, wenn die Krankheit das einzige ist, worüber die Leute mit mir reden, und dann werde ich genauso unwirsch, wenn sie das Thema *nicht* anschneiden – als hätten sie kein Recht dazu, mit ihrem Leben weiterzumachen, während wir gerade durch die Hölle gehen. Also zwinge ich mich, Leute zu treffen und Einladungen anzunehmen. Aber oft komme ich mir vor wie ein Zeichentrickmännchen, das von einem Felsen läuft und anfängt zu fallen – aber erst, nachdem es nach unten geguckt und bemerkt hat, daß es in der Luft weitergelaufen ist.«

Nachdem ich fünf Wochen lang eine Art Gefängnisstrafe abgesessen hatte, machte ich mir Hoffnungen, daß das »Flackern« in meinen Zehen der Beginn eines neuen Lebens bedeutete. Ich konnte buchstäblich Stunden damit zubringen, meinen leblosen Fuß anzustarren und zu versuchen, mir eine Verbindung zwischen meinem Gehirn und meinen Zehen zu »denken«. Diese Momente zählten während meiner Genesung zu den frustrierendsten überhaupt, und nach meinen ergebnislosen Bemühungen war ich immer völlig ausgelaugt. Das war in der Tat eine erniedrigende Lektion von der Machtlosigkeit des Menschen gegenüber dem eigenen Körper.
Und jetzt hatte Sarah, die unermüdlich herumrecherchierte, einen Akupunkteur namens Dr. Zhu ausfindig gemacht, um meine Heilung voranzutreiben. Etwas verschämt beschlossen wir, Dr. Greenwood zu Rate zu ziehen, ob er damit einverstanden sei,

wenn wir uns mit ihm in Verbindung setzten. In meiner konventionellen englischen Art zweifelte ich an der Wirksamkeit alternativer Heilmethoden, aber ich hatte auch das Gefühl, daß so etwas sicher nicht schaden konnte, und da die – meine – linke Körperseite noch immer gefühllos war, würde es vielleicht sogar helfen. Trotz der kolossalen Bemühungen Davinas machte ich noch immer nur quälend langsame Fortschritte. Ich weiß noch, wie ich an diesem Punkt zu Sarah sagte, daß ich bereit sei, mich als Nadelkissen zur Verfügung zu stellen, wenn ich im Tausch dafür ein bißchen Gefühl in meine linke Seite bekommen würde. Ich war auch gegenüber der Schulmedizin immer skeptisch gewesen; jetzt las ich Bücher mit Untertiteln wie »Die bahnbrechende Heilmethode zur Erneuerung der spirituellen Energie, des Gedächtnisses und der Lernfähigkeit«.

Sarahs Tagebuch: Montag, 18. September
»Davina legte R. einen Verband ums Bein und half ihm, um einen Tisch herumzugehen! Er hat es tatsächlich geschafft. Und in seinen Zehen habe ich auch wieder ein Flackern gesehen. Ich war so stolz und glücklich und voller Hoffnung, und R. schäumte fast schon über vor Glück, als wir wieder oben waren.
Während es mit seinem Bein langsam aufwärts geht, gilt meine Besorgnis vor allem R.s Arm, der bisher kaum Fortschritte gemacht hat, abgesehen vom Flackern in der Schulter, das Davina vor einiger Zeit schon aufgefallen war. Er spürt den Arm schon ein bißchen mehr, meint er, und sie sagen, das sei ein sehr gutes Zeichen, so weit. Sie behaupten, der Arm werde wieder gesund, aber vielleicht wird er ja auch nicht wieder gesund. Ich denke nur noch daran, wie schwierig es wäre mit einem Arm, der total nutzlos ist. Vermutlich wäre das im großen und ganzen nicht so schrecklich – man könnte noch immer schreiben, lesen, anscheinend sogar Auto fahren; es würde nur bedeuten, daß man sich grundsätzlich umstellen muß, und das braucht seine Zeit, aber noch schlimmer ist die Tatsache, daß man ständig daran erinnert würde, nicht mehr derselbe Mensch zu sein wie vorher.

Man möchte so gern wieder derselbe sein wie vorher, und man möchte, daß alles wieder genauso wird wie vorher, aber das geht nicht. Was ich mir eigentlich nur klarmachen will, ist, daß das vielleicht gar nicht so schlimm ist.«

Während sich mein Aufenthalt im Devonshire Krankenhaus bis in den September hineinzog, merkte ich, daß ich mein Zeitgefühl verloren hatte und aus irgendeinem Grund nicht mehr wußte, wann was passiert war. Eines Morgens wachte ich auf und überlegte, wie lange ich eigentlich schon in der Klinik war. Zwei Wochen vielleicht? Oder drei? Seitdem ich meinen Schlaganfall gehabt hatte, zweifelte ich an mir; jetzt aber war ich sicher – wie es immer wieder vorkam –, daß ich wirklich dabei war, meinen Verstand zu verlieren. In Wirklichkeit waren es knapp sechs Wochen seit dem Schlaganfall.

Ich war froh, daß ich wenigstens folgendes festgehalten hatte: Regelmäßig um 9.45 Uhr setzte ich mich in meinen Rollstuhl und wartete auf die erste physiotherapeutische Übungsstunde des Tages. Es war bemerkenswert, wieviel Kraft Davina aus meinem linken Bein herausgeholt hatte. Meine linken Zehen funktionierten jetzt einwandfrei, und das war sehr aufregend. Die Physiotherapie lief folgendermaßen ab: Erst wurde ich im Rollstuhl den Flur hinunter und dann in den Fahrstuhl geschoben, auf den wir oft endlos warten mußten. Anschließend ging es nach unten in den Keller und durch eine Doppeltür hindurch, wo uns ein Schwall klimatisierter Luft aus der Turnhalle entgegen blies. Danach hieß es Socken aus, runter mit dem Schultergurt und der Schiene am linken Handgelenk und dem T-Shirt (was mich auf unangenehme Weise ans Umziehen für den Schulsport erinnerte). Dann mußte ich zwanzigmal Vom-Sitzen-ins-Stehen üben, dann kamen einige Armübungen, anschließend noch mehr Übungen für den Unterkörper. Davina hielt meine Knie und mein Hinterteil fest und versuchte, meinen Körper in Gang zu bringen. Das tat sie, indem sie mich zu der jeweiligen Übung aufforderte und dann, wenn ich nicht mehr konnte, die Bewegung selbst zu Ende führte. Jeden Morgen, während ich darauf wartete, zur Physiotherapie gebracht zu werden, sah ich das Fernsehprogramm durch, um mir ein paar Sendungen für den Abend auszusuchen. So war das Leben im Kerker.

Es stellte sich heraus, daß Dr. Greenwood völlig einverstanden war mit der Akupunktur-Idee, und er nahm mit Dr. Zhu Kontakt auf, um ihm persönlich seine Zustimmung zu geben. Die britischen Ärzte sind heutzutage viel offener als früher, wenn es um alternative Heilmethoden geht. Offensichtlich war Dr. Zhu ein echter Chinese, der in Shanghai ausgebildet worden war, das beruhigte mich schon mal.

Als Dr. Zhu in mein Leben trat, hing mein linker Arm noch immer wie ein totes Tier an mir herunter, die Finger waren kalt und schlaff. Mein linkes Bein war (bis auf die Zehen) wie Blei, gefühl- und bewegungslos. Ich hatte ununterbrochen Kopfschmerzen. Niemand schien zu wissen, ob es mir schon besser ging, oder wenn ja, wollte man es mir nicht sagen. Ich fand den Unwillen der Ärzte, sich verbindlich dazu zu äußern, unglaublich frustrierend. Wenn ich sie dazu drängte, sagten die Physiotherapeuten immer nur, daß sie ein »Flackern« erkennen konnten. Ich war imstande, mein linkes Bein zu belasten. Mit ein bißchen Glück – »vielleicht« – würde ich bald wieder gehen können. Meine Artikulation war noch immer undeutlich, und das Sprechen war mühsam. Aber zumindest hatte ich nicht mehr die ganz schlimmen Schmerzen, die mir anfangs soviel angst gemacht hatten. Ich fragte mich, ob die Kopfschmerzen irgendwie mit meiner Genesung zusammenhingen. An manchen Tagen hatte ich Schmerzen in den Beinen, als ob ich längere Zeit sehr beengt irgendwo gesessen hätte. Trotz allem, was Dr. Lees beteuert hatte, nachdem ich anfangs ins National Hospital eingeliefert worden war, fürchtete ich mich vor Kopfschmerzen, gleich welcher Art. War ein zweiter Schlaganfall im Anzug? Waren das die Vorboten eines diesmal tödlichen Schlaganfalls? Ich glaube, Sarah ging es genauso wie mir.

Die Zeit empfand ich jetzt anders als in früheren Tagen. Ich war vielen Menschen nähergebracht worden, einschließlich Sarah, die ich ohnehin liebte, die aber jetzt völlig unentbehrlich geworden war. Mir wurde auch manches bewußt, wovon ich nichts geahnt hatte; ich war an Erfahrung reicher. Ansonsten hatte ich mich nicht sehr verändert – ich sah eigentlich genauso aus wie vorher und fühlte mich noch einigermaßen jung, wenn auch oft furchtbar frustriert. Wenn ich tatsächlich dem Tod ins Auge gesehen hatte, wußte ich, daß es sehr viel schlimmer hätte ablaufen können. Also mußte es wohl eine zeitige Erinnerung gewesen sein, ein Tippen auf die Schulter, ein Räuspern, ein *memento mori*. Mir war auch, als hätte ich einen Einblick ins hohe Alter gewonnen – in die Hilflosigkeit und Abhängigkeit und das Warten darauf, daß irgend etwas passierte. Früher, in meinem »alten« Leben, war ich in jeder Gruppe immer der Jüngste gewesen; jetzt würde ich mich wahrscheinlich immer wie der Älteste fühlen, oder zumindest als derjenige mit der größten Lebenserfahrung.

Sarahs Tagebuch: Mittwoch, 20. September
»Ich habe geträumt, daß ich in einem Fahrstuhl war, der in einem Wolkenkratzer rauf- und runterschoß; er war außer Kontrolle geraten und hielt nie im richtigen Stockwerk, und ich fing an, panisch zu werden. Im Fahrstuhl war ein fremder Mann, und ich trat auf ihn zu und warf vor lauter Angst die Arme um ihn. Als der Fahrstuhl ruhiger wurde, wollte er mich weiter umarmen, aber ich wollte nicht mehr. Als der Fahrstuhl im richtigen Stockwerk hielt, stolzierte der Mann davon.
Roberts Artikulation ist jetzt nur noch dann undeutlich, wenn er zu schnell spricht. Es scheint nur die Atmung zu sein, die noch angegriffen ist – am Ende seiner Sätze ringt er immer nach Luft –, aber es ist entmutigend für ihn und schwer für mich, weil ich unbedingt will, daß alles wieder in Ordnung kommt. Er ruft mich auf unserer besonderen Nummer bei der Arbeit an, und ich freue mich so, aber wenn er sich dann nur so schlecht verständlich machen kann, bricht es mir das Herz.«
Der Alltag ging weiter: Frühstück um 8.00 Uhr (Müsli, Grapefruit und Kaffee), dann duschen und rasieren, zurück in den

Rollstuhl, anziehen und fönen, dann im Rollstuhl sitzen und Notizen machen und auf den Beginn der Physiotherapie warten. Meine Stimmung fuhr Achterbahn: eines Morgens, als ich gerade aus der Dusche kam, verkrachte ich mich mit Catherine, meiner Beschäftigungstherapeutin. Sie war gekommen, um meine kläglichen Anziehversuche unter die Lupe zu nehmen (um herauszufinden, wann ich wieder nach Hause konnte), und die Art und Weise, mir zuzusehen, wie ich mich in meine Kleidung quälte, ohne mir ihre Hilfe anzubieten, machte mich verrückt. Das war wieder so ein Beispiel von »Liebesmühe«, und es brachte mich schier zur Raserei.

Catherine: »Wir sind ein bißchen besorgt, daß Sie ihre rechte Seite zu sehr beanspruchen.«

Ich: »Wer sind wir?«

Catherine: »Die Schwestern.«

Ich: »Aber es sind immer unterschiedliche Schwestern. Wie in aller Welt sollen die das beurteilen können?«

Catherine (abwehrend): »Davina ist sehr besorgt, daß Sie ihre rechte Seite zu sehr beanspruchen.«

Ich: »Davon hat sie mir nie etwas gesagt. Und was meinen Sie mit ›meine rechte Seite zu sehr beanspruchen‹? Ich habe nur meine rechte Seite.«

Ich versank in wütendes Schweigen. Es kam mir vor, als ob ich wie ein Idiot oder wie ein Kind behandelt worden sei. Danach kühlte unsere Beziehung merklich ab – was gänzlich meine Schuld war. Catherine ist außerordentlich kompetent auf ihrem Gebiet. Nachdem ich das in mein Tagebuch notiert hatte, ging es mir besser und ich fügte als P. S. hinzu: »Gott sei Dank gibt es Davina!« Schließlich schaute Dr. Greenwood herein, und ich war gerettet. Er schien zu spüren, wie übelgelaunt ich war. Greenwood und ich sprachen dann über a) meine Stimmung und b) die Möglichkeiten einer Psychotherapie. Ich erwähnte noch einmal meine Freundschaft mit Adam Philipps, betonte aber, daß ich eigentlich dagegen war, einen Seelenklempner aufzusuchen: ich konnte mir nicht vorstellen, über was wir uns unterhalten würden, oder wie er mir weiterhelfen sollte. Ich wußte, daß ich wütend und deprimiert sein durfte über meine Situation, aber wenn ich tatsächlich wütend wurde, war meine Wut sehr allgemein, und ich war auch gar nicht ständig wütend, sondern immer dann, wenn ich frustriert war. Im großen und ganzen, sagte ich, hätte ich mein Los akzeptiert und versuchte, mit meinem Behinderungen zurechtzukommen. Ich wiederholte, daß ich nicht einsah, wie mir eine Therapie helfen sollte. Greenwood sagte, daß wir kurz vor einer ausnehmend schwierigen Phase stünden, die ganz typisch sei bei der Genesung von Schlaganfall-Patienten. Er nahm es damit ziemlich genau und betonte, daß Sarah, die mir am nächsten stand, während dieser Zeit auf eine genauso harte Probe gestellt würde wie ich selbst. Er war klug und nüchtern und eine große Hilfe. Ich schenkte ihm inzwischen mein uneingeschränktes Vertrauen; und ich war wild entschlossen, diese Phase durchzustehen, ohne von Depressionen und Hoffnungslosigkeit übermannt zu werden.

Sarahs Tagebuch: Donnerstag, 21. September
»Ich sehe Robert bei der Physiotherapie zu und bekomme Angst, wenn Davina etwas sagt wie: ›Mit dem Knie klappt's noch nicht richtig.‹ Was heißt das? Immer noch nichts in seinem Arm, und Davina meint, wenn er überhaupt wieder funktioniert, könne das noch Monate dauern, und man solle auf gar keinen Fall von einem Tag auf den anderen ein Wunder erwarten. Robert kann herumschlurfen, wenn er einen riesigen Verband trägt, der sein Bein stützt, und wenn Davina hinter ihm herläuft und seine Taille festhält. Er war in letzter Zeit sehr mürrisch und hat mich oft angeherrscht. Ich bin ganz schön deprimiert. Dr. Greenwood sagte, daß wir am Anfang der wahrscheinlich schwierigsten Phase stünden, denn je mehr Fortschritte Robert macht, desto mehr wird er sich über das ärgern, was er noch nicht kann.«

Wenn ich nachts nicht schlafen konnte, wenn ich den Licht-streifen unter der Tür beobachtete und auf den nächsten Mor-gen wartete, quälten mich Zukunftsängste. Vielleicht war das ein Zeichen, daß es mir endlich besser ging. Das Leben bewegte sich Schritt für Schritt endlich wieder auf die Normalität zu; die Aussicht, nach Hause zu kommen, schien immer näher zu rücken. Ich konnte inzwischen schon fast wieder laufen, nur meinen linken Fuß zog ich hinterher, weil er noch nicht genug Kraft hatte und die Muskeln am Fußgelenk noch nicht gehor-chen wollten. Wie Sarah notierte, wurde ich immer frustrierter, je besser es mir ging.

Meine Haare mußten geschnitten werden. Morgens brauchte ich immer länger, um sie zu trocknen, und dann ging mir auf – ein ernüchternder Gedanke –, daß ich kurz vor meiner Hochzeit das letzte Mal beim Friseur gewesen war. Wenn ich diese langen, eigenartigen Wochen seit unserer Hochzeit in Gedanken vor-überziehen ließ – unsere Flitterwochen in Marokko, die ersten gemeinsamen Tage in London, das Fest, das wir für den Teil un-serer Freunde gaben, die es nicht nach Philadelphia geschafft hatten –, fiel mir auf, wie gut wir es gehabt hatten. Ich fühlte mich Sarah jetzt so nah und hoffte, daß wir uns noch näher sein würden, wenn wir erst wieder zu Hause waren. Ich bin sicher, daß diese Erfahrung für unsere Ehe auf lange Sicht sehr gut war, und wir sagten oft zueinander, wenn wir das erst einmal über-standen hätten, würden wir alles überstehen.

Die Ankunft Dr. Zhus war das nächste aufregende Ereignis. Er wirkte ausnehmend chinesisch und trug ein sehr schlichtes grüngraues Hemd, ein schwarzes Tweedjackett und dunkelgrüne Wollhosen. Kaum war er angekommen, holte er einen Artikel aus der Times über seine Arbeit hervor, ähnlich wie ein Autor, der einem die Rezensionen zu seinen letzten Büchern auf den Tisch legt. Das fanden Sarah und ich überaus amüsant. Er bat die Schwester, für uns eine Kopie des Artikels anzufertigen. Ich legte mich in Unterhosen aufs Bett und schloß die Augen, und dann, sehr plötzlich, sagte er mir, er habe gerade eine Nadel in meinen Arm gesteckt. Ich hatte nichts gespürt. Ich wurde ein bißchen unruhig, zwang mich aber dazu, geduldig liegen zu bleiben. Nach all dem, was ich im National Hospital erlebt hatte, schienen Dr. Zhus Nadeln vergleichsweise harmlos. Millionen von Menschen unterzogen sich dieser Art von Behandlung – es gab keinerlei Grund zur Besorgnis. Die Akupunktur selbst fühlte sich an wie eine Reihe winziger Mückenstiche. Dr. Zhu steckte mir zwei oder drei Nadeln in den Arm, einige ins linke Bein und Fußgelenk, eine weitere in meinen Bauch und eine in den Kopf, was schon ein bißchen beklemmender war. Nach ungefähr zwanzig Minuten entfernte er die Nadeln wieder. Ich war danach sehr träge und müde und fragte mich, ob das wohl mit der Akupunktur zusammenhing. Dr. Zhu meinte, er würde am Dienstag wiederkommen und dann wieder am Samstag. Am Abend nach seinem ersten Besuch bildete ich mir ein, daß ich ein leichtes Prickeln im rechten Arm verspürte – vermutlich hatte die Akupunktur ihre Wirkung getan.

Sarahs Tagebuch: Montag, 25. September
»Ein gutes Wochenende. Dr. Zhu, der lustige kleine Akupunkteur in schwarzem Jackett und Krawatte, kam vorbei und steckte kleine Nadeln überall in R.s linke Seite. Er meinte, der Schlaganfall hätte R.s Körper aus dem Gleichgewicht gebracht, und es ginge jetzt darum, das Gleichgewicht wiederherzustellen. Wie das mit mickrigen Nadeln gehen soll, mit denen man eigentlich eher Knöpfe annäht, ist mir schleierhaft, aber was soll's. Wenn ich ihn stütze, kann Robert ein paar Schritte gehen. Wir verstehen uns wieder viel besser – ich fauche einfach zurück, und er weiß genau, daß ich schlechtes Benehmen nicht dulden werde. Ich sehe einen schmalen Streifen Licht am Ende eines sehr langen und sehr dunklen Tunnels. Bald wird Robert die Wochenenden zu Hause verbringen dürfen. Große Umstellung – er wird die Treppen hochkriechen und ins Bad humpeln müssen und ständig müde sein, aber allein das ist schon ein Riesenfortschritt.«

Endlich unterhielt ich mich wie geplant mit Alan Philipps über eine Psychotherapie. Er gab zu bedenken, daß die Krankenhäuser heutzutage alle ganz wild auf Psychotherapien seien; statt dessen aber würde er mir raten, lieber abzuwarten, bis ich wirklich das Verlangen danach hätte und bestätigte mich damit nur in meiner Meinung. Ich glaube, Sarah war es völlig unverständlich, weshalb ich mich derartig dagegen sträubte, psychoanalytische Hilfe in Anspruch zu nehmen, aber solche Art Hilfe ist mir als Engländer fremd, und außerdem fand ich, daß sich ohnehin schon genügend Leute mit meinen Bedürfnissen befaßten. Dank der Physiotherapie, an der ich jetzt mit größerem Eifer teilnahm, lernte ich, die Krankenhaustreppen zu bewältigen und mich langsam auf zwei Beinen sicherer zu fühlen.

Zu den innovativen Methoden der Rehabilitation im Devonshire Hospital zählte die Arbeit mit der Videokamera. Ich besitze noch immer die VHS-Kassette mit den erbärmlichen Gehversuchen, die ich in diesen Wochen unternahm. Wenn ich sie mir jetzt ansehe, kann ich kaum glauben, derartig geschwächt und hilflos gewesen zu sein, und ich bin schockiert darüber, wie sehr mir die Verzweiflung ins Gesicht geschrieben steht.

Wie schön wäre es doch, überlegte ich, wieder zu Hause zu sein, wo ich unabhängiger sein würde. Ich fühlte mich inzwischen innerlich gestärkt und hatte den Krankenhaus-/Knastalltag gründlich satt. Es fiel mir unendlich schwer, morgens aus dem Bett zu kommen. Ich hing nur noch in den Seilen. Das tägliche Duschen und Rasieren war für mich der reinste Terror, und ich sehnte mich nach einem langen, heißen Bad.

Gegen Ende September fing ich an, ohne Unterstützung zu laufen, aber mein linkes Bein schlug immer wieder aus und ich hatte Schwierigkeiten, mein Gleichgewicht zu halten. Ich war etwa einen Monat im Devonshire Hospital, als Dr. Greenwood meine sämtlichen Physiotherapeuten zu einer Sitzung zusammenrief.

Sarahs Tagebuch: Mittwoch, 27. September

»Gestern abend hatten wir eine Besprechung, bei der alle Therapeuten herumsaßen und sich über den Patienten austauschten. Sie sind alle so verstockt. Dr. Greenwood meinte, Roberts Arm würde nicht wieder funktionieren. Ich war kurz davor, ihm zu entgegnen, daß er sich irrte. Wir saßen alle da und warteten auf Robert, und er kam mit Davina herein, zwar noch ein bißchen wacklig, aber in einem triumphalen Auftritt, der laut zu verkünden schien: »Egal was ihr sagt – seht her, was ich geschafft habe.« Ich freute mich so sehr, und wir lachten alle gemeinsam über Roberts Schuhe. Er ist hervorragender Laune, jetzt wo er wieder zu laufen begonnen hat. Das Leben sieht auf einmal so rosig aus, und ich fühle mich, als ob ich langsam auftaue und wieder in die Welt zurückkehre.«

Chris Cunningham, eine irische Krankenschwester, kümmerte sich während dieser Phase meiner Genesung um mich, und sie wuchs mir bald sehr ans Herz. Sie war freundlich, klug und sehr ermunternd. Jeden Morgen vollführte sie mit mir einen »Pantoffeltanz«, wie sie es nannte, bis ins Badezimmer. »Sagen Sie bloß Davina nichts davon«, sagte sie jedesmal. Es war ein bißchen aufregend, heimlich in meinem Zimmer herumzulaufen; ich hatte zwar ständig Angst, umzufallen, aber es machte Spaß, mit Chris ein kleines Geheimnis zu teilen, und ich freute mich immer darauf, sie morgens zu sehen. Dr. Zhu, der jetzt dreimal pro Woche auftauchte, war immer sehr gelassen und sehr professionell. Er steckte mir Nadeln in den Arm, ins Bein, in den Bauch und schließlich in den Kopf. Die letzte Nadel war immer unangenehm, obwohl ich nie sehr viel mehr spürte als ein kleines Stechen, wie bei einem Mückenstich. Nachdem er sich ein paar Minuten lang über mich gebeugt hatte, trat er ein Stück zur Seite und zählte eins-zwei-drei, bis 15, und dann ging es weiter mit den Nadeln. Irgendwann war er fertig, und ich lag da und war sehr schläfrig. Dr. Zhu wollte wissen, ob ich spürte, wie die Energie durch mein linkes Bein strömte. Um ihn zu ermutigen, sagte ich »ja«, obwohl ich in Wirklichkeit nur die ständig schmerzenden Muskeln und Knochen spürte. Es schien eigentlich eher gar nichts zu passieren, dabei war es Tatsache, daß ich seit seinem ersten Besuch viel sicherer auf meinem linken Bein lief – vielleicht lag es ja wirklich an der Akupunktur. Wer weiß? Ich zog Davina immer mit Dr. Zhus außergewöhnlichen Fähigkeiten auf, und in ihrer Abteilung redeten bald alle von ihm. (Dr. Zhu behandelte mich ungefähr drei Monate lang. Sarah und ich gewannen ihn sehr lieb; irgendwann erfuhren wir, daß er aus Shanghai geflohen war, um im Westen zu leben. Als wir gerade anfingen, ihn zu bemitleiden, weil er ein Leben im britischen Exil führen mußte, erfuhren wir, daß er eine wunderschöne walisische Freundin hatte, mir der er verlobt war.)

Je mehr ich über meine wiederkehrende Bewegungsfreiheit nachdachte, desto mehr achtete ich, wenn ich Fernsehen schaute, darauf, was die Menschen mit ihren Armen und Beinen anstellten. Selbst wenn ich heute im Fernsehen Sportler sehe, betrachte ich ihre leichten und geschmeidigen Bewegungen mit einer Art sehnsüchtigem Neid. So weit die Außenwelt informiert war, rang ich allerdings noch immer mit dem Tod. Hin und wieder erreichte mich ein Brief von draußen, den ich nicht begriff. Die Leute schrieben mir »Ich bete für dich«. Was in aller Welt sollte das nun wieder bedeuten? Diese Menschen waren offenbar gläubig oder behaupteten es zumindest – aber was sollte mir das nutzen? Sei's drum. Beim Beten geht es, soweit ich das sehe, nicht um Antworten, sondern Fragen. Man betet, um die Sorgen loszuwerden, die einem auf der Seele lasten. Nicht zum ersten Mal kam mir mein Zimmer vor wie eine Mönchszelle. Wie groß war das Zimmer jetzt? Drei mal drei Meter vielleicht. Ist das die Größe einer Zelle? Ich war inzwischen wirklich viel besserer Stimmung, ich war ruhiger und philosophierte vor mich hin. Das Ende, das heißt, nach Hause zu kommen, war in Aussicht, auch wenn ich dann lernen mußte, kürzer zu treten.

ZWÖLFTES KAPITEL
Langsamkeit
28. bis 7. Oktober

»Du kriegst es nie hin, wenn du nicht langsamer machst.«
Paul Auster, *Smoke*

I n Vorbereitung auf die nächste Stufe meiner Genesung, die bei mir zu Hause stattfinden würde, ließ mich Davina in unser Haus in der St. Peter's Street bringen, um herauszufinden, wie gut ich die Treppen bewältigen und als »Behinderter« die Schwierigkeiten des häuslichen Lebens meistern konnte. Eines frühen Morgens fuhr Davina mich im Wagen des Devonshire Hospital nach Islington. Ich lotste sie die vertrauten Schleichwege entlang und genoß die krummen und verwinkelten Straßen, die Dickens in seinen Romanen auf so unvergeßliche Weise geschildert hatte; nachdem ich so lange eingesperrt gewesen war, fand ich es ungeheuer aufregend, all das wiederzusehen. Die Ebereschen in der Danbury Street standen voller Früchte, und die Herbstsonne tauchte die stuckverzierten Häuserfassaden Islingtons in herrliches Licht. Am Haus Nr. 41 wartete Sarah auf uns. Zu meinem Erstaunen stellte ich fest, daß ich mit Davinas Hilfe, wenn auch noch sehr langsam und wacklig, über den Gehweg zum Haus und die Treppen hinauf zur Haustür laufen konnte. Es schienen Jahre vergangen zu sein, seitdem ich hier von Sanitätern hinausgetragen worden war. Noch immer aufrecht, schaffte ich es bis ins Erdgeschoß und setzte mich hin.

Drinnen war es kalt und schattig. Es war eigenartig und beunruhigend, wieder in demselben Zimmer zu sein, in dem ich an jenem Samstag so lange am Boden gelegen hatte; und es war alles andere als leicht, die Erinnerung an dieses schreckliche Erlebnis abzuschütteln.

Wir saßen da und tranken frisch aufgebrühten Kaffee (ein unvorstellbarer Luxus für mich) und spielten die Möglichkeiten meiner Rückkehr nach Hause durch. Am schwierigsten würde sich das An- und Ausziehen und das Baden gestalten. Nachdem sich Davina das ganze Haus angesehen und wegen eines Geländers für die Treppe und Badewanne Maß genommen hatte, fuhren wir schließlich wieder zurück in die Klinik, und kaum angekommen, war ich auf einmal unendlich müde.

Neun Wochen lang war ich außer Gefecht gesetzt gewesen. Relativ geschen war das nicht sehr lange. Bald, vielleicht schon am nächsten Wochenende, würde ich nach Hause kommen. Dr. Greenwood empfahl mir jetzt eine tägliche Dosis Aspirin (75 mg), um mein Blut zu verdünnen. Nur prophylaktisch, versicherte er mir. Während der Tag meiner Abreise immer näher rückte, sank meine Stimmung wieder, und wie besessen dachte ich an nichts anderes als an meine Entlassung. Mir fiel auf, daß mein Klinikaufenthalt, bis ich tatsächlich entlassen wurde, genau die Dauer eines englischen Schultrimesters, nämlich 12 Wochen, betragen haben würde. Ich konnte es kaum erwarten, frei zu sein: jeder Tag schien mir länger und langweiliger als der Tag zuvor, und, um die Zeit totzuschlagen, schaute ich noch mehr Fernsehen. Eine der Nachwirkungen meines Schlaganfalls ist, daß ich mehr oder weniger fernsehsüchtig geworden bin – wo ich doch früher immer aufs Fernsehen geschimpft hatte.

Sarahs Tagebuch: Montag, 2. Oktober

»Robert macht wirklich gute und stetige Fortschritte: er kann ohne Hilfe laufen, wenn er weiß, daß er sich notfalls irgendwo festhalten kann, und wenn er seinen Verband [um das linke Fußgelenk] trägt, der wie eine Schiene wirkt, kann er sogar Treppen steigen. Er zieht mit einem Ruck sein Bein nach vorne und muß überlegen, wo er es hinsetzen und wie es sein Gewicht tragen soll, während er den nächsten Schritt tut. Sein Knie und sein Fußgelenk sind aber noch schwach. Er ist immer sehr müde, und ich mache mir Sorgen, daß er in Zukunft immer müde sein wird. Mit seinem Arm ist nicht viel los; Catherine, die Beschäftigungstherapeutin, gab mir eine Art Miniaturvibrator und zeigte mir, wie ich damit Roberts Arm stimulieren kann. Man reibt das Maschinchen 30 Mal hintereinander an verschiedenen Stellen hin und her. Es ist batteriebetrieben, so besteht nicht die Gefahr, daß man einen Stromschlag bekommt. Wir bereiteten uns also darauf vor, Robert nach Hause zu holen. Er meint, er mache sich Sorgen, zu Hause zu sein und dann viel weniger tun zu können als früher. Aber nicht wirklich so viel weniger, denke ich, wenn ich gerade zuversichtlich bin. Er wird keine Gläser öffnen oder Einkaufstüten tragen oder sich mühelos anziehen können, aber er kann arbeiten und Auto fahren (hoffen wir zumindest) und lesen und schreiben und denken und mit mir schlafen, und es wird genauso sein wie immer. Gestern verbrachten wir den ganzen Tag zu Hause, und es war herrlich.

Eine Firma ist gekommen und hat ein Treppengeländer eingebaut, an dem sich Robert festhalten kann, und sie haben Stufen im Badezimmer installiert. 700 Pfund hat es gekostet; es sieht aber nicht allzu schrecklich behindertengerecht aus, das Geländer ist aus schönem Holz, das sogar einigermaßen zu unserem paßt. Robert ist noch immer sehr müde, und je näher der Tag der Heimkehr heranrückt (nächste Woche, glauben wir), desto ungehaltener wird er, einerseits weil sein Klinikaufenthalt endlich überstanden ist, und andererseits, weil er sich ein bißchen davor fürchtet, nach Hause zu kommen. Ich habe mitbekommen, wie er ein paarmal wirklich die Beherrschung verloren hat, dann knallt er seinen Arm auf den Tisch und explodiert förmlich. Zu solchen ›Ausrastern‹ kann es kommen, wenn ich aus Versehen ein Glas Orangensaft fallen lasse oder weil er irgend etwas wieder nicht geschafft hat, aber es ist jedesmal beängstigend. Ich weiß, daran ist nur seine Krankheit schuld. Aber ich bekomme es trotzdem ganz schön mit der Angst zu tun.

Auch ich bin manchmal unbeherrscht. Aber es gibt auch gute Momente, und gute Stunden, und gute Tage, und im allgemeinen ist Robert sehr rührend und tapfer. Bestimmt wird das Nach-Hause-Kommen gar nicht so schlimm, wie ich befürchte. Dennoch habe ich wieder von Morden geträumt – letzte Nacht war es Mom, die irgendjemanden ermordet hatte, aber irgendwie war auch ich schuldig. Schon zum dritten Mal träumte ich, ich sei eine Mörderin gewesen und keiner hätte davon etwas geahnt. Robert wird in seinem Schuh eine orthopädische Schiene aus Plastik tragen müssen, die ihm bis zum Knie reicht. Damit soll sein Fußgelenk gestützt werden, das noch immer sehr schwach ist. Er wird vielleicht einen Stock benutzen müssen, auch wenn dadurch eventuell alles nur komplizierter wird, da man zusätzlich auch noch daran denken müsse und aus dem Gleichgewicht komme und die Muskeln falsch anstrenge, meint Davina. Er kann jetzt alleine ganz, ganz langsam quer durchs Zimmer zum Badezimmer gehen – abends brauchen wir keinen Rollstuhl mehr.

Die Familien von Schlaganfall-Patienten werden meistens vergessen. Dabei haben die natürlich auch ihre Launen und ihren eigenen Zyklus der Genesung, um sich an alles neu zu gewöhnen.«

Sarahs Tagebuch: Dienstag, 3. Oktober

»Aus irgendeinem Grund war es schwieriger, als ich dachte, sich auf seinen gelähmten linken Arm einzustellen, der überhaupt nicht funktioniert. Es ist fast, als ob alles in seinem Arm zusammengeballt wäre; daß er nicht funktioniert, symbolisiert alles Schreckliche dieser ganzen Sache. Es heißt, man durchlaufe eine Phase, in der man um seine verlorenen Kräfte trauert. Vielleicht habe ich das bislang noch aufgeschoben und muß mich jetzt, da er nach Hause kommt, endlich damit abfinden, wie es ist. Armer Robert. Er tut mir so leid. Aber ich tue mir auch selbst leid und weiß mit dieser Situation gar nicht umzugehen.«

Sarah hatte recht, als sie meinen linken Arm als die Ursache des ganzen Ärgers und der Verzweiflung identifizierte. Obwohl er leblos war, konnte ich ihn dennoch spüren: manchmal bereitete er mir wahre Qualen. Zudem hatte sich eine Schwellung (Bursa) am linken Ellenbogen gebildet, der sehr empfindlich geworden war und an dem ich mich oft verletzte. Immer wenn ich aus Versehen mit meinem Arm irgendwo anstieß, wurde ich furchtbar wütend, weil es so unglaublich weh tat.

Endlich durfte ich nach Hause. Mittags an jenem Tag, dem 5. Oktober, rief Greenwoods Büro an, und man sagte mir, daß ich noch zwei Stunden länger warten müsse, damit sich ein Arzt meine Schwellung ansehen könne. Das hieß, daß wir bis 18.00 Uhr warten und das Taxi für 18.30 Uhr bestellen mußten. Natürlich war um 18.30 Uhr kein Arzt weit und breit, und unten wartete das Taxi. Die Verzögerung war entsetzlich nervenaufreibend; ich wollte nur noch weg.

Endlich, gegen 18.45, tauchte der Arzt auf, ein gewisser Mr. Huskisson. Er warf einen Blick auf meinen Arm und sagte, daß man sich nicht weiter darum zu kümmern brauche, es sei eine gutartige Schwellung, kein Grund zur Besorgnis. Und das war's. Er war sehr munter, fachmännisch und nüchtern. Es war überaus merkwürdig, daß plötzlich, nach so vielen Wochen zermürbender Einsilbigkeit von seiten der Ärzte, jemand vor mir stand, der genau wußte, was mir fehlte, und der, falls es nötig gewesen wäre, ganz gezielt das entsprechende Medikament verschrieben hätte. Plötzlich funktionierte er wieder, der Vertrag zwischen Arzt und Patient, den ich so viele Wochen lang vermißt hatte.

Anschließend also humpelte ich unter größten Anstrengungen zum Fahrstuhl der dritten Etage und verabschiedete mich im Vorbeigehen bei den Schwestern. Unten bewältigte ich langsam den Weg zum Taxi, dessen irakischer Fahrer selbst vor kurzem eine komplizierte Rückenoperation überstanden hatte. Es war aufregend, wieder in einem normalen Auto zu sitzen und durch den dichten Verkehr Londons zu fahren. Ich genoß sogar den Stau in der Marylebone Road und sah interessiert den Büroangestellten nach, die durch die Dunkelheit in Richtung Euston Station eilten. Wir fuhren die Pentonville Road hinauf, bogen in die Upper Street ein, während Sarah, die sofort eine Story gewittert hatte, vorne vom Beifahrersitz aus mit dem Taxifahrer über dessen Krankheitsgeschichte plauderte. Dann fuhren wir also die Upper Street entlang, schlängelten uns durch die Essex Road, bogen rechts in die St. Peter's Street ein und plötzlich war ich zu Hause und lief den Fußweg hinunter, während der irakische Taxifahrer hinter mir herging und mein Gepäck schleppte, und es war genauso, als käme ich gerade von einer langen Reise wieder.

Wir gingen zusammen ins Wohnzimmer, setzten uns und öffneten den Champagner, den S. [ein Freund] uns ins Devonshire Hospital mitgebracht hatte, und dann stießen wir auf die Zukunft an. Ich war ausgelassen und bester Stimmung und unglaublich erleichtert, endlich aus der Klinik entlassen worden zu sein – und nichts deutete darauf hin, daß ich zurück mußte. Dann aßen wir zu Abend und gingen ins Bett. Es war ein langersehnter, fast unvorstellbarer Luxus, auf unserem Doppelbett zu liegen, sich auszustrecken und sich endlich nicht mehr so zusammengepfercht zu fühlen wie in den letzten Wochen.

Als ich im Bett auf dem Rücken lag und an die Decke sah, mußte ich wieder an den Tag denken, an dem alles passiert war, und ich sinnierte über das Wesen der Zeit nach. In gewisser Weise war diese ganze Sache wie ein Satzzeichen, eingeführt inmitten meines Lebens. Jahrelang hatte ich frei und ungebunden gelebt. Ich war unabhängig gewesen, hatte tun können, was ich wollte, und war nach Herzenslust in der Welt herumgereist. Jetzt brauchte ich bei allem Hilfe, selbst beim Anziehen und beim Waschen, und das Haus zu verlassen war ein kaum vorstellbarer, fast schon erschreckender Gedanke.

Die Bedeutung eines Schlaganfalls im Leben eines normalen Menschen kann vermutlich gar nicht hoch genug eingeschätzt werden. Es ist ein Ereignis, das einem wie wenig anderes an die Substanz geht. Erstens findet der Schlaganfall im Gehirn statt, das, ohne jetzt übertrieben philosophisch sein zu wollen, das Kontrollzentrum unseres Selbst ist. Das Gehirn ist man selbst, es formt den Charakter, die Fähigkeiten, das Temperament. Wenn das alles versagt, bleibt die Frage: Was war der Grund dafür? Die Ärzte untersuchen das Blut und die Adern und Arterien und messen den Cholesterinspiegel, aber das ist schließlich, wie ein Freund sehr passend formulierte, »nur das Rohrleitungssystem«. Man selbst – dieses Selbst, das den inneren Tumult überstanden hat – stellt sich immer wieder die Frage: Warum? Zuvor hat man schon gefragt: Was habe ich da erlebt? Was bedeutet es? Und prompt landet man wieder bei der Frage: Warum?

Da die Ärzte in meinem Fall keine zuverlässige Erklärung für meinen Schlaganfall finden konnten, kam ich zu dem Schluß, daß er das Ergebnis einer tiefen inneren Unzufriedenheit mit meinen Zielen und Bestrebungen und auch mit meinen Erfolgen war. Vor dem Schlaganfall hatte ich in meinem Berufsleben einen Punkt erreicht, an dem ich buchstäblich nicht weiterkam. Also war der Schlaganfall ein körperliches Satzzeichen, eine Mahnung, ein Wink meines Körpers an mich, einmal Pause zu machen und Bilanz zu ziehen. Was ich brauchte, war eine Zeit der Ruhe. Ich mußte, wie es im Psychojargon heißt, wieder zu mir selbst finden, und womöglich – wer weiß? – war das nur durch einen schweren körperlichen Zusammenbruch möglich gewesen.

Jedenfalls war es großartig, zu Hause zu sein. Ich konnte aus dem Fenster blicken und Bäume sehen und herbstliche Blätter und blauen Himmel und Menschen, die vorbeiliefen. Ich konnte mich mit ein wenig Mühe entweder unten oder oben aufhalten. Aus irgendeinem Grund empfand ich die Vorstellung, ganz hinunter bis in die Küche zu laufen, als zu anstrengend. Aber ich konnte mich hinaufschleppen in mein sonnendurchflutetes Arbeitszimmer und an meinem Schreibtisch sitzen, schreiben und das Gefühl haben, mich mitteilen zu können, und das war sehr beglückend. Vor lauter Neugier auf die Außenwelt entwickelte ich ein großes Interesse für die Leute, die gegenüber von unserem kleinen Garten wohnten. Ich entwickelte eine Art *Fenster zum Hof*-Syndrom und sah ihnen ständig zu, wie sie durchs Haus liefen. Erst ein paar Monate später, als ich mich mit größerer Leichtigkeit von einem Punkt zum anderen bewegen konnte, verlor ich den Drang, wie gebannt über die Dächer hinwegzustarren und heimlich anderen Menschen bei ihrem Leben zuzusehen.

Wie verlief diese Phase meiner Genesung? Zunächst war es eine kolossale Erleichterung, wieder zu Hause zu sein, ein Meilenstein in meiner langsamen Rückkehr in die Welt, die mir abhanden gekommen war; aber dann setzten auch schon wieder die Depressionen ein. Ich beschäftigte mich immer mehr mit meinen Behinderungen und wurde immer frustrierter. Und doch gab es, objektiv betrachtet, eine ganze Menge, wofür ich dankbar sein konnte. Während der ersten Monate meiner Genesungszeit stellte ich fest, daß ich vieles tat, von dem ich im August noch geglaubt hatte, es nie wieder tun zu können. Ich rief jemanden aus einer Telefonzelle an. Ich fuhr mit dem Zug. Ich reiste mit dem Flugzeug. Ich ging schwimmen. Ich bestellte im Lokal ein Essen. Ich schlief mit meiner Frau. In den darauffolgenden Monaten fuhr ich fort, mir die Welt zurückzuerobern. Ich besuchte die Oper (*Don Giovanni*). Ich ging allein zum Briefkasten. Ich bekam meinen Führerschein zurück. Ich vereinbarte einen Friseurtermin und ging hin. Ich fuhr mit der Londoner U-Bahn (ein Horrorerlebnis). Ich ging zum Zahnarzt. Langsam gewann ich die Einzelteile meines Lebens wieder, Stück für Stück, als ob ich ein Puzzle zusammensetzte. Aber es ging alles immer nur und ausschließlich langsam.

Sechs Monate vorher war ich in derselben Zeit, die ich jetzt brauche, um diesen Satz zu tippen, schnell über die Straße zum Briefkasten gesprungen. Nach meinem Klinikaufenthalt mußte ich, um die Straße zu überqueren, mich von meinem Stuhl erheben, meinen Stock suchen, zur Haustür humpeln (sagen wir, drei Minuten), die Treppen hinunterkommen, um auf die

Straße zu gelangen (zirka fünf Minuten), dann zurückhumpeln und auf dem Sofa im Wohnzimmer zusammenbrechen, als ob ich gerade einen Marathon gelaufen wäre. Jeden Tag wurde ich aufs neue unmißverständlich darauf hingewiesen, daß es da draußen eine Welt gab, an der ich nicht genauso teilnehmen konnte wie alle anderen. Und es gelang mir sogar, mit meiner neuen Einstellung gegenüber den Dingen, »na wenn schon« zu denken. Ein spürbarer Effekt meiner Krankheit war, daß ich jetzt mit sehr viel mehr Gelassenheit auf die Widrigkeiten des Alltags reagieren kann.

In meinem »alten« Leben als gesunder Mensch hatte ich keinerlei Verantwortung gehabt. Jahrelang war mir meine Freiheit über alles gegangen. Ich sah damals hinauf in den Himmel, wo die Flugzeuge über London kreisten, und sagte mir: »Es gibt keinen Grund, warum ich nicht schon in einer Stunde in einem Flugzeug sitzen und hinfliegen sollte, wohin ich will.« Ich schwelgte in Fluchtphantasien. Psychologisch gesprochen trug ich immer einen Reisepaß und eine Brieftasche voller internationaler Kreditkarten bei mir. Vor meinem Schlaganfall war ich unzufrieden gewesen mit meinem Los; im Krankenhaus erkannte ich, daß ich von meiner eigenen Abenteuerlust übertölpelt worden war. Wieder reiste ich in unerforschtes Gebiet: aber das Gebiet war ich selbst. Mein Paß lag jetzt in einer Schublade, und ich hatte seit vier Monaten nicht einmal hier im Inland meine Kreditkarte benutzt.

In meinem neuen und verletzbaren Zustand war ich auf einmal völlig abhängig von meiner Frau, und wir kamen uns so nah, wie wir uns andernfalls womöglich erst nach Jahren gekommen wären. Sarah, die mich unter anderem deshalb geheiratet hatte, sagt sie, weil sie in mir einen Menschen sah, der »stark und voller Lebenskraft« war, erlebte mich jetzt schwach und hilflos. Das war für uns beide nicht leicht und erforderte ein ständiges Umdenken. Als ich frisch aus der Klinik nach Hause kam, brauchte ich Sarah für so viele profane alltägliche Verrichtungen: sie mußte mir morgens in die Badewanne helfen, sie mußte unser

Bett machen, sie mußte mir mit meiner Kleidung helfen. Im Prinzip konnte ich mich selbst anziehen, aber praktisch gesehen war ich ohne sie aufgeschmissen: ich konnte weder eine Krawatte binden noch Manschetten zuknöpfen. Wenn endlich die Schuhe an der Reihe waren, war es Sarah, die mir erst die Socken über die Füße zog und mir danach, einschließlich meiner Schiene, die Fuß und Knöchel stützte, in die Schuhe half, ehe sie die Schnürsenkel zuband. Wenn mit der Morgenpost Arztrechnungen kamen, war Sarah es, die einen Scheck aus dem Scheckheft zog, den Umschlag zuklebte und ihn mit einer Briefmarke versah. Es war Sarah, die das Frühstück machen und fürs Abendessen einkaufen mußte. Und bei all dem mußte ich mich ständig zur Geduld zwingen.

Ich freundete mich mit der Langsamkeit an, als Begriff und auch als Lebensform. Früher waren die Leute immer beeindruckt gewesen, in welch atemberaubendem Tempo ich alle möglichen Aufgaben erledigte. Daher waren die Anfangszeit und der Vergleich mit früher natürlich sehr frustrierend. Manchmal war ich verärgert und wütend und verlor die Beherrschung. Ich mußte lernen, geduldig zu sein. Das Wort »Patient« stammt vom lateinischen Wort »patientia«, das »Duldsamkeit« bedeutet. Ein Patient ist also ein Mensch, der über längere Zeit hinweg Krankheit erduldet. Dann erst wurde mir klar, was Dr. Greenwood gemeint hatte, als er mich vor diesem Stadium der Genesung gewarnt hatte. Bei einer seiner abendlichen Visiten während meiner Klinikzeit hatte er zu mir einen Satz gesagt, den sowohl Sarah als auch ich auf unsere Situation bezogen bemerkenswert gefunden hatten: »Jetzt kommen die Stromschnellen.«

DREIZEHNTES KAPITEL
Die Stromschnellen
8. Oktober bis 12. Dezember

»Dem schwarzen Hund suche ich stets standzuhalten und hoffe, ihn beizeiten zu vertreiben, obwohl mir die Hilfe all jener, die mir einst beigestanden, verwehrt ist. Wenn ich mich erhebe, nehme ich ein einsames Frühstück, doch der schwarze Hund wartet, es mit mir zu teilen. Endlich kommt die Nacht, und einige Stunden der Unruhe und Wirrnis entlassen mich erneut in einen Tag der Einsamkeit. Was nur vermag den schwarzen Hund von meinem Quartier fernzuhalten?«

Samuel Johnson, *Brief an Mrs. Thrale, 28. Juni 1783*

I n ihrem Buch über Sylvia Plath und Ted Hughes zitiert Janet Malcolm ein Gedicht von Hughes mit dem Titel *Schaf* (das von einem Lamm handelt, das unerklärlicherweise kurz nach seiner Geburt stirbt).

»Es war nicht so
Daß es nicht hätte gedeihen können, es hatte von Geburt an
Alles, außer dem Willen –
Aber der kann brechen, so wie ein Glied.
Tod hat es mehr interessiert.
Leben konnte seine Aufmerksamkeit nicht wecken«

Janet Malcolm fährt fort: »Das Leben bekommt natürlich nie die volle Aufmerksamkeit. Der Tod bleibt immer interessant, zieht uns an, stößt uns ab. Wie der Schlaf für unseren Körper notwendig ist, scheint die Depression für unseren psychischen Haushalt notwendig zu sein. Auf geheimnisvolle Weise nährt Thanatos den Eros und bekämpft ihn gleichzeitig.«
Depression kannte man bereits in der Antike. Im 4. Jahrhundert v. Chr. prägte Hippokrates die Begriffe »melancholia« und »ma-

nia«, und an so manchem Tag schien es mir, als seien diese beiden Wörter extra für mich erfunden worden. Laut Andrew Salomon, einem Experten auf dem Gebiet, haben heutzutage zwischen 6% und 20% aller Amerikaner mit irgendeiner Ausprägung dieser Krankheit zu kämpfen. Jedenfalls hatte Dr. Greenwood vollkommen Recht gehabt. Nach meiner Entlassung aus der Klinik überkam mich erneut eine Welle von Depressionen. Das zerbrechliche Gefäß meiner Persönlichkeit wurde von allen Seiten überschwemmt und geschüttelt, und die Monate, in denen ich zu verstehen begann, daß ich nie wieder ganz derselbe sein würde wie vorher, gehören zu den schlimmsten in meinem ganzen Leben; ich war frustriert, gereizt und hatte ständig Angst, zu versagen. Obgleich ich wußte, daß alle Anzeichen der Genesung für mich sprachen, dachte ich oft: mein Leben ist vorbei. Offenbar war ich mit 42 Jahren in den Zustand eines alten Mannes mit Krückstock verwandelt worden, der nur noch zusehen konnte, wie das Leben an ihm vorüberzog, und der Vergangenheit nachtrauerte. Ich war unfeierlich im Land der Kranken abgeladen worden (für mich ist es nämlich kein »Königreich«), und erst bei meiner Ankunft an diesem fremden Ort merkte ich, was für ein herrliches Leben ich vorher geführt hatte. 40 Jahre lang hatte ich kaum jemals eine Arztpraxis betreten. Und auf einmal drehte sich alles tagtäglich nur noch um meine Gesundheit. Vor allem aber würde ich nicht eines Morgens aufwachen und plötzlich feststellen, daß ich auf wundersame Weise wieder bei bester Gesundheit war. Ich machte nur unendlich langsame Fortschritte, und diese waren nur für die Menschen sichtbar, die mich wie Sarah Tag für Tag beobachteten. Es war so ein ähnliches Gefühl, stellte ich fest, wie wenn man sein Portemonnaie verliert.

Als würde man *jeden Tag* sein Portemonnaie verlieren. Das Portemonnaie *und* den Terminkalender. Man denkt erst »Verdammt!«, und dann denkt man »Oh nein!« – die vielen Telefonate, die man machen muß, die vielen Adressen, die man mühsam wieder einsammeln muß, all die kleinen Hilfen, die das tägliche Leben erträglich machen. Manchmal lag ich im Bett – in demselben Bett, in dem ich vor langer Zeit eines Sommermorgens aufgewacht war – und dachte: vielleicht träume ich ja. Manchmal sagte ich es laut: Träume ich?

Der Schlaf war jetzt ein enger Verbündeter; aber ich hatte wohl keine bemerkenswerten Träume. Während meiner Depressionen war ich betäubt und niedergedrückt und narkotisiert und überwältigt vom Schaf. Ich schlief stundenlang. Ich konnte bis in den späten Vormittag hinein schlafen. Oder vor dem Mittagessen oder am frühen Nachmittag. Ich konnte schlafen, während die Abenddämmerung heraufkam, und dann wieder, bevor die Nacht fiel. Ich konnte früh schlafen oder spät, selbst wenn ich 20 der letzten 24 Stunden im Bett verbracht hatte. Der Schlaf hatte mich in seinen Fängen, und ich war froh darum, mit ihm unter der Decke zu liegen. Wenn ich anfing, mir Sorgen zu machen, ob ich nicht vielleicht unter Narkolepsie litt, rief ich mir wieder ins Gedächtnis, was die Ärzte im National Hospital gesagt hatten: daß sich im Schlaf das Gehirn von dem »Insult« erhole.

Vielleicht (so dachte ich immer beim Aufwachen) wache ich auf, und plötzlich sind die Folgen des Schlaganfalls wie weggeblasen. Ja, vielleicht endete alles wie bei einer trivialen Kurzgeschichte: »Und dann wachte ich auf, und alles war nur ein Traum gewesen.« Zum Teil waren diese Monate verworren und konfus. Ich hatte kein Zeitgefühl; ich hatte keinen Überblick mehr, wann sich bestimmte Ereignisse zugetragen hatten. War das wirklich passiert? War es wirklich genau so gewesen? Aber nein, ich träumte nicht, ich hatte mich für immer verändert.

Jetzt schreibe ich dies alles auf und weiß, daß das, was in der Nacht vom 28. auf den 29. Juli geschah, ein unwiderruflicher Augenblick in meinem Leben war. Manchmal fällt es mir schwer, zuzugeben, wie wichtig das alles für mich war. Ich komme aus einem Land, in dem die Menschen sehr reserviert miteinander umgehen. Wenn einem ein Unglück zugestoßen ist, gibt es Standardantworten wie »mir geht es gut« oder »alles bestens«. Natürlich verleugnet man sich selbst, wenn man behauptet, man komme mit etwas klar, mit dem man nicht im geringsten klarkommt. Mir fiel es außerdem schwer, zuzugeben, daß ich oft Angst hatte und einsam war während dieser langen Wintermonate und daß ich gelegentlich eine unbeschreibliche Wut hatte auf die Welt, die mir das angetan hatte.

Als ich, bald nachdem ich wieder zu Hause war, meinen Rollstuhl aufgab und darüber nachzudenken begann, wieder zu meiner Arbeit zurückzukehren, dachte ich zum ersten Mal, daß ich möglicherweise eines Tages vollständig wiederhergestellt sein könnte. Mit meinem Stock war ich in der Lage, einen sehr kurzen, gemütlichen Spaziergang zu unternehmen. Ich ging wieder hinaus und nahm teil an dem Leben, das ich verloren zu haben glaubte und das mir, vor allem mit Sarah darin, jetzt kostbarer schien als je zuvor.

Noch immer führten wir beide Tagebuch. Auch Sarah fühlte sich oft depressiv, obwohl sie normalerweise der fröhlichste Mensch ist, den man sich nur vorstellen kann.

Sarahs Tagebuch: Mittwoch, 18. Oktober
»Ich fühle mich wie betäubt und bin die ganze Zeit müde; es ist schwierig, für irgend etwas Energie aufzubringen. Ich bin so froh, daß Robert zu Hause ist, aber gleichzeitig überkommt mich jetzt die Traurigkeit, gegen die ich die ganze Zeit angekämpft hatte. Ich muß wohl selbst zusehen, wie ich da durchkomme.«

In dieser Zeit gab es in meinem Tagebuch seitenweise wütende Eintragungen, die man unmöglich veröffentlichen kann, und dazwischen minuziöse Schilderungen meiner körperlichen Schwächen. Ich hatte im Devonshire Hospital Wochen damit zugebracht, das Stehen und Laufen zu lernen, aber während bei meinem linken Bein die Therapie angeschlagen hatte, war mein linker Arm noch immer leblos. In diesem Zustand bestand ständig die Gefahr, mein linkes Handgelenk zu verstauchen, und in meiner linken Schulter, die das gesamte Gewicht meines linken

Arms aushalten mußte, hatte ich unglaubliche Schmerzen, besonders nachts. Ich verfiel in noch tiefere Depressionen, und Sarah mußte alles erdulden.

Sarahs Tagebuch: 19. Oktober
»Robert ist sehr traurig wegen seines Arms, und ich auch. Ich glaube, ich habe mich damit abgefunden, daß er nicht wieder funktionieren wird. Aber auch Robert muß sich damit abfinden. Nachts wälzt er sich im Bett hin und her und macht sich Sorgen darum, und vermutlich geht es ihm ähnlich wie mir: er betrachtet den Arm als Symbol für all das, für den Schmerz des Verlusts, für die Ungerechtigkeit der ganzen Sache. Wenn ich mir jetzt rational unsere Situation ansehe, finde ich, daß sie eigentlich ganz gut ist. Aber die Empfindungen, die damit zusammenhängen, sind es nicht.«

Sarah suchte immer weiter nach neuen Möglichkeiten, um unsere Situation zu verbessern, und sie nutzte ihre ganzen beruflichen Kontakte, um etwas über neue Behandlungsmethoden in Erfahrung zu bringen.

Sarahs Tagebuch: Freitag, 20. Oktober
»Ein Besuch beim Disabled Living Centre, das für Behinderte sehr schlecht zu erreichen ist, 15 Minuten von der Underground-Station Westbourne Park entfernt. Kein Park weit und breit. Eine traurige Gegend, die meisten Läden stehen leer, und alte Leute mit Plastiktüten schlurfen durch die Straßen. Es gab dort eine Menge sehr häßlicher Schuhe und Hilfsmittel für Behinderte. Vieles davon ist für Rollstuhlfahrer; aber was wir brauchen sind Dinge für Einhändige. Haken, mit denen man Knöpfe zumachen kann; spezielle Schnürsenkel und große Schuhanzieher; es gab überall Broschüren, die man mitnehmen durfte; und da war eine etwas dümmliche Frau, die sehr betroffen klang und meinte, sie helfe heute nur aus und sei nicht die Richtige, um meine Fragen zu beantworten. Aber sie war trotzdem unglaub-

lich rührend. Das ganze Zeug lag ausgebreitet da wie auf einem Flohmarkt, und es konnte einem leid tun, daß am Tag der offenen Tür, der angeblich heute stattfand, nicht mehr Leute aufgetaucht waren. Dennoch verließ ich das Zentrum ein bißchen zuversichtlicher, mit einem Arm voller Kataloge und dem Gefühl, daß wir es wirklich schaffen können.«

Rückblickend war es Sarahs Entschlossenheit, die mich während dieser Wochen rettete. Wie es oft bei Schlaganfall-Opfern der Fall ist, ermüdete mich der Alltag so sehr, daß ich manchmal noch nicht einmal die Energie hatte, durchs Zimmer zu laufen und jemandem die Haustür zu öffnen oder ans Telefon zu gehen. Der Alltagsstreß schreckte mich dermaßen ab, daß allein der Gedanke an ein eigenständiges Rehabilitationsprogramm so gut wie unmöglich war. Je tiefer ich jedoch in pechschwarzer Trägheit versank, desto tapferer nahm Sarah den Kampf auf.

Sarahs Tagebuch: Sonntag, 22. Oktober
»Wir müssen einfach die Zähne zusammenbeißen und irgendwie diese Zeit überstehen, alle beide. Ich muß mich an meine neue multifunktionale Rolle gewöhnen: Ehefrau und Geliebte und Animateurin und Physiotherapeutin und Köchin und Haushälterin und Krankenschwester und Sklavin ganz im allgemeinen. Aber mein Widerwille gegen all diese Dinge hat nichts mit Robert zu tun, das muß ich mir immer wieder sagen. Es geht ja aufwärts mit ihm, aber so furchtbar langsam. Ich mache mir Sorgen, weil er so viele Antidepressiva nimmt, daß er abends richtig unter Drogen zu stehen scheint. Ich habe Angst, daß unser Leben nie wieder normal wird. Ich liebe ihn so sehr. Heute ist er zum ersten Mal bei der ambulanten Physiotherapie gewesen. Roberts Therapeutin heißt Sue Edwards, die Haare auf den Zähnen hat und ihn schon wieder aufpäppeln wird. Sie widmete sich ganz seinem Arm, und, oh Wunder, es passierte sogar etwas. Nicht viel, aber immerhin. Er bewegte mehrere Finger. Er bewegte seinen Ellenbogen ein paar Millimeter. Ich bin platt.«

Jetzt, wo ich zu Hause war, fand meine Physiotherapie in der ambulanten Abteilung des National Hospital statt. Nachdem ich den ganzen Sommer lang im Rollstuhl durch diese düstere viktorianische Vorhalle mit ihren marmornen Ehrentafeln für die Gefallenen des Zweiten Weltkriegs geschoben worden war, kam es mir jetzt überaus sonderbar vor, umständlich auf meinen stabilen Krankenkassenstock mit der Gummispitze gestützt, durch die rollstuhlgerechten automatischen Türen hindurchzuhumpeln. Zuerst bedrückten mich die Erinnerungen an jene schlimmen Tage im August, aber je mehr ich meine linke Körperseite wieder benutzen konnte, desto zuversichtlicher und optimistischer wurde ich. Sue Edwards, das letzte Glied in einer – rückblickend gesehen – ganzen Reihe von erstklassigen Ärzten auf dem Gebiet der Schlaganfall-Rehabilitation, war für diese Zielsetzung unentbehrlich geworden. Unter ihrer energischen und fachkundigen Anleitung – sie hatte nicht das geringste übrig für defätistische Genesende – machte ich bald schon rasche Fortschritte in Richtung meines Traumziels, der Unabhängigkeit.

Zum Beispiel war ich nach meinem Schlaganfall verpflichtet gewesen, bei der zuständigen Behörde in Swansea meinen Führerschein abzuliefern, und schon im Devonshire Hospital hatte ich mir das Ziel gesetzt, alles zu tun, um so schnell wie möglich wieder Auto fahren zu können. Jetzt, wo ich im begrenzten Maße wieder beweglich war, lag mir viel an einem Behindertenführerschein, und ich meldete mich beim Banstead Mobility Centre, das etwa zwanzig Kilometer außerhalb Londons lag, zur Prüfung an. Für mich war das ein weiterer Meilenstein auf meinem Weg zurück ins Leben. An einem Novembermorgen brach ich auf – ich war zum ersten Mal seit Wochen allein auf der Straße –, nahm ein Taxi bis zum Haus meiner Assistentin Emma in Balham und erreichte Süd-London gegen 8.15 Uhr. Bei Emma gab es Kaffee und Croissants, und dann fuhr sie mich in meinem Firmenwagen nach Surrey. Es war äußerst absonderlich und sehr spannend, wieder in meinem alten Auto zu sitzen. In den ersten Wochen nach meiner Rückkehr aus der Klinik war es immer wieder aufregend, zum ersten Mal wieder »alte« Dinge zu tun, und das Leben war auf einmal spektakulär wie nie zuvor.

Es herrschte dichter Berufsverkehr, aber wir schafften es dennoch durch Norbury und Orte wie Carshalton und Wallington bis nach Banstead zum berühmten Mobility Centre. Es steht auf dem Grundstück einer ehemaligen Kinderklinik, wo früher Polio- und Tuberkulosepatienten behandelt wurden, und befindet sich, wie so viele dieser Kliniken, ganz oben auf einem Hügel. Wir fuhren eine Allee entlang, die gesäumt war von herbstlichen Bäumen. Kleine Backsteinhäuschen – ehemalige Krankenstationen – waren auf dem ganzen Grundstück verstreut. Nach einigen Komplikationen meldeten wir uns im Mobility Centre an und warteten darauf, zur Prüfung vorgelassen zu werden. Das war meine erste Begegnung mit der Welt außerhalb der Klinik, und es war alles sehr anstrengend.

Den ersten Test hatte ich in der ophtalmologischen Abteilung, wo ich zu meiner Erleichterung erfuhr, daß ich trotz allem noch immer ausgezeichnete Augen hatte und daß weder mein linkes noch mein rechtes Sehfeld, wie es sonst oft der Fall ist, Schaden genommen hatte. Im Anschluß ging ich den Korridor hinunter, wo mich ein Physiotherapeut und ein Fahrlehrer empfingen. Der Physiotherapeut untersuchte den Zustand meiner linken Körperseite, und anschließend setzte mich der Fahrlehrer in einen Simulator, um mein Reaktionsvermögen in verschiedenen hypothetischen Fahrsituationen zu testen – zum Beispiel eine Frau mit Kinderwagen, die unerwartet die Straße überquert, eine Katze, die plötzlich über die Straße läuft, ein LKW, der plötzlich bremst und so weiter.

Der Fahrlehrer war der Meinung, daß mein Reaktionsvermögen ganz gut sei – sogar besser als der nationale Durchschnitt, sagte er, das heißt weniger als eine halbe Sekunde Reaktionszeit. Dann zeigte er mir, wie einfach es sein würde, mein Auto für einhändiges Fahren umzurüsten, indem man eine Fernbedienung (ähnlich wie für den Fernseher) an mein Lenkrad montierte. Das klang sehr vielversprechend, fand ich, und ich war sicher, daß ich schon bald wieder mit dem Auto unterwegs sein könnte. Ich wurde wieder hinausgeschickt und mußte auf die eigentliche Fahrprüfung warten. Schließlich wurde ich in ein Auto gesetzt, das mit einem solchen Zusatzgerät ausgestattet war, und wir drehten ein paar Runden auf einem Verkehrsübungsplatz – eine spannende, aber überaus anstrengende Angelegenheit. Wenn das eine echte Fahrprüfung gewesen wäre, meinte schließlich der Fahrlehrer, wäre ich durchgefallen, vor allem, weil ich nicht ein einziges Mal in den Rückspiegel gesehen hatte. Dennoch erklärte er sich einverstanden, daß ich meinen Behindertenführerschein erhielt. Mir fiel ein Stein vom Herzen, denn ohne die Zustimmung der Behörde in Banstead (oder einer vergleichbaren Institution) ist man im Prinzip aufgeschmissen.

Sarahs Tagebuch: Donnerstag, 2. November
»Ich habe schreckliche Angst, daß es nicht klappt, daß sie ihm sagen, er sei noch nicht soweit, und daß er den Mut verliert. Ich fand, es sei noch zu früh, aber er war wild entschlossen; ich konnte ihn unmöglich davon abbringen. Ich hoffe, ich hoffe, daß es am Ende doch klappt.«

Aus unterschiedlichen Gründen waren Sarah und ich, glaube ich, froh, daß ich die Fahrprüfung in Banstead ohne allzu große Schwierigkeiten geschafft hatte.
Vielleicht war es auch kein Zufall, daß ich es am Tag nach meiner Fahrprüfung bei der Physiotherapie endlich schaffte, meinen linken Arm zu bewegen. Es klingt banal, aber nachdem er so viele Wochen lang leblos an meiner Seite gehangen hatte und die ganze Therapie keinen Erfolg gezeitigt hatte, war der Augenblick, als ich ihn zum ersten Mal wieder heben konnte, sogar gleich mehrere Zentimeter, außerordentlich aufregend. Ich schrieb in mein Tagebuch: »Sue Edwards ist genial. Sie hat das geschafft, was niemand sonst fertiggebracht hätte. Sarah war ganz überrascht und ist jetzt nach der letzten Sitzung sehr optimistisch.«

Abgesehen von den Fahrten zur ambulanten Abteilung des National Hospital ging der Alltag zu Hause weiter.

Sarahs Tagebuch: Freitag, 3. November

»Zu Hause läuft der Alltag so ab: Wir wachen gegen 8.00 Uhr auf und kuscheln ein bißchen. Kuscheln ist schwierig, weil Robert noch nicht weiß, wie er bequem mit seinem Arm daliegen soll. Er ist sehr empfindlich, wenn es um seinen Arm geht, und wenn ich den Arm berühre, entweder absichtlich oder aus Versehen, regt er sich sofort auf. Dann gehe ich nach unten und bereite das Frühstück vor: Cornflakes für Robert und die grüne Art Déco-Kanne voll Kaffee, und trage alles auf einem Tablett rauf, zusammen mit der Post, falls es welche gibt. Robert liegt im Bett. Anschließend, langsam und mühevoll, duscht er, und ich helfe ihm beim Abtrocknen und Anziehen, wieder alles sehr langsam. Dann fönt er sich die Haare und ich mache das Bett und versuche ein bißchen aufzuräumen. Ich versuche, irgendwelche Sachen zu erledigen, bin aber so auf ihn eingestellt, daß ich immer das Gefühl habe, wenn er nach mir ruft, müßte ich in Sekundenschnelle bei ihm sein. Es ist alles so anstrengend. Es gibt soviel Geschirr, das ständig abgewaschen werden muß. Alles, was wir früher zusammen gemacht haben, muß ich jetzt alleine machen. Das heißt, Glühbirnen kaufen, den Müll rausbringen, Kisten rauf und runter schleppen, das Bett beziehen, das Geld für die Putzfrau hinlegen, ein Taxi rufen, daran denken, die Sachen von der Reinigung abzuholen, daran denken, die Schlüssel vom Schlüsseldienst abzuholen, Essen kochen und einkaufen und die Zeitung holen und sie entsorgen, wenn wir sie ausgelesen haben. Ich kann das alles nicht sehr gut, und es macht mir auch nicht besonders viel Spaß. Robert leidet auch darunter, daß alles an mir hängenbleibt, aber für ihn ist es andererseits auch einfacher, sich daran zu gewöhnen, daß ich alles mache. Mir ist oft zum Heulen zumute, und manchmal breche ich in Tränen aus, wenn wir zusammen dasitzen, vor lauter Liebe zu ihm und vor lauter Angst, die noch immer unentwegt da ist, wegen allem, was passiert ist, und daß nicht viel gefehlt hätte, und ich hätte ihn verloren. Er kann schon besser laufen und hat auch schon mehr Energie, aber das scheint zu kommen und zu gehen: an manchen Tagen ist er ganz toll, an anderen ist gar nichts mit ihm los.«

Wenn ich tagsüber ein paar Stunden geschlafen hatte, wußte ich beim Aufwachen nie, wie es um meine Stimmung stehen oder wieviel Kraft ich haben würde. Manchmal war ich ganz teilnahmslos, dann hatte ich wieder kleine Energieschübe. Wenn Sarah und ich ausgingen, war das Gehen am Stock unglaublich anstrengend für mich. Umständlich quälte ich mich Zentimeter für Zentimeter die Straße hinunter; manchmal ging ich sogar erst nach Anbruch der Dunkelheit hinaus und versuchte dann, den Weg bis zur nächsten Straßenecke zu bezwingen, eine Entfernung von nur wenigen hundert Metern. Da ich noch immer eine Heidenangst hatte, die Straße zu überqueren, ging ich nur bis zur Ecke, holte tief Luft, drehte mich dann sehr vorsichtig um und schlurfte wieder nach Hause. Nach so einem Ausflug war ich immer ganz erschöpft, aber auch zufrieden, weil ich wieder etwas geschafft hatte.

Sarahs Tagebuch: Dienstag, 14. November
»Ich weiß nicht, wieviel von seiner Stimmung abhängt oder von anderen Dingen wie Schlafen, oder von ganz anderen, unbekannten Faktoren. R.s Arm hat schon mehr Kraft, er kann ihn aber noch immer nicht für alles benutzen. Gestern waren wir im Kino und haben zwei Filme gesehen: *Burnt by the Sun* und *King George*. Um zum Kino zu kommen, mußten wir ein ganzes Stück laufen (es war zuviel Verkehr für ein Taxi). Es war sehr schwierig für Robert, und er kam nur unglaublich langsam voran, und ich fand es beängstigend, wie verletzbar jemand ist, wenn er stark hinkt und am Stock geht. Wenn die Leute keinen Platz machen wollten, um ihn vorbei zu lassen, habe ich sie böse angeguckt, damit sie ein schlechtes Gewissen bekommen. Ich mag Roberts Stock und finde, er sieht sehr vornehm damit aus.«

Der Kampf mit dem Alltag brachte uns immer näher zusammen. Sarah notierte, daß ich »auf A. A.s [eine Freundin] Frage hin, wie es mir heute gehe, ›uns geht's prima‹ sagte. Es gibt kein ›ich‹ mehr, wenn jemand wissen will, wie es geht, nur noch ›wir‹.« Selbst jetzt, zwei Jahre später, ist es noch immer schwer, die Mühe abzuschätzen, die vor allem auch in psychologischer Hinsicht in meinen nutzlosen Arm investiert wurde. Minuziös überwachte ich meine Fortschritte. Sue Edwards sagte, daß sie jetzt schon viel mehr als nur ein »Flackern« erkennen könne. Ich konnte mittlerweile meine Finger zusammendrücken, aber noch nicht spreizen, und ich konnte meinen Ellenbogen ein bißchen bewegen. Und zusätzlich zur Frustration über die Langsamkeit, mit der meine Gesundung voranging, geriet ich furchtbar leicht in Wut.

Sarahs Tagebuch: Donnerstag, 16. November
»Robert wird öfters sehr wütend; besonders, wenn ihm etwas weh tut (wenn sich die Härchen an seinem Bein in der Schiene verfangen oder wenn er sich an seinem Ellenbogen oder an seiner Schulter stößt). Einerseits hat er Schmerzen, andererseits leidet er wahrscheinlich unter dem Gefühl der Hilflosigkeit und körperlichen Schwäche. Er ärgert sich auch, weil er glaubt, alle (auch ich) würden ihn piesacken und ihm ständig vorschreiben, was er zu tun habe, und das haßt er und schlägt um sich; das ist sicherlich normal, aber ich wünschte dennoch, er würde mit jemandem darüber reden. Ich weiß immer nicht, was ich sagen soll. Er haßt es, Schwäche zu zeigen. Er hat enorme Fortschritte gemacht beim Laufen – er fängt sogar schon an, seinen Fuß hochzuheben. Langsam, langsam sieht es aus, als sei es für ihn nicht mehr ganz so anstrengend. Und gestern abend hat er sogar mit der Schulter seinen Arm hochgezogen und langsam wieder sinken lassen! Sehr aufregend. Körperlich geht es Robert sichtlich besser. Jetzt sind es vor allem seine Lebensgeister, die Zuspruch brauchen; er sieht furchtbar deprimiert aus und wacht mit einer offensichtlich gewaltigen Lethargie und Teilnahms-

losigkeit auf. Ich habe das Gefühl, daß ich ihn nur noch anfauche. Ich möchte, daß er den Willen aufbringt, das alles selbst zu schaffen, und bin enttäuscht, wenn er keine Anstalten dazu macht. Ich weiß einfach nicht recht, wie ich damit umgehen soll.«

Dies ist ein authentischer Bericht der schwierigsten Phase meiner Genesung, und jetzt, wo ich alles aufschreibe, kann ich rückblickend nur noch hinzufügen, daß das Schlimmste am Schlaganfall die Zeit danach ist, wenn man das Gefühl hat, auf dem Schrottplatz abgeladen worden zu sein. Mein Rettungsanker während dieser gesamten Zeit war jedoch der Gedanke, daß ich meine Erfahrungen eines Tages aufschreiben würde; wie ein Reporter aus einem fremden Land würde ich aus der Welt des Schlaganfalls berichten.

Mitte November kamen wir auf die Idee, über die Weihnachtszeit Urlaub zu machen. Wir wollten irgendwohin fahren, wo es Meer und Sonne gab, am liebsten in die Karibik, und uns dort richtig auskurieren. Da wir den Sommer verpaßt und die Zeit vor meiner Krankheit ganz in unsere Hochzeitsvorbereitungen gesteckt hatten, fanden wir, daß wir uns einen Urlaub verdient hatten. Auf dem Rückweg würden wir einen Zwischenstopp in New York einlegen, um dort Sarahs Eltern und ein paar unserer amerikanischen Freunde zu besuchen. Langsam nahm ich mit der Welt, von der ich so viele Monate isoliert gewesen war, wieder Kontakt auf.

Zu Hause in London hatte ich das Glück, ständig von Freunden und Kollegen Besuch zu bekommen. Viele waren in meinem Alter und wahrscheinlich vor allem deswegen neugierig darauf, wie es mir ergangen war. Oder zumindest kam es mir so vor. Einer von ihnen fragte mich geradeheraus, ob ich Selbstmitleid spürte. Die Frage konnte ich jedoch aufrichtig verneinen. Ich war gereizt, ja. Ich war wütend und verärgert, ja. Aber ich hatte kein Selbstmitleid. Dennoch war es eine gute Frage gewesen. Wenn ich jetzt zurückschaue, sehe ich in der ganzen Erfahrung eine recht bedeutsame Zäsur, die ein langes Stück Leben unterbrochen hat. Wenigstens hoffe ich das. Ich entwickelte eine abergläubische Vorstellung, daß ich mit 84 sterben würde, weil mir der Schlaganfall mit 42 passiert war; eine meiner Besucherinnen erzählte mir, daß George Bernard Shaw irgendwo sagt – es ist mir noch nicht gelungen, die Quelle ausfindig zu machen –, eine schwere Krankheit in den Vierzigern stähle einen Menschen und bereite ihn auf ein langes Leben vor. Ich sagte auch meinem Freund, daß ich davon fasziniert war, wie sich infolge einer schweren Krankheit komplexe Dinge in einfache verwandeln. Wenn ich jetzt wieder in meinem Tagebuch blätterte, war ich erstaunt über die Distanziertheit, mit der ich meine Erfahrungen geschildert habe – aber das liegt vermutlich in meiner Natur.

In meinen schwärzesten Stunden war ich davon überzeugt, daß ich mein Leben jetzt nie mehr unabhängig von meiner Erfahrung und den Folgen dieser »Hirnattacke« betrachten könne. Ich wurde manchmal den Gedanken nicht los, daß meine mehr als zwanzig Jahe langen Bemühungen und mein literarisches Streben zu nichts anderem geführt hatten, als in einer Schublade mit der Aufschrift »junges Schlaganfall-Opfer« zu landen. Wenn ich besser aufgelegt war, wußte ich, daß ich dankbar sein sollte für den Schlaganfall, der mein Leben wertvoller gemacht und mich daran erinnert hat, daß man nichts als selbstverständlich hinnehmen soll. Ich habe schon immer zum Grübeln geneigt; jetzt aber reflektiere ich mehr und bin weniger impulsiv. Ich war immer zufrieden, mit mir allein zu sein; jetzt, da ich am Leben geblieben bin, denke ich oft, daß meine Selbständigkeit sinnvoll war, eine Art Training, um mich auf die furchtbare Isolation vorzubereiten, die mein Schlaganfall und die Monate danach mit sich brachten. Ich bin jetzt weniger ungeduldig und lasse den Dingen ihren Lauf.

Eine der Folgen eines schweren Schlaganfalls wie meinem ist, daß man sich von den Sorgen und Verpflichtungen der Welt entbunden fühlt. Man wird gleichgültiger. Was früher von großer Bedeutung war, scheint jetzt sehr viel weniger wichtig. Und auf gewisse, absurde Weise fühle ich mich sogar privilegiert. Ich betrachte mich inzwischen fast schon als Fachmann auf dem überaus faszinierenden Gebiet der Hirnkrankheit.

Kaum war ich wieder zu Hause in der St. Peter's Street und wieder allein mit mir selbst, kam mir die Idee, die Wochen vor meinem Schlaganfall genau zu untersuchen, um vielleicht irgendeinen Hinweis auf die Ursache meiner plötzlichen Erkrankung zu finden. Noch andere krause Gedanken beschäftigten mich: Mein ganzes Leben lang hatten mich Geisteskrankheiten fasziniert, und ich hatte immer ein wenig Angst, daß auch ich eines Tages irgendeine Art Nervenzusammenbruch erleiden würde. Der Schlaganfall schien diese Befürchtung bestätigt zu haben, und als ich schließlich zu Hause war und genügend Zeit hatte, darüber nachzudenken, fing ich auch prompt an, mir einzubilden, daß ich jetzt tatsächlich verrückt wurde.

Als ich wieder in demselben Bett lag, aus dem ich Ende Juli, vor so langer Zeit, herausgefallen war, mußte ich mich erneut mit den Fragen befassen, die die Sanitäter mir gestellt hatten, während ich vor der Standuhr auf dem Boden lag und die Abendschatten das Zimmer verdunkelten, nur wenige Zentimeter vom Tod entfernt: Wie heißen Sie? Oder anders gefragt: Wer bin ich? Diese Frage quälte mich während meiner gesamten Genesungszeit, und selbst jetzt bin ich noch immer nicht vollständig frei von womöglich sinnlosen Ängsten vor der existentiellen und spirituellen Bedeutung meiner Krankheit.

VIERZEHNTES KAPITEL
Nutze den Karpfen
13. Dezember bis 5. Januar 1996

> »Ich weiß nicht, *warum* wir leben – das Geschenk des Lebens
> kommt aus ich weiß nicht welcher Quelle oder zu welchem Zweck;
> aber ich glaube, daß wir deshalb weiterleben können, weil das Le-
> ben (immer bis zu einem gewissen Punkt) das Wertvollste ist, was
> wir kennen, und weil es daher wahrscheinlich ein großer Fehler ist,
> es aufzugeben, solange das Glas nicht ganz geleert ist ...«
>
> Henry James

J e mehr ich den Tatsachen ins Auge sah, desto mehr begann
sich meine düstere Stimmung aufzuhellen: irgendwie brachte ich die Entschlossenheit auf, die Sache bis zum Ende durchzustehen. Mitte Dezember flogen wir in die sonnige Karibik und
machten Urlaub – die Reise war ein großzügiges Geschenk meiner Schwiegermutter. Sarah nannte das immer »den Karpfen
nutzen«. Sarahs Sprachverliebtheit, ihr Sinn für das Wesen und
die Absurditäten der Sprache war eines der Dinge, die uns zu-
sammengeführt hatten, genau wie ihre Begeisterung für Gram-
matik und Rechtschreibung, über die wir uns immer wieder gemeinsam amüsieren können. Bevor ich krank wurde, lachten
wir immer über den lateinischen Sinnspruch »carpe diem« (das
heißt, das Leben so weit wie möglich auszuschöpfen), den wir
zum Spaß in »nutze den Karpfen« verwandelten.

In den ersten Monaten meiner Genesung konnte ich mir überhaupt nicht vorstellen, irgend etwas zu nutzen, aber ich bin
froh, daß wir uns nicht haben abschrecken lassen. Da mir selbst
der Fußweg vor unserem Haus noch Schwierigkeiten machte,
hatte ich große Bedenken zu verreisen; die Tatsache jedoch, daß
British Airways einen Service für Rollstuhlfahrer anbot, weckte

in uns die Abenteuerlust. Der Urlaub, für normale Leute ein Vergnügen, kostete mich in meinem geschwächten Zustand eine gewaltige Willensanstrengung, aber er war der Mühe wert. Selbst das profane Fliegen in einem Flugzeug empfand ich als immense Befreiung. Allzu schnell, wie es schien, setzten wir zur Landung in Bridgetown auf Barbados an, und in der sanften karibischen Dämmerung halfen mir freundliche Menschen in den Rollstuhl, woraufhin ich die Fahrt durch das Flughafengebäude antrat. Sarah und ich entdeckten sehr bald, daß man so am schnellsten durch die Paßkontrolle kam; später, als ich keinen Rollstuhl mehr brauchte, scherzten wir darüber, wie wir seinerzeit als VIPs gereist waren. Es war schon ziemlich dunkel, als wir in unserem Hotel ankamen, aber wir konnten das Meeresrauschen hören und wußten, daß wir nach so vielen Wochen düsterer Regenwolken und Traurigkeit am nächsten Morgen von der tropischen Wärme und der strahlenden äquatorialen Sonne von Barbados begrüßt würden. Das erste Mal seit Wochen war ich nicht schon beim bloßen Gedanken an den nächsten Tag erschöpft.

Es war in vielerlei Hinsicht ein Luxus, im Dezember nicht in England zu sein, aber die wahre Wonne unseres Urlaubs war die Möglichkeit, jeden Tag im sanften karibischen Meer zu baden. Erst hatte ich Angst, in den Wellen das Gleichgewicht zu verlieren, aber schon nach kurzer Zeit traute ich mich, auf dem Rücken zu treiben, mit meinem rechten Arm zu paddeln und, so weit es ging, mit meinem linken Bein zu strampeln. Im Sand zu laufen kostete mich eine ungeheure Mühe, und ich kam nur dann von der Stelle, wenn ich mich auf Sarahs Arm stützte. Im Wasser hingegen war ich frei. Wenn ich auf dem kristallklaren Wasser trieb und hinauf in den strahlenden Himmel sah, konnte ich fast schon vergessen, was geschehen war, und mich ein paar Minuten lang wieder wie ich selbst fühlen.

Wir verbrachten fast drei Wochen auf Barbados, und als wir uns wieder auf den Nachhauseweg machten, war ich erholt und optimistisch – und bereit für das nächste Stadium meiner Genesung. Es schien passend, daß ein neues Jahr begonnen hatte. Vielleicht würde es uns beiden ja etwas Neues bringen.

Als ich wieder in London war, merkte ich, daß ich begonnen hatte, meinen Zustand zu akzeptieren. Also, sagte ich mir, es steht doch gar nicht so schlecht um dich. Ich konnte auf meinen Stock gestützt durch die Gegend humpeln. Mein linker Arm war zwar noch gelähmt, »flackerte« aber immerhin. Ich erfuhr, daß ich mich auf lange Sicht wohl »recht gut« erholen würde. Somit fing ich also an, mich langsam wieder einigermaßen normal zu fühlen, und das Drama der vergangenen Monate schien mir auf einmal sogar sonderbar unwirklich, fast halluzinatorisch. Womöglich, dachte ich, würde ich am Ende auf die ganze Episode zurückschauen, als hätte sie nur dazu gedient, mich daran zu erinnern, wie außergewöhnlich interessant die Welt war und wie glücklich ich mich schätzen konnte, noch am Leben zu sein.

Die nächste Wegmarke, im Januar des neuen Jahres, war meine Rückkehr zur Arbeit, in den Verlag, knapp sechs Monate, nachdem ich krank geworden war. Die Rückkehr fiel mir trotz der großzügigen und freundlichen Unterstützung meiner Kollegen enorm schwer. Im Grunde sagte mir die Arbeit nicht mehr so viel wie früher, und ich war oft furchtbar müde. Der Büroalltag schien mir plötzlich überhaupt nicht mehr wichtig. Wenn ich jetzt auf die Zeit zurückblicke, wird mir klar, daß ich eigentlich längst noch nicht soweit wiederhergestellt war, um den hektischen Verlagsalltag zu verkraften; andererseits konnte ich erst hinter meinem Schreibtisch richtig einschätzen, wie weit ich tatsächlich genesen war.

Meine Entfremdung von den alltäglichen Belangen von Faber & Faber stand in engem Zusammenhang mit einem Gefühl der Beschämung. Das war eine der psychischen Beschwerden, mit denen ich am wenigsten gerechnet hätte und die mich damals jedoch ungeheuer lähmten. Ein 84jähriges Schlaganfall-Opfer, Edwin B. Jelkes aus Decatur im U.S.-Staat Georgia, schildert in dem unveröffentlichten Bericht über seine Krankheit (eines der vielen sehr bewegenden Dokumente zu dem Thema, die mir als Lektüre empfohlen worden waren), wie das genesende Schlaganfall-Opfer von einem »Gefühl der Beschämung« betroffen werden kann:

»Nach einiger Zeit, nachdem einem wirklich klargeworden ist, daß man einen Schlaganfall gehabt hat, sinkt man in einen Zustand der Beschämung. Man schämt sich, irgend jemanden zu sehen, und man hat Angst, aus seinem Schlaganfall-Schneckenhaus zu kriechen. Die Angst davor, gesehen zu werden, ist groß; aber jeder normale Mensch hat es irgendwann auch satt, sich zu schämen. Mit etwas Glück wird man unternehmungslustig. Der Wunsch, wieder in die richtige Welt, die einem vor dem Schlaganfall so selbstverständlich war, zurückzukehren, gewinnt endlich die Oberhand. Und dann fängt der Spaß erst richtig an. Ich habe zwei Monate gebraucht, bevor ich den Mut aufbrachte, aus dem Haus zu gehen und irgendwohin zu fahren. Ich habe mich für ein Kino entschieden, das außerhalb der Stadt liegt, wo ich niemandem begegnen würde, den ich kannte.«

In diesem Zustand kamen mir einfache Dinge, zum Beispiel ein Besuch eines der angrenzenden Büros, wie großangelegte Expeditionen vor, und Pflichten, die ich ich früher mit Leichtigkeit bewältigt hatte, schienen mir jetzt beschwerlich und kompliziert. Sarah sagte, daß ich vornehm aussehe mit meinem Stock, aber mir war er peinlich, und ich schämte mich seinetwegen. Zudem stellte ich fest, daß ich aufpassen mußte, mich nicht zu übernehmen. Ich mußte versuchen, hinter meinem Schreibtisch sitzenzubleiben und soviel Geschäftliches wie möglich vom Telefon aus zu erledigen. Das andere Problem war meine Artikulation. Sie war nach wie vor ein bißchen undeutlich, und es fiel mir schwer, komplexe Sätze zu bauen. Ich konnte mir ohne Schwierigkeiten vorstellen, was ich sagen wollte – beim Schreiben etwa war ich in keiner Weise gehandikapt –, aber ich war nicht in der Lage, denselben Gedanken spontan auszusprechen. Ich notierte in meinem Tagebuch, daß »solche Einschränkungen der Bewegungsfreiheit und der Sprache den Menschen in seinem tiefsten Innern verletzen«. Dabei habe ich im Vergleich zu anderen noch Glück gehabt; diejenigen mit linksseitigem Schlaganfall schaffen es oft gar nicht, ihre Sprache wiederzufinden.

Was konnte ich inzwischen? Ich konnte am Stock gehen. Ich konnte meinen linken Arm ein bißchen bewegen, wenn auch mühsam. Ich konnte die Finger meiner linken Hand zusammendrücken, aber ich konnte sie nicht spreizen. Ich war schon viel beweglicher, aber ich kam nur mit Hilfe der orthopädischen Schiene wirklich vom Fleck, und die Schiene paßte nur, wenn ich Turnschuhe in Übergröße trug.

Der Schlaf blieb weiterhin mein Verbündeter. Ich schlief noch immer tief und viele Stunden lang. Ich konnte um 10.00 ins Bett gehen und zwölf Stunden später aufstehen und mich müde und schwer fühlen. Das lag vermutlich an meinen Depressionen. Mittlerweile weiß ich, daß ich sehr viel depressiver war, als mir damals klar war.

Dr. Greenwood hatte den phantasievollen Begriff »Stromschnellen« verwendet, aber eigentlich fühlte ich mich eher ruhiggestellt, wie ein Schiff, das in einer Flaute vor sich hindümpelt.

Wie ein Gefangener in seiner Zelle hatte ich mal gute und mal schlechte Tage. An schlechten Tagen waren mir mein Körper und meine Behinderungen furchtbar bewußt; mir war mehr als klar, daß ich eine ganze Reihe von Dingen einfach nicht mehr tun konnte. Ich kämpfte gegen meine Fesseln und trauerte der Vergangenheit nach. Ich klagte, jammerte und weinte innerlich. Und ebenso wie man im Gefängnis auf Lektüre und die Beteuerung »Das ist nicht das Ende« zurückgreift, so verschlang ich ein Buch nach dem anderen und lehnte es ab, mich geschlagen zu geben. Es würden immer wieder gute Tage kommen, sagte ich mir. An guten Tagen akzeptierte ich die Nutzlosigkeit meines linken Arms oder Beins. An guten Tagen hatte ich Frieden geschlossen mit meinem Körper, und mein Kopf war hellwach. Ich fühlte mich ausgefüllt, lebendig und wohl in meiner

Haut. Solche Tage waren jedoch selten. Immer wieder überfiel mich die Müdigkeit. Wenn ich die Müdigkeit besiegen gelernt hatte, sagte ich zu mir selbst, wäre alles in Ordnung. Ich ermahnte mich zur Geduld. Alles brauchte seine Zeit. Die Zeit kann für oder gegen einen sein. *Zeit, Zeit, Zeit.* Wann würde ich mich jemals wieder fühlen wie ich selbst? An manchen Tagen wachte ich auf und kapitulierte selbst vor der geringsten Kleinigkeit. Ich hatte Angst, mir etwas vorzunehmen, und das ganze Leben kam mir bedrohlich vor.

Am schlimmsten war es morgens, wenn ich die Energie aufbringen mußte, meinen Körper an den Bettrand zu rollen und aus den Federn zu kommen. Mehrere Monate lang war ich nur in der Lage, mir ein Bad einzulassen und vorsichtig in die Wanne zu klettern, aber mir fehlte die Kraft, um wieder herauszuklettern, und Sarah mußte mich mit dem Rücken zuerst herausziehen, eine schmachvolle Prozedur für uns beide. Das Baden wurde einfacher, als ich vom Islington Council einen Plastikstuhl erhielt, der eigens für Behinderte konstruiert war. Als ich endlich die Kraft hatte, aufrecht in der Dusche zu stehen, warf ich den Stuhl weg, aber ich hatte die Rechnung ohne das Islington Council gemacht. Über ein Jahr später ließ mir das Gesundheitsamt meiner Gemeinde folgenden Brief zukommen:

»Sehr geehrte Dame, sehr geehrter Herr,
wir möchten Sie darauf aufmerksam machen, daß es ratsam ist, beim Gebrauch der behindertengerechten sanitären Einrichtungsgegenstände, falls diese mit Löchern bzw. Schlitzen ausgestattet sind, aus sicherheitstechnischen Gründen ein Handtuch oder sonstigen Stoff zwischen Stuhlsitz und Körper zu legen. Somit wird verhindert, daß der Hoden oder andere Körperteile, die mit dem Sitz in Berührung kommen, in den Abflußlöchern bzw. -schlitzen eingeklemmt werden. Es ist darüber hinaus zu empfehlen, daß die sanitären Einrichtungsgegenstände regelmäßig gewartet werden, um zu gewährleisten, daß keine Verletzungsgefahr durch scharfe Kanten, Abflußlöcher oder ähnliches

entsteht. Falls in Ihrem Fall Verletzungsgefahr besteht, bitten wir Sie, sich mit dem zuständigen Beamten unter obiger Nummer in Verbindung zu setzen.

Mit freundlichen Grüßen
Amita Randhawa

Solche Geschichten aus der Welt der Behindertenhilfsmittel könnte man sich wirklich beim besten Willen nicht ausdenken.

Als ich soweit in meiner Genesung fortgeschritten war, erfuhr ich, wie hilfreich es sein konnte, mit Menschen zu reden, die ähnliches durchgemacht hatten wie ich. Ich wollte immer mehr über meine Krankheit wissen und schloß mich verschiedenen Beratungsstellen für Schlaganfall-Opfer an. Eines Tages bekam ich Besuch von einem ehemaligen Rechtsanwalt namens Donal O'Kelly, der gerade dabei war, »Different Strokes«, eine Interessengemeinschaft für junge Schlaganfall-Opfer, aufzubauen. Ich hatte schon einmal während meines Aufenthalts im Devonshire Hospital von ihm gehört; damals hatte er mir ein Foto von sich geschickt und einen kurzen Brief, indem er mir vorschlug, daß wir uns doch bald einmal treffen sollten. Auf dem Bild wirkte er eigentlich ganz sympathisch, fand ich. Wir schienen ungefähr gleichaltrig zu sein, um die 40 herum, und er sah meiner Meinung nach ziemlich gesund aus. Diese Dinge waren mir einfach wichtig zu diesem Zeitpunkt. Ich war furchtbar verloren und einsam und war sehr froh, jemanden kennenzulernen, der nicht nur nachvollziehen konnte, wie ich mich fühlte, sondern mir auch ein bißchen Hoffnung für die Zukunft geben konnte. Als wir uns tatsächlich trafen, stellten wir fest, daß wir viel gemeinsam hatten, und versprachen uns gegenseitig, in Kontakt zu bleiben. An einem Samstag traf ich ihn schließlich im YMCA in der Tottenham Court Road.
Als ich Donal und seine Freunde – eine sehr gemischte Gruppe junger Leute, die alle in letzter Zeit eine Hirnattacke erlitten hatten – zum ersten Mal sah, war ich verblüfft, als ich feststellte,

daß das Leiden, das ich immer mit alten Leuten in Verbindung gebracht hatte, anscheinend viel öfter, als man dachte, die jüngere Generation befiel.

Äußerlich wirkten die Leute im YMCA (die der »Different Strokes«-Organisation angehörten) wie jede andere Gruppe, die sich am Wochenende zum gemeinsamen Fitneßtraining traf. Da war zum Beispiel Liz, eine besonders attraktive Anglo-Italienerin, die früher als Reiseleiterin gearbeitet hatte. Sie war erst 24, als sie am 5. März 1994 in Mailand zusammenbrach. Sie hatte die vorangegangenen 24 Stunden unter schwerer Migräne gelitten, und morgens beim Aufstehen fiel sie hin, verlor teilweise das Bewußtsein und konnte sich nicht mehr rühren. Ihr Freund rief einen Krankenwagen, und sie verbrachte die nächsten fünf Wochen in der Mailänder Universitätsklinik, ehe sie nach Hause (außerhalb Londons auf dem Land) zurückdurfte. Liz hatte eine verstopfte Halsschlagader, und obwohl sie damals die Pille genommen hatte, hätten sich die Ärzte keinen Reim darauf machen können, erzählt sie.

Amanda stammte aus dem kanadischen Toronto, war nicht viel älter, schlank, dunkelhaarig und wirkte ganz normal. Am 11. November 1993, als sie 26 war, hatte sie im Schlaf einen Schlaganfall mit rechtsseitiger Lähmung. »Ich kann mich an die ersten beiden Tage überhaupt nicht erinnern«, sagt sie heute, »und lange Zeit wußte ich noch nicht einmal, daß ich einen Schlaganfall gehabt hatte. Die Ärzte sagten immer nur: ›Sie sind doch noch so jung‹.« Nach zehn Tagen im Krankenhaus und drei Monaten Reha-Klinik konnte Amanda wieder laufen und sprechen, aber sie konnte nicht alleine essen oder sich anziehen und war ganz auf ihre Mutter angewiesen. »Sie mußte ständig in meiner Nähe sein«, erzählt sie. »Es war furchtbar frustrierend; ich kam mir vor wie ein kleines Kind. Ich habe ständig etwas vergessen oder habe den Gasherd angelassen, und sie mußte immer dabeistehen und darauf achten, daß mir nichts passiert.« Wie viele junge Schlaganfall-Opfer sagt sie, daß das Schlimmste an der Zeit danach gewesen sei, das Gefühl zu haben, man sei irgendwie ein anderer Mensch geworden und musse sich »an ein ganz neues Ich gewöhnen«.

Liz, die mit ihren dunklen Augen, den romantischen jungenhaften Locken und der schönen Blässe wie eine typische Italienerin aussieht, nickt heftig. »Sie hätten mich früher sehen sollen«, sagt sie. Sie hatte viel gearbeitet, sich die Nächte in Bars um die Ohren geschlagen und nie mehr als vier oder fünf Stunden Schlaf gebraucht. Durch den Schlaganfall hatte sie fast vollständig ihre Sprache verloren. Indem sie zögerlich ein Wort an das nächste reiht, so daß man die enorme Willensanstrengung hinter den einfachsten Sätzen spürt, sagt sie: »Ich habe immer noch Schwierigkeiten, die richtigen Worte zu finden. Ich muß denken, denken, denken, drei- oder viermal, bevor ich etwas sage oder schreibe. Mit dem Lesen klappt es schon besser, aber ich bin immer noch sehr langsam.« In den letzten drei Jahren dachte sie oft, daß sie nie wieder gesund würde. Sie hat das ganze emotionale Spießrutenlaufen der Folgezeit hinter sich: Wut, Verzweiflung, Frustration und ständige Depressionen. Jetzt hat sie einen Punkt erreicht, an dem sie sich mit sich selbst ausgesöhnt hat, hat aber dennoch das Gefühl, daß in ihrem Körper eine Zeitbombe tickt (im Gegensatz zu den meisten jungen Schlaganfall-Opfern, die relativ sicher sein können, nicht erneut befallen zu werden, erlitt Liz im Januar 1997 einen zweiten, leichten Schlaganfall). »Ich glaube, ich lebe einfach jeden Tag, wie er kommt«, sagt sie, »ich mache keine Zukunftspläne.«

Auch Basil gehört zu Donal O'Kellys Samstagnachmittags-Gruppe, und er muß lange überlegen, als ich ihn nach seiner Zukunft frage. »Ich bin noch immer sehr ungehalten«, sagt er nach einer langen Pause. »Ich muß die Tage nehmen, wie sie kommen. In Gedanken werde ich manchmal sehr aggressiv. Ich frage mich: Warum mußte mir das passieren?« Basils Eltern stammen aus Jamaika, und zu der Zeit, als er krank wurde, stand er kurz davor, bei der australischen Fernseh-Gameshow »Gladiators« mitzumachen. Wenn man Basil so sieht – ein sehr gut aussehender, athletischer Typ mit ungeheurem Charme und körperlicher

Präsenz –, würde man nie glauben, daß er schwer krank war. In Wirklichkeit, sagt er, sei er am 11. März 1995 »fast gestorben«. Mehr als zwei Jahre später ist er noch immer arbeitsunfähig (früher war er Ingenieur) und bessert seine bescheidene Rente durch gelegentliche, lukrative Jobs als Model auf. Er kommt jeden Samstag ins YMCA, weil das der einzige Ort ist, an dem er mit Leuten Erfahrungen austauschen kann, die ähnliches erlebt haben wie er selbst. Theoretisch geht es bei »Different Strokes« um Gymnastik; in der Praxis jedoch sind es die Gespräche, die die therapeutische Wirkung haben und die jungen Menschen aus ihrer Isolation herausholen.

Liz zum Beispiel glaubt, durch die Krankheit habe sie ihre alten Freunde verloren; wahrscheinlich hätte sie ihnen schlichtweg Angst gemacht und sie seien unfähig gewesen, damit umzugehen. Noch immer findet sie es »so gut wie unmöglich«, neue Leute kennenzulernen, und, sagt sie traurig, meistens bliebe sie doch allein, selbst wenn sie sich einmal ein Herz fasse und abends ausgehe wie jede normale Mittzwanzigerin. Und das Problem mit den Männern, die sie kennenlerne, sei, daß sie einfach nicht begriffen, was mit ihr passiert sei oder was sie durchgemacht habe. »Sie kommen damit nicht klar«, sagt sie, und jedes Wort ist sorgfältig ausgewählt. »Sie ziehen sich zurück und am nächsten Tag kennen sie einen nicht mehr.«

Das Stigma, das dem Schlaganfall-Opfer anhaftet, ist etwas, über das kein Arzt mit einem spricht, aber so empfinden typischerweise junge Menschen, die meist noch auf der Suche nach neuen Beziehungen sind und in ihrem Leben aktiv sein wollen, vor allem, wenn sie wie Basil wieder ganz gesund geworden sind. Heute sieht er kerngesund aus – bis man ihn laufen sieht. »Als ich meine Hirnattacke hatte«, sagt er, »fühlte ich mich wie betrunken. Meine Glieder spielten verrückt.«

Als er wieder zu sich kam, stellte er fest, daß auch sein Leben plötzlich verrückt gespielt hatte. Seine zehnjährige Ehe ging in die Brüche (»meine Frau hielt es einfach nicht mehr aus«), viele seiner Freunde ließen ihn im Stich, und er fühlte sich »zu nichts nutze«. Es ging ihm so schlecht, daß er daran gedacht hatte, sich umzubringen. Er überstand die erste Phase der Genesung, gibt aber zu, noch immer »furchtbar verbittert« zu sein, auch eine typische Reaktion junger Schlaganfall-Opfer. Draußen in der Welt jedoch nimmt man die Not dieser jungen Leute nicht zur Kenntnis.

Donal, der sich ausgiebig mit der Schlaganfall-Statistik beschäftigt hat, erzählte mir, daß in Großbritannien jedes Jahr etwa 10.000 berufstätige Menschen einen Schlaganfall erleiden – fast 200 pro Woche, von denen wiederum jeder fünfte jünger als 40 ist.

Unabhängig vom Alter ist der körperliche und seelische Schaden bei einem Schlaganfall immer ähnlich. Die Mehrzahl der Schlaganfall-Opfer hat ihr Leben lang einen gelähmten Arm, und viele können nicht normal laufen. Liz, Amanda, Basil und zahllose andere litten unter Seh- und Sprachstörungen und unterschiedlichen Lähmungserscheinungen. Diejenigen, die einen »rechtsseitigen Schlaganfall« erleiden, haben meist bessere Chancen, auf lange Sicht gesund zu werden.

Der seelische Schaden, den ein Schlaganfall im Leben eines Menschen anrichtet, ist immens, und oftmals leiden die Betroffenen darunter sogar noch mehr als unter ihren körperlichen Behinderungen. Zwischen 30% und 50% aller Patienten leiden an klinischen Depressionen; etwa ein Drittel davon selbst noch nach einem Jahr. Ganze 80% kehren nicht wieder ins Erwerbsleben zurück.

Die 27jährige Amanda ist ein typischer Fall. Nach ihrem Schlaganfall konnte sie weder sprechen noch laufen, und ihr Hör- und Sehvermögen war ebenfalls betroffen; die Erfahrung empfand sie als zutiefst erschreckend und erniedrigend. Ein Jahr, nachdem sie krank geworden war, entschied sich Amanda, »einen neuen Anfang zu wagen«, verließ Toronto und zog nach London. »Ich war wild entschlossen, wieder gesund zu werden«, sagt sie jetzt. »Mit meinen alten Freunden konnte ich nichts mehr anfangen. Ich mußte endlich wieder auf eigenen Füßen

stehen.« Als sie anfing, Donal O'Kellys nachmittägliches Fitneßtraining im YMCA zu besuchen, war sie hocherfreut darüber,
ein paar junge Leute kennenzulernen, durch die sie ihr eigenes
Leiden besser einzuschätzen lernte.

Schließlich war da noch Donal selbst, der uns alle zusammenge-
führt hatte. Seine Geschichte war vielleicht am bemerkenswer-
testen.

Im Juni 1993 war er noch ein erfolgreicher Rechtsanwalt. Er war
43 Jahre alt, kürzlich geschieden, kinderlos und arbeitete in einer erfolgreichen Kanzlei. Passenderweise nahm er gerade in einem Gerichtssaal im Norden Londons einen Polizeibeamten ins
Kreuzverhör, den man der »gewaltsamen Festnahme« beschul-
digte, als er plötzlich Schmerzen im Nacken verspürte. Kurz darauf »gingen die Lichter aus«, erzählt er.

»Ich wurde in einen Krankenwagen geladen und konnte mich
weder bewegen noch sprechen. Man brachte mich in die nächste Klinik und trug mich, noch immer in meiner Robe, in die
Notaufnahme. Ich brachte kein einziges klares Wort heraus, und
das Krankenhauspersonal hielt mich für einen betrunkenen
Schauspieler. Dann spürte ich wieder diesen Schmerz, ich rang
nach Luft, meine Arme und Beine gehorchten mir nicht mehr,
ich verlor das Bewußtsein und war mehrere Tage lang bewußtlos. Als ich später aus der Ohnmacht erwachte, war ich auf beiden Seiten gelähmt. Es war, als ob mein Gehirn dicht gemacht
hätte, so daß ich das Ausmaß des Geschehens nicht begreifen
konnte.«

Als O'Kelly nach zwei Monaten aus der Klinik kam, war er allem beraubt und am Boden zerstört. Er hatte feststellen müssen,
daß seine gesetzliche Krankenkasse wenig praktischen Nutzen
geboten hatte und daß er fast seine ganzen Ersparnisse für die
private Physio- und Sprachtherapie aufgebraucht hatte. Nachdem er in die Welt zurückgekehrt war und sich sein Leben langsam wieder zusammenzufügen begann, stellte er fest, daß die
etablierten Schlaganfall-Organisationen nicht sehr viel Interesse an jungen Schlaganfall-Opfern hatten.

Langsam entwickelte er die Idee, sich jungen Schlaganfall-Opfern zu widmen. »Zuerst arbeitete ich als freiwilliger Helfer bei der ›Stroke Association‹. Ich wollte jungen Opfern helfen, aber ich erreichte gar nichts. Sie dachten wohl, ich sei nur hinter einem Job her. Jedenfalls gab es im November 1995 eine nationale Tagung, die kein großer Erfolg war und bei der eine Menge Leute ihre Unzufriedenheit zum Ausdruck brachten. Aus dieser Unzufriedenheit heraus entstand »Different Strokes«. Als Donal mir die Liste seiner anfänglichen Behinderungen schilderte, war ich zuversichtlich, was mich betraf. Obwohl er blind und gelähmt gewesen war, lief er jetzt ohne Hilfsmittel, und seine Artikulation schien normal, wenn auch leicht stockend. Donal war für mich der Beweis, daß man tatsächlich an eine Heilung glauben konnte. Jetzt gehe ich ziemlich regelmäßig zu »Different Strokes«, und Donal und seine Freunde geben mir immer das Gefühl, dort willkommen zu sein. Wenn man sich von einem Schlaganfall erholt, scheint einem die Welt zutiefst grausam, und man glaubt, daß niemand nachvollziehen könne, was man durchlitten hat. Ich bin froh, Donal und seine Freunde kennengelernt und mit ihnen Erfahrungen ausgetauscht zu haben.

Kurz nachdem ich wieder im Verlag angefangen hatte, fand ich zu meiner immensen Freude eines Morgens meinen orangefarbenen Behinderten-Parkausweis in der Post. (Dieser Ausweis war einer der glücklichen Nebeneffekte – fast schon ein Vorteil – des Schlaganfalls, ein Freibrief, der in manchen Provinzstädten auf dem Schwarzmarkt für 1000 Pfund gehandelt wurde.) Mit der orangefarbenen Plakette würde ich so ziemlich überall parken dürfen, wo ich wollte, dachte ich. Da war es gleichgültig, daß ich sie bisher immer nur mit den alten Leuten in Verbindung gebracht hatte, die auf den Landstraßen der Grafschaften unterwegs waren. Vielleicht war ich gerade dabei, mich endlich mit meiner Situation abzufinden. Ich entdeckte jedoch schon bald, daß die orangefarbene Plakette im Bezirk Westminster nicht uneingeschränkt galt. Daher verfaßte ich einen Beschwerdebrief:

»Sehr geehrte Damen und Herren,
hiermit möchte ich Widerspruch einlegen gegen ein Strafmandat, das mir heute ausgestellt wurde (siehe Anlage). Ich bin infolge eines Schlaganfalls im Juli letzten Jahres behindert und habe im Dezember eine orangefarbene Plakette erhalten. Seit einigen Wochen schon benutze ich die Plakette in meinem eigenen Bezirk Islington. Als ich heute in der Innenstadt parkte, war mir nicht klar, daß die orangefarbene Plakette im Bezirk Westminster keine Gültigkeit besitzt, und habe meinen Wagen im eingeschränkten Halteverbot abgestellt, um in Covent Garden Besorgungen zu machen.«

Ein paar Tage später ein kleiner Sieg: Ich erhielt ein Antwortschreiben, in dem mir bestätigt wurde, daß ich nur die Hälfte des Strafmandats zu zahlen brauchte (30 Pfund). Unter der Woche fuhr ich noch immer regelmäßig in den Verlag, meistens direkt nach der täglichen Physiotherapie. Eines Tages im Februar jenes ersten Jahres fand im Verlag eine Feier statt, bei der ich wie immer auf meinen Stock gestützt herumlief, und plötzlich fragte mich jemand: »Haben Sie sich am Bein verletzt?«

»Ja«, log ich und wandte mich zum Gehen, »aber es wird schon wieder.« Ich war sonderbar verärgert über diese unschuldige Frage, als ob ich Anerkennung verlangte für das, was ich durchgemacht hatte. Warum ärgerte ich mich über so etwas? Wie konnte ich von den Leuten erwarten, daß sie es wissen? Sollte ich nicht lieber froh sein, daß meine Genesung so gut verlaufen war?

Während ich mein altes Leben wieder aufnahm, erkannte ich, daß zwei Dinge für mich diese verlorene Welt symbolisierten: erstens Schuhe und zweitens Kleidung. Während meiner Zeit im Krankenhaus war ich entweder barfuß gelaufen oder in gemütlichen dicken weißen Sportsocken, aber nie in Schuhen. Ich war körperlich gar nicht in der Lage gewesen, einen Schuh über meinen gelähmten linken Fuß zu ziehen. Jetzt, wo ich den Fuß wieder bewegen konnte, trug ich auch wieder Schuhe, und zwar solche, die ich seit einem halben Jahr nicht mehr angehabt hatte, die sich fremdartig, ja fast schon exotisch an meinen Füßen anfühlten. Ich kam mir vor wie ein Kind, das die Erwachsenenwelt entdeckte. Es gab ein gewisses Paar schwarze Schuhe, das mir einfach nicht mehr paßte. Ich hatte dieses Paar Schuhe ungefähr zwei Wochen, bevor ich krank wurde, gekauft und nur einmal getragen. Sie waren für mich das Symbol einer verlorenen Welt, in die ich niemals zurückkehren würde. Irgendwann habe ich sie schließlich verschenkt.

Bei meiner Kleidung hatte ich in noch viel stärkerem Maße ein Gefühl der Entfremdung. In der Klinik hatte ich wochenlang nichts anderes als Boxershorts und T-Shirts angehabt. Jetzt war ich gerade dabei zu lernen, ein Hemd anzuziehen, mit der rechten Hand umständlich die Knöpfe zuzumachen, und gelegentlich quälte ich mich sogar in einen Anzug, ein eigenartiges Kleidungsstück, das mir vorkam, als gehörte es jemand ganz anderem; und dann begann der hoffnunglose Kampf mit der Krawatte. Solange mein linker Arm nicht funktionierte, war das Binden einer Krawatte schlicht unmöglich. Irgendwann sah ich es ein, und mußte statt dessen in einem offenen Polohemd zur Arbeit gehen.

Noch immer ging ich am Queen Square zur Physiotherapie und wurde durch das Interesse, das verschiedene Ärzte meinem Fall entgegenbrachten, immer wieder daran erinnert, daß es sich um ein Forschungsinstitut handelte. Am 13. Februar nahm mich Sue Edwards mit zu John Rothwell, einem Forscher, der gerade dabei war, eine Methode der »transcranialen magnetischen Stimulation« zu testen. Rothwell arbeitete am Queen Square Nr. 23, im obersten Stockwerk, über dem Büro von Dr. Greenwood. Sein Zimmer wirkte wie das eines verrückten Hobbybastlers, mit Regalen im Baukastensystem, aus denen Drähte und alle möglichen Computerteile quollen. Angesichts der Unordnung war es kaum vorstellbar, daß hier jemand Gehirnforschung auf höchstem wissenschaftlichem Niveau betrieb. Zwischen einem Haufen umfunktionierter Kleinteile erforschte Rothwell die

Tätigkeit verschiedener Gehirnabschnitte. Der Sessel, in dem ich saß, war aus einem alten Jaguar geklaut worden. Rothwell, ein munterer, gesprächiger Typ, eine Art Dr. Who der Neurologie, befestigte ein paar Elektroden an meinen Armen und fing an, magnetische Signale an mein Gehirn zu senden, um verschiedene Teile meines Körpers zu stimulieren – linker Arm, linkes Bein, usw. – und somit zu ermitteln, welcher Teil meines Gehirns nicht mehr funktionierte. Zuerst machte mir das leichte magnetische Klicken an meinem Kopf nicht viel aus, aber als er den Strom aufdrehte, um eine Resonanz aus meiner beschädigten rechten Gehirnhälfte zu erhalten, wurde das Geräusch immer lästiger und bedrohlicher. Nicht zum ersten Mal kam ich mir vor wie ein Versuchskaninchen. Sue Edwards und ihre Kollegin Jo sahen wie gebannt zu. Während einer kurzen Pause holte Rothwell auf meine Fragen hin einen Glasbehälter hervor, in dem ein Teil eines Gehirns in Formaldehyd eingelegt war. Zum ersten Mal sah ich das Organ außerhalb seines schützenden Schädels und war davon sofort fasziniert. Rothwells Demonstrationsobjekt sah aus wie eine riesige graue Nuß; es zwar entzweigeschnitten wie eine Skulptur von Damien Hirst. Rothwell wies auf die beschädigten Basalganglien hin. Wenige Wochen später ermöglichte mir der bekannte Anatom Michael Dunhill aus Oxford freundlicherweise, die medizinische Sammlung in Lincoln's Inn Fields zu besichtigen.

Auch Sarah hatte es sich mittlerweile in den Kopf gesetzt, der Ursache meines Schlaganfalls auf den Grund zu gehen. Mit diesem Vorsatz und dem Segen Dr. Greenwoods besuchten wir einen gewissen Mr. Thomas im Lindo-Flügel von St. Mary's Paddington. Auf sein Bitten hin demonstrierte ich ihm, was ich inzwischen schon wieder beherrschte. Das war im Februar 1996 gewesen, und zu der Zeit konnte ich humpelnd am Stock gehen, vor allem, wenn ich die Möglichkeit hatte, meine Arme frei zu bewegen. Ich konnte jetzt mein linkes Handgelenk beugen und meine Finger bewegen, wenn ich auch kaum imstande war, ein Blatt Papier in der Hand zu halten.

Mr. Thomas besah sich die Ergebnisse der Kernspinresonanztomographie und deutete an, daß er möglicherweise winzige Spuren einer angeborenen Abnormität in den Venen meines Gehirns entdeckt hatte. Er riet mir zu einem erneuten Bluttest unter der Aufsicht seiner Kollegin Dr. Hannah Cohen.

Also fanden wir uns prompt drei Wochen später zu einer Beratung und einem Bluttest wieder im St. Mary's Krankenhaus ein. Dr. Cohen befürchtete, daß ich möglicherweise an einem Blutdefekt namens Lupus Anticoagulant litt, bei dem das Blut zur Gerinnung neigt. Dr. Cohen war aufmerksam, freundlich und direkt, aber das, was sie mir über mein Blut erzählte, machte mir angst. Wenn ich eine solche Abnormität hatte, würde man mich mit Rattengift (Warfarin) behandeln, um mein Blut zu verdünnen. Ich fiel beinahe in Ohnmacht, als mir die Ärztin Blut abnahm, und mir wurde ganz schwummerig bei dem Gedanken an die unvermeidlichen, endlosen Blutuntersuchungen, die vielleicht auf mich zukamen. Für viele Schlaganfall-Opfer ist eine tägliche Dosis Warfarin ganz normal, aber die Effektivität der Behandlung hängt von einer genauen Beobachtung des Blutes ab, und es besteht zudem das Risiko innerer Blutungen. Gott sei Dank ergab eine Reihe von hochkomplizierten Tests, daß mein Blut völlig normal war.

Je mehr ich wieder am Leben teilnahm, desto mehr wurde mir klar, daß es zweigeteilt worden war. Das Leben »danach« war mein Leben mit Sarah, und ich hatte die Möglichkeit, es so zu gestalten, wie ich wollte. Ich fühlte mich jetzt erwachsen und konnte mich ganz darauf konzentrieren, so zu leben, wie es meinen Bedürfnissen entsprach. Ich nahm mir vor, weder Kompromisse mit meinem »alten« Leben zu treffen noch an alten Verbindungen festzuhalten. Es gehörte endgültig der Vergangenheit an. In gewisser Weise war es fast, als ob ich eine zweite Chance bekommen hatte – eine etwas zu optimistische Haltung, wie sich herausstellen sollte. Man kann, zumindest in diesem Leben, ebensowenig seine Vergangenheit ablegen wie seine Persönlichkeit ändern. Irgendwann stellte ich mir einmal die

Frage: Was sind jetzt die Themen in meinem Leben? Und ich antwortete:

1. Beweglichkeit
2. Schreiben
3. Sprache
4. Energie
5. Flexibilität
6. Trauer (Bedauern)
7. Wut
8. Umstellung (Geduld)
9. Frustration
10. Erinnerung
11. Langsamkeit
12. Ausrutschen/Hüpfen und Springen/Leichtigkeit
13. Schlafen

Solcherlei Erwägungen ließen mich noch immer nicht los, als ich mich an einem Tag im Frühling mit Alan Rusbridger, dem Herausgeber des Guardian, zum Mittagessen verabredete. Während ich auf die Ankunft meines Bekannten wartete, überlegte ich mit Erstaunen, daß ein solches Treffen nur sechs Monate früher, als ich noch voller Verzweiflung in der Klinik lag, nicht nur unvorstellbar, sondern schlichtweg unmöglich gewesen wäre. Noch überraschter war ich, als Alan mich später fast nebenbei fragte, ob ich nicht Lust hätte, Literaturchef beim Observer, der ältesten Sonntagszeitung Großbritanniens, zu werden. Ich war sogar so verblüfft über diesen Vorschlag, daß es mir einen Augenblick lang die Sprache verschlug.

Ich nahm kurzerhand das großartige Angebot an. Es fiel mir schwer, Abschied von Faber & Faber zu nehmen, wo ich so viele glückliche und erfolgreiche Jahre verlebt und so viele Freunde gefunden hatte. Nach allem, was ich hinter mir hatte, war ich ein bißchen nervös, beim *Observer* anzufangen, aber ich stellte bald fest, daß meine Befürchtungen überflüssig gewesen waren.

Ich fand rasch Gefallen an der geschäftigen Atmosphäre in der Redaktion, an den Freiheiten des Journalismus und an der überaus anregenden Zusammenarbeit mit meinen Kollegen. Ich hatte so lange schon von einem Berufswechsel geträumt, und jetzt ging mein langjähriger Traum tatsächlich in Erfüllung.

FÜNFZEHNTES KAPITEL
Ein Aspirin und ein Glas Wein
Mai 1996 bis Juli 1997

> »Gerade an diesem Ort sah er sich daher nach seinem eigenen Bild
> um, doch stand ein anderer Mann in der gewöhnlich von ihm ein-
> genommenen Ecke, und obwohl die Uhr die Tageszeit anzeigte, zu
> der er sich hier einzufinden pflegte, sah er doch unter den vielen,
> die durch das Tor hereinströmten, keinen, der ihm ähnlich war.
> Doch überraschte ihn das nicht sehr, denn er hatte in seinem In-
> nern schon eine Wandlung durchgemacht und glaubte und hoffte
> nun, seine neuen Entschlüsse hier bereits verwirklicht zu sehen.«
>
> Charles Dickens, *Ein Weihnachtslied in Prosa*

Eine Zeitlang auszusteigen ist der Wunschtraum vieler Menschen, die beruflich sehr eingespannt sind. Wie oft hatten mir während meiner Verlagsjahre Freunde und Kollegen geklagt, daß sie nichts lieber täten, als ihre Termine zu vergessen und sich eine Auszeit zu nehmen, um wieder Kraft zu tanken. Dieser Traum der geistigen Erneuerung verfolgt geradezu jeden unzufriedenen Berufstätigen. »Ich brauche nur ein bißchen Zeit«, sagen sie dann, »ein bißchen Zeit, um meinen Kopf wieder freizukriegen.« Aber meistens arbeitet man natürlich weiter, weil wir so geschaffen sind und weil einem das Leben gewisse Zwänge auferlegt.

Erleidet man jedoch einen Schlaganfall oder einen ähnlich schweren körperlichen Zusammenbruch, wird der Traum einer Auszeit zum Alptraum. Aber vielleicht kann nur eine solche Krise wirklich einen Neubeginn zeitigen.

Daß ich einmal vom Verlagswesen zum Journalismus wechseln würde, hatte sich in meinen Touren nach Kambodscha und Ost-Timor schon angedeutet. Ich war äußerst bereit für einen Berufswechsel gewesen; zudem hatte ich schon seit längerem den Eindruck, daß die Verlagswelt, wie ich sie kannte, im Wandel begriffen war. Ich fühlte mich einfach nicht mehr heimisch in einer neuen literarischen Umgebung, die unter der restriktiven Kontrolle von Bilanzbuchhaltern und Finanzdirektoren stand. Jeder wollte von mir wissen, ob ich mich verändert hatte. Wenn ich sagte, nein, nicht wirklich, wurde mir bewußt, daß mein altes Ich irgendwo auf der Treppe des Hauses Nr. 42 in der St. Peter's Street liegengeblieben war. Wenn ich ein bißchen sentimental wurde, kam ich mir vor wie Tom, der Lehrling des Kaminfegers in *Die Wasserkinder*, dem viktorianischen Klassiker von Charles Kingsley. Vielleicht hatte ich meine rußigen Kleider am Flußufer gelassen und war durch die Gewässer der Krankheit geläutert und neu geboren worden, vielleicht – wer weiß? – war mein Schlaganfall am Ende ja doch ein Segen.

Im ersten Jahr nach meiner Krankheit war ich vor allem damit beschäftigt gewesen, körperlich wieder gesund zu werden. Im zweiten Jahr – zurück im täglichen Leben – würde sich alles um psychische Gesundheit und den Kampf gegen Verzweiflung und Depression drehen. Aber jetzt konnte ich wenigstens anfangen, der Melancholie auch ein bißchen Optimismus und Hoffnung entgegenzusetzen. Diese Mixtur war es auch, die die Grundstimmung des zweiten Jahres nach meinem Schlaganfall kennzeichnete.

Donal O'Kelly erzählte mir einmal eine hübsche Geschichte über sein Erlebnis eines Live-Konzerts von B. B. King. B. B. King, Meister des Blues, erschien in einem stahlblauen Anzug mit tadellos sitzender Lockenfrisur und gab das grandiose Bild eines echten Stars ab. Donal meinte, ihm sei wohl klargewesen, daß der Kontrast zwischen seinen melancholischen Bluessongs und dem lebensfrohen Auftreten nicht unbemerkt am Publikum vorbeigehen würde. Er ging ans Mikrophon und setzte ein gewinnendes Lächeln auf, während er die erste Reihe im Parkett ansprach: »Um Blues zu spielen«, sagte er, »muß man schlechte Zeiten durchgemacht haben, aber auch die guten Zeiten muß man kennen.«

Alles in allem war mein Jahr draußen natürlich beileibe kein

»Urlaubsjahr«. Es hätte niemals auch nur annähernd eines sein können· allein die Vorstellung, daß man nach einer Pause von zwölf Monaten nahtlos wieder an das Leben anschließen könne, das man zurückgelassen hatte, war lächerlich. Um das zu illustrieren, sollte ich einmal die vielen kleinen Dinge aufzählen, zu denen man einfach nicht mehr zurückkehren konnte.

Erstens tippe ich diese Zeilen zwar offensichtlich, aber nur mit den verschiedentlich zur Verfügung stehenden Fingern meiner rechten Hand; meine Linke benutze ich, um die Umschalttaste zu drücken, aber sie hat nicht mehr dieselbe Leichtigkeit und Geschicklichkeit wie früher. Zudem habe ich früher gerne mit der Hand geschrieben, aber jetzt macht mir das überhaupt keinen Spaß mehr, und – obwohl meine rechte Seite nicht von dem Schlaganfall betroffen war – ist meine Handschrift unleserlicher als je zuvor.

Meine linke Gesichtshälfte ist noch immer ein wenig taub. Ein ungeübtes Auge findet an mir nichts Ungewöhnliches, aber jemand, der Bescheid weiß, erkennt die leichte Lähmung meiner linken Gesichtszüge. In dieselbe Kategorie gehört noch meine Artikulation. Für Außenstehende klingt sie zwar normal, aber ich muß immer aufpassen, daß ich nicht anfange, zu stottern oder undeutlich zu sprechen, und ich gehe deswegen noch immer regelmäßig zur Sprachtherapie. Ich spreche zudem lieber im Sitzen, weil so die Schwäche in meiner linken Seite weniger deutlich ist und ich mich immer noch schwer tue, im Stehen ein längeres Gespräch zu führen. Interessanterweise waren es die Fachleute in der Kunst der Kommunikation, meine Sprachtherapeuten, die mir konsequent in jeder Phase meiner Genesung am meisten geholfen haben. Sie waren es zum Beispiel, die am aufrichtigsten mit mir über meine »Defizite« gesprochen und mich dennoch ermutigt haben, an mich zu glauben. Was noch? Mit einigen Pausen kann ich in langsamem Tempo ungefähr eine Stunde gehen, aber ich kann nicht flott laufen, und die Vorstellung, kurz zum Laden um die Ecke zu flitzen, um eine Tüte Milch oder die Zeitung zu holen, ist undenkbar.

Am Ende eines Tages bin ich manchmal noch immer unglaublich müde und muß mich ausruhen.

Meine Lust auf Alkohol, die früher beträchtlich war und im allgemeinen mit vielen geselligen Nächten in Bars befriedigt wurde, ist jetzt auf ein Minimum geschrumpft.

Mein Interesse für alternative Heilmethoden, vor allem in Kombination mit der östlichen und westlichen Heiltradition, hat dazu geführt, daß diese Themen einen großen Teil meiner Lektüre ausmachen. In Ermangelung klarer Antworten von seiten der Schulmedizin bin ich durchaus bereit, ganzheitliche Behandlungsmethoden auszuprobieren.

Obwohl ich äußerlich geheilt aussehe, finde ich nach wie vor, daß mir der Scharfsinn und die Schlagfertigkeit fehlen, die ich glaube, früher besessen zu haben. Meine Selbstsicherheit ist noch nicht wieder ganz zurückgekehrt. Ich fühle mich schwächer, weniger kompetent, weniger entschlußfreudig und verletzbarer. Und alle diese Begriffe lassen sich natürlich unter dem einen Wort zusammenfassen, das mit einem D anfängt: Depression. Manchmal stürze ich in einen Abgrund von Depressionen, und es fällt mir unendlich schwer, wieder daraus hervorzusteigen – und wenn ich es schaffe, dann nur unter größter Willensanstrengung. Einige Monate lang experimentierte ich mit Prozac und Zoloft und erforschte die Wirksamkeit einiger amerikanischer Medikamente: Luvox, Xanax, Paxil, Navane, Valium, BeSpar und Wellbutrin, aber die Nebenwirkungen gefielen mir nicht. Statt dessen bin ich schließlich auf Johanniskraut, die sanfte Alternative, umgestiegen.

Ich leide jetzt nie mehr unter Langeweile. Das ganze Leben scheint mir kostbar, außergewöhnlich und faszinierend.

Äußerlich geht es mir also gut. Bei Fremden gehe ich problemlos als gesunder 44jähriger Mann durch. Tief in meinem Innern jedoch fehlt mir etwas. Wahrscheinlich wird dieses Gefühl der Schwäche, das ich habe, irgendwann verschwinden. Wenn ich jemandem meinen Zustand erklären will, sage ich immer, daß ich mir vorkomme wie der Pilot eines Flugzeugs, der über seine

Schulter sieht und feststellt, daß er gerade durch eine Explosion sein Heck und einen Teil des Flugzeugrumpfs verloren hat, dabei aber erstaunt registriert, daß die Maschine zwar wie wild zu schlingern anfängt, am Ende aber doch nicht abstürzt. Heute bin ich wie ein Pilot, der sein kaputtes Flugzeug so sanft wie möglich in Richtung Landebahn navigiert, die sich an einem unbekannten Ort, aber irgendwo ganz in der Nähe befindet.

Ich nehme so gut wie keine Medikamente. Mein Arzt sagt mir, daß ein Aspirin und ein gewöhnliches Glas Wein pro Tag wahrscheinlich die beste Langzeitbehandlung sei.

Wie viele in meinem Alter nehme ich mir immer wieder vergeblich vor, Sport zu treiben. In meinem Fall habe ich jetzt die Ausrede, daß Schwimmen die einzige Sportart ist, die ich einigermaßen vernünftig ausüben kann. Also gehe ich schwimmen. Nicht so oft, wie ich sollte, aber vielleicht einmal die Woche mindestens. Durch das Schwimmen sind jedenfalls die Muskeln in meiner geschwächten linken Seite sehr viel kräftiger geworden.

Am Anfang meiner Schlaganfall-Geschichte stand eine Frage: Wer bin ich? Diese Frage habe ich auf meine Weise, anhand der einzelnen Geschichten, aus denen sich dieses Buch zusammensetzt, zu beantworten versucht. Wie ich gezeigt habe, fördert ein Schlaganfall endlos viele Fragen über die eigene Person und die eigene Existenz zutage. Wenn man einen schweren Schlaganfall gehabt und es wie ich geschafft hat, am Leben zu bleiben, dann fallen die alltäglichen Sorgen, wie ich es beschrieben habe, von einem ab. Dafür geistert die Frage »Warum?« als ständiger Gast in den Tagen danach herum. Eigentlich müßte man sich zuvor fragen: Wie konnte so etwas passieren? Was habe ich durchlitten? Was bedeutet das alles? Aber schon ist man wieder zu der Frage nach dem Warum zurückgekehrt.

Da es den Ärzten nicht gelungen ist, eine zuverlässige Erklärung für meinen Schlaganfall zu finden, sage ich mir immer, daß ich einfach ganz außergewöhnliches Glück hatte. Wenn es einen Gott gibt, dann ist er jedenfalls sehr distanziert und bemerkenswert unbeteiligt. Anfangs glaubte ich nicht daran, daß eine höhere Macht mit im Spiel sei; dann wiederum dachte ich, irgend jemand hätte mich grundlos bestraft; aber mittlerweile bin ich der Meinung, daß alles, was passiert ist, wohl seinen Sinn hatte.

Sogar jetzt, während ich dieses Kapitel beende und der zweite Jahrestag meines Schlaganfalls heranrückt, sehe ich, daß ich, sosehr ich auch den Wunsch habe, diese persönliche Katastrophe in einen Aktenordner mit der Aufschrift 1995-96 zu verbannen, in Wirklichkeit deren Folgen noch lange mit mir werde herumtragen müssen. Zwei Monate nach meiner Entlassung aus der Klinik überlegte ich, daß es interessant wäre, immer im Zustand eines Genesenden zu bleiben. Ich blätterte in meinem Tagebuch, stellte fest, was für Fortschritte ich gemacht hatte, und sehnte mich fast nach der Verletzbarkeit und geschärften Wahrnehmung der Anfangszeit. Als ich nicht mehr schwer krank war, sondern ein 44jähriger Mann, der hinkte und einen leichten Sprachfehler hatte, wollte ich irgendwie mehr. Ich wollte meine Einzigartigkeit wiederhaben. Ich wollte endlich wieder ganz am Leben teilnehmen, mit meiner Rehabilitation jedoch ging es immer nur stufenweise voran.

Zuerst war ich froh, wieder zu Hause zu sein; dann fühlte ich mich eingesperrt, dann wurde ich depressiv; bald darauf ertappte ich mich dabei, wie ich mir immer und immer wieder das Szenario jenes Tages im Juli ausmalte. Ich konnte nicht die Treppen hinaufgehen, ohne mich dabei nackt in Embryonalhaltung daliegen zu sehen. Ich konnte nicht im Bett liegen, ohne in Gedanken meine verworrenen Reisen entlang der Risse in der Decke nachzuzeichnen, die ich an jenem Samstag unternahm. Immer wenn ich auf den Stufen vor dem Haus stand, sah ich, wie im sommerlichen Abendlicht mein hilfloser Körper von Sanitätern auf eine Trage gehoben wird. Ich schaute viel Fernsehen; ich las meine Lieblingsbücher, ich saß in meinem Sessel und unterhielt mich mit freundlichen Besuchern. Davon abgesehen tat ich mein Bestes, um ein normales Leben zu führen.

Inzwischen bin ich zu der Überzeugung gelangt, daß man durch die Bemühung um Normalität und Aktivität als Schlaganfall-Opfer bessere Heilungschancen hat. Das Gehirn ist nach wie vor nicht wirklich erforscht, aber ich bin sicher, daß eine energische und positive Einstellung zur eigenen Genesung tatsächlich eine Rolle spielt. Ich kann das nicht beweisen, aber ich denke, in meinem Fall war es so. Natürlich gibt es unzählige Beispiele für Menschen, die nicht wieder gesund werden, aber als einigermaßen junger Mensch kann ich sagen, je mehr ich mein Gehirn im täglichen Leben anstrengte, desto weniger sorgte ich mich, daß es nicht mehr funktionieren könnte. Sue, meine Krankengymnastin, hatte dafür einen Spruch. »Denken, nicht verschenken«, sagte sie immer und versetzte munter den betreffenden Gliedmaßen mit der Handfläche einen leichten Klaps. Allmählich fing ich an, eine persönliche Liste der Dinge zusammenzustellen, die man als Genesender nach einem Schlaganfall tun oder lassen sollte.

Meiner Auflistung zufolge sollte man:
1. Alternative Heilmethoden ausprobieren
2. Versuchen, soviel wie möglich über seine Krankheit in Erfahrung zu bringen
3. Initiative ergreifen
4. Hilfe von Freunden und Verwandten annehmen
5. Dem eigenen Körper vertrauen
6. Sich Zeit lassen
7. Andere Schlaganfall-Opfer kennenlernen und sich mit ihnen austauschen.

Sehr viel einfacher und fundamentaler war hingegen die Liste der Dinge, die man nicht tun sollte:
1. Nicht verzweifeln
2. Nicht denken, man sei vergessen worden
3. Nicht aufgeben

Im Rückblick kommt es mir so vor, als sei ich für längere Zeit »weggewesen«, im Gefängnis zum Beispiel oder im Krieg, und trauriger und vielleicht ein bißchen weiser zurückgekehrt. Wahrscheinlich werden noch einige Jahre ins Land gehen, bis ich den Sinn dieses Ereignisses wirklich begriffen habe, aber eines steht fest: auch wenn die Erfahrung jetzt, fast zwei Jahre nach meinem Schlaganfall, erst langsam genau dazu wird, nämlich zu einer Erfahrung, war sie dennoch wichtig, auch wenn sie sich langsam schon in die Struktur meiner Persönlichkeit einfügt.

Wenn ich jetzt Menschen zum ersten Mal begegne, habe ich nicht mehr das Gefühl, daß mein Schlaganfall zwischen mir und der Außenwelt steht wie eine Milchglasscheibe. Ich kann wieder ich selbst sein. Wenn mich Fremde fragen, was mit meinem Bein passiert sei, kann ich jetzt ohne Verlegenheit sagen: »Ach, vor ein paar Jahren hatte ich einen Schlaganfall«, und dann auf andere Themen zu sprechen kommen. »Welches«, fragt das *Mahabharata*, »ist das größte Wunder von allen?« – und gibt uns folgende erleuchtende Antwort: »Jeden Tag klopft der Tod an die die Tür, und doch lebt der Mensch, als sei er unsterblich.«

Ich halte mich nicht länger für unsterblich (wie damals mit Zwanzig), aber mein Leben ist wieder mehr oder weniger normal geworden. Es stimmt, daß ich meine Schritte vorsichtiger planen muß als früher. Ich kann nicht mehr einfach spontan das tun, wozu ich Lust habe: ich kann nicht spontan einen Spaziergang machen oder an einem sonnigen Samstagmorgen durch den Park joggen. Wenn ich so etwas äußere, weist mich Sarah immer zurecht und sagt: »Das hast du doch früher auch nie gemacht.« Sie nannte das »das Waterstones-Gefühl«, nach einem Buchgeschäft in der Nähe des Islington Green am Ende der St. Peter's Street, vielleicht 400 Meter von meinem Haus entfernt. Vor meinem Schlaganfall hatte ich immer gern ausgiebig in den beiden Buchläden in unserer Nachbarschaft, Angel Books und The Village Bookshop, geschmökert. Während meines Klinikaufenthalts öffnete die Ladenkette Waterstones in einem verlassenen Gebäude auf der weniger schönen, vernachlässigten Seite des Parks ein riesiges neues Geschäft – keine zwei Minuten zu Fuß von meinem Haus entfernt. In meinem »alten« Leben wäre ich bei der erstbesten Gelegenheit vorbeigegangen und hätte mit größtem Vergnügen vor den Regalen gestanden und geschmökert, hätte Taschenbücher gekauft, die ungelesen geblieben wären, und mich vielleicht sogar mit den Verkäufern bekanntgemacht. Jetzt ärgerte es mich, daß dieser simple Umweg auf meinem Nachhauseweg zu einem kräftezehrenden halbstündigen Ausflug voller Beschwernisse geworden war, und ich bedauerte, nicht mehr einfach das tun zu können, was ich wollte. Dabei hätte ich, wie Sarah betonte, in meinem »alten« Leben den Besuch des Ladens zwischen die Schichten eines ohnehin schon dichtgepackten Tages gequetscht, hätte mich wahrscheinlich über die schlechte Auswahl und mangelnde Verfügbarkeit der Bücher aufgeregt und wäre dann nach Hause gekommen, um eine Schimpftirade darüber loszulassen, daß solche Ladenketten die kleinen Einzelhändler auf dem Gewissen hätten. Nichtsdestotrotz hatte ich auffallend oft am Tag das »Waterstones-Gefühl«. So also ging es alten Menschen, fiel mir auf; so konnte Mobilitätsverlust zur Abhängigkeit führen.

Ich habe vieles verloren, aber zugleich so vieles hinzugewonnen. Mein Schlaganfall war ein Satzzeichen mitten in einem vielbeschäftigten Leben. Damals dachte ich, es sei ein Punkt, aber wie sich herausstellte, war es doch nur ein Komma, oder im schlimmsten Fall ein Ausrufezeichen. Ich fühlte mich lange Zeit verflucht. Aber schließlich erkannte ich, daß es auch viele tröstliche Erfahrungen gab.

Dieses Unglück, oder diese Katastrophe, brach weniger als drei Monate nach meiner Hochzeit über mich herein. Ich war mir meiner Liebe für Sarah absolut sicher gewesen, so sicher, wie ich mir noch nie über etwas sicher gewesen war, und dennoch will man sich gar nicht ausmalen, wie sehr diese Krise uns als frischverheiratetes Ehepaar hätte schaden können. Wir kannten einander gut und liebten uns, aber auch nicht mehr, als das möglich gewesen wäre bei zwei Menschen, die ein Jahr lang in einem verliebten Taumel über den Atlantik hin und her gejettet waren und kaum einen ganzen Kalendermonat miteinander verbracht hatten. Als Sarah aus San Francisco zurückgerufen wurde, wußte sie nicht, was sie am Ende einer langen Flugreise erwartete. Ihr neuer Ehemann hätte nur noch vor sich hin vegetieren können. Er hätte tot sein können. Zum Glück aber war ich am Leben und bei Bewußtsein, und Sarah stellte sich der Aufgabe mit Anmut, Humor und Zuversicht. Wenn ich jetzt erwache und sie neben mir liegen sehe und leise atmen höre, dann bin ich immer wieder nur unendlich dankbar.

Nichtsdestotrotz fühlte ich mich bis Juli 1996 noch immer nicht befreit von der bösen Aura des Schlaganfalls. Nach jenem Jahrestag ging es mir aber dann tatsächlich besser. Außerdem mußte ich mich jetzt um jemand anderen kümmern. Ende Juli 1996 erfuhr Sarah nämlich, daß sie schwanger war.

Sie erzählte es mir eines Abends ganz nebenbei, als wir zusammen ein Video anschauten. Ich weiß noch, daß Sarah gerade ein Stück Obst aß (eine ihrer liebenswürdigsten Eigenschaften ist es, Essen zu hamstern, falls sie irgendwann Hunger bekommt; man sitzt zum Beispiel im Kino mitten in einem Film und hört plötzlich neben sich ein Rascheln und stellt fest, daß Sarah gerade dabei ist, in ein Stück Kuchen oder Obst zu beißen, das sie zufällig – rein zufällig – dabei hatte), und als ich sagte, das sei sicher sehr gesund, erwiderte sie: »Das können wir beide auch gebrauchen, denke ich.«

Die Nachricht, daß Sarah ein Kind erwartete, kam keine Minute zu früh, sonst wäre ich wirklich unausstehlich geworden, so abhängig kam ich mir vor. Jetzt stand Sarah auf einmal im Mittelpunkt. Ihr Wohlergehen hatte oberste Priorität, und es drehte sich jetzt alles nur noch darum, daß es *ihr* gutging. In den nächsten paar Monaten ließ sie die üblichen Tests über sich ergehen, und wir waren erleichtert, als man uns sagte, mit dem Baby (wir hatten uns entschlossen, daß wir uns überraschen lassen würden) sei alles in Ordnung.

Nach den Beschwernissen meiner Genesung war es großartig, in eine Klinik zu gehen und auf einfache Fragen eindeutige Antworten zu erhalten, mit anderen Worten, eine Diagnose zu bekommen, auf die man sich verlassen konnte.

Oft lagen wir im Bett und dachten an die Zukunft. Wir lagen im Bett und lasen Zeitung und versuchten, unsere Freiheit zu genießen und uns vorzustellen, wie unser Leben aussehen würde, wenn das Baby endlich da war.

Irgendwann lasen wir in der Zeitung, das Gehirn einer Frau schrumpfe während der Schwangerschaft. Das sei auch der Grund, schrieb Sarah (für die Internet-Zeitschrift *Slate*), weshalb sie sich so »neben der Rolle und unbrauchbar« fühle. »Warum also haben wir noch immer nicht unsere Weihnachtskarten abgeschickt? Weil mein Gehirn zu klein ist!«

Als die Ankunft des Kindes näherrückte – inmitten einer Zeit, in der ohnehin schon freudige Erwartung herrscht –, entwickelte Sarah ein richtig typisches Baby-Syndrom. An einem Wochenende im Januar, erzählte sie mir, hätte sie mich am liebsten den ganzen Tag nur angeschrien, weil das Haus so unaufgeräumt gewesen sei. Dieser »Nestbauinstinkt« – die Zeit, in der man sein kuscheliges Heim mit reizendem Schnickschnack ausstaffiert, blumengemusterte Bordüren im Kinderzimmer anbringt und Rüschenstoff an die Fensterrahmen klebt – schien Sarahs Charakter so fern zu sein, daß es überaus amüsant war, sie so zu sehen. Ich zog sie damit auf und fragte, wann sie denn wohl anfangen werde, Kissen mit Tiergesichtern zu sticken oder Wandbehänge mit zartschimmernden Elfen und lachenden Fliegenpilzen zu basteln. Sie erwiderte, daß ich mich ruhig mal bequemen könne, die Post vom Boden aufzuheben. »Ich glaube«, bemerkte sie einmal, »daß du sogar noch schlampiger bist als ich, du hinterläßt überall eine Papierspur, wie eine Schnecke.« (Da hatte sie wohl recht.)

Als Sarah ungefähr zwei Wochen vor ihrem Termin zum Arzt ging, sagte er ihr, daß es noch keine unmittelbaren Anzeichen der Wehen gab. »Vielleicht«, schrieb sie im *Slate*, »werde ich ja die nächsten 50 Jahre lang schwanger sein, und immer dicker und dicker werden und mich von meinem jetzigen Zustand (eher junger, eher kleiner Wasserbüffel) bis zu den richtig mammuthaften Regionen des Tierreichs hinüber entwickeln (uralter, gigantischer Wal).«

In diesen letzten Wochen war es für uns beide eigenartig, so am Rande des Abgrunds zu stehen und nicht genau zu wissen, wann wir uns endlich hinab in die Elternschaft stürzen würden. Es war, fand Sarah, als warte man auf einen Gast, der für den Rest seines Lebens bei einem wohnen würde, ohne – und das sei der Witz daran – DAS GERINGSTE ÜBER IHN (oder sie) ZU WISSEN.

Und wieder einmal – nach jahrelangen ambulanten Nachuntersuchungen, wie mir schien – gingen wir ins Krankenhaus, diesmal aber zur Schwangerschaftsgymnastik. Wie sehr ich mich von meinem Schlaganfall erholt hatte, zeigte sich daran, wie wenig ich bei diesen Veranstaltungen bei der Sache war. In einer Untersuchung über die Einstellung von Vätern zur Geburt sagten die meisten der befragten Männer, daß sie es spannend gefunden hatten, dabei zu sein, daß sie sich gewünscht hätten, selbst das Kind zu gebären, und so weiter und so fort. Aber 3% erwiderten, ihnen sei übel geworden. Ich schwankte während dieser Schwangerschaftskurse zwischen Selbst-gebären-wollen und Übelkeit.

Sarah sagt, ich hätte mich bei diesen Kursen benommen wie ein politischer Gefangener, den man zwang, Videos von anderen Gefangenen mit Elektroden an den Geschlechtsteilen zu gukken. Meistens legte ich mich auf einen der Sitzsäcke, die eigentlich für die Mütter gedacht waren (wir mußten alle auf dem Boden sitzen), und schlief ein. Aufgewacht sei ich erst dann wieder, sagt Sarah, wenn die grimmige Kursleiterin bei ihrem Vortrag das Thema »schmerzstillende Maßnahmen während der Geburt« abgeschlossen hatte und zum Thema »Parken in der Nähe des Krankenhauses« übergegangen war.

Die letzte Stunde war besonders nervenaufreibend. Wir mußten

Videos von Frauen während der Geburt sehen. Stephanie, dem ersten Fall, hatte man Lachgas gegeben, und offenbar hat sie den ganzen Tag nur gestöhnt und gewimmert oder gekichert wie eine Irre. Es folgten noch weitere Fälle, und wir sahen Szenen, in denen Frauen ächzten und keuchten; wir sahen unerträgliche Schmerzen und Blutbäder – und mir ging auf, daß das, was ich durchlitten hatte, zwar nicht mit einer Geburt zu vergleichen, aber im großen und ganzen schmerzfrei verlaufen war.

Sarah war überraschend nachsichtig gegenüber meiner Haltung zu den Schwangerschaftskursen. Sie hatte von einem Mann gehört, dem es ähnlich gegangen war wie mir. Dieser werdende Vater kam zu seinem Kurs und setzte sich ganz steif auf den einzigen Stuhl im ganzen Raum. Dabei wurde seine Miene immer unglücklicher. Die Kursleiterin bemerkte das und glaubte, auf diesen offenbar innerlich zerrissenen Mann zugehen zu müssen. »Was denken Sie?« fragte sie ihn vorsichtig.

»Ich dachte gerade«, gab er zurück, »ans Ski fahren.«

Zu Hause war es jetzt Sarah, die, gefangen in der pränatalen Vorhölle, im zweiwöchigen Niemandsland zwischen Vergangenheit und Zukunft, nachts nicht mehr schlafen konnte und im Bett lag wie »ein riesiges Walroß, das auf einem einsamen Felsen gestrandet ist«. Als sie ihrem *Slate*-Tagebuch ihre Gedanken anvertraute, faßte sie unsere gemeinsame Zeit sehr treffend so zusammen:

»Die drei Jahre, die wir miteinander verbracht haben, waren sonderbar. Ein Jahr nur, nachdem wir uns kennengelernt hatten, habe ich New York verlassen und bin zu Robert in sein Haus in London gezogen. Ein halbes Jahr später haben wir geheiratet, und dann wurde er plötzlich schwer krank, und während es ihm mittlerweile wieder besser geht, bin ich nicht sicher, ob ich das auch von mir behaupten kann – obwohl ich das meiste ziemlich gut verdrängen kann, werde ich vermutlich auch in Zukunft immer ein bißchen besorgt und ängstlich sein.«

Wenige Tage, nachdem sie das geschrieben hatte, wandte sich Sarah an einem Samstagmorgen mit einem eigenartigen Gesichtsausdruck zu mir und sagte: »Es ist soweit.« Zum ersten Mal seit Monaten war *ich* nun derjenige, der sich um *sie* kümmerte. Das war ein unbeschreiblicher Moment der Freude. Während ich Sarah, den geliebten Wal, neben mir auf dem Beifahrersitz zum Entbindungsheim fuhr, verschwammen die Straßen der Stadt für mich hinter einem Schleier von Tränen. Keine Frage: Mein Jahr draußen neigte sich seinem Ende zu.

SECHZEHNTES KAPITEL
Lichtmeß
2. Februar 1997

» Die Blüte ist jetzt ganz aufgegangen, sie sieht aus wie eine Apfel-
blüte aber sie ist weiß, und ich schaue sie an und anstatt zu sagen
›Oh, was für eine schöne Blüte‹, kommt sie mir vor wie die weißeste,
schaumigste, blütenhafteste Blüte überhaupt. Die Dinge sind trivia-
ler als sie jemals waren, und wichtiger als sie jemals waren, und der
Unterschied zwischen dem Trivialen und dem Wichtigen scheint
belanglos. Aber es ist einfach wundersam, wie alles im Jetzt ist.«

Dennis Potter, *Die Blüte sehen*

Unser Baby wurde an Lichtmeß, am Sonntag, dem 2. Februar
geboren. Wir nannten sie Alice.

DANKSAGUNGEN

N eben den vielen Verwandten und Bekannten und auch
Fremden, die mir während meines Jahres draußen Unterstützung geleistet und Mut gemacht haben, möchte ich mich
besonders bei folgenden Menschen bedanken:

Roger Alton, Paul und Siri Auster, Julian Barnes, Glen und
Carol Baxter, Stephen und Flo Bayley, Peter und Hillary Bazal-
gette, Blanche Belliveau, Don und Hillary Boyd, Will und Susan
Boyd, Melvyn Bragg, Sally Brampton, Breyten Breytenbach,
Bill Buford, Georgina Capel, Peter Carey, Ian Chapman, Eliza-
beth Clough, Amanda Conquy, Arnulf Conradi, Chris Corbin,
Charlotte Cory, Jenny Cottom, Bill und Steffy Cran, Jan Dalley,
Michael Dibdin, Ray Dolan, Brian Dunn, Hillary Durgin, Peggy
Edersheim, Valery Eliot, Jack Emory, Morgan Entrekin, Julio
Etchart, Liz und Martin Evans, Matthew Evans, Dr. T. E. Faber,
Anne Louise Fisher, Gary Fisketjon, Peter Florence, Robert Fox,
Robert und Elizabeth Frayling Cork, Reg Gadney, Malcolm
Gladwell, David Glynn, Jaco und Elizabeth Groot, David und
Eileen Hammond, David Hare, Robert Harris und Gill Hornby,
Monica Hart, Ian und Victoria Hislop, Julia Hobsbawm, Gerry
Howard, Tanja Howarth, Ted und Carol Hughes, Will Hutton,
Kazuo und Lorna Ishiguro, Edmund B. Jelkes, Howard Ka-
minsky, Pat Kavanagh, Julie Kavanagh und Ross MacGibbon,
Dillie Keane, Garrison Keillor, Kate Kellaway, Jeremy King, Jean

Korelitz, Sarah Lawson, Mario und Patricia Vargas Llosa, David Lyall, Sarah McCrum, Stephen und Emily McCrum, John Mc-Gahern, Joanna Mackle, Christopher und Koukla MacLehose, Mark und Trish Malloch Brown, Adam Mars-Jones, Belinda und Collin Matthews, Lucy Maycock, Carolin Michel, Peggy Miller, Rohinton und Freny Mistry, Arshad Mohammed, Lorrie Moore, Patricia Morison, Sara Mosle, Andrew Motion, Paul Muldoon, Ivan Nabokov, Deborah Needleman, Sue New, Rebecca Nicholson, David Gwyneth Nissan, Redmond O'Hanlon, Donal O'Kelly, Michael Ondaatje, Helen Osborne, Bruce Palling, Tom und Gitti Paulin, Jeremy Paxman, Doug Pepper, Adam Philipps, Caryl Philipps, Emma Platt, Jonathan Powell, Craig Raine, Jon Riley, Kathy Robbins, Deborah Rogers, Jane Rogers, Richard und Ruthie Rogers, Jacqueline Rose, Elisabeth Ruge, Alan und Lindsay Rusbridger, Salman Rushdie, Clive Siddal, Sarah Spankie, Sarah Stacey, Norman und Christine Stone, Peter Straus, Roger Straus, Alison Summers, Jocelyn Turgett, Peter und Helen Thompson, Amanda Urban, Hans und Susan Utsch, Jacob Weisberg, Edmung White.

Die Ärzte, die mich behandelt haben, habe ich bereits erwähnt, aber trotzdem möchte ich mich besonders bedanken bei Darina Richardson, Andrew Lees, Richard und Ruth Greenwood, Sue Edwards, Sam Machin, John Land, meinem Akupunkteur Dr. Zhu und den Sprachtherapeuten Veronica Noah, Renata Whurr und Christina Shewell. Fast so wichtig wie die medizinischen Fachleute waren die literarischen Menschen, die mich beim Verfassen dieses Buches begleitet haben. Danken möchte ich vor allem Binky Urban, Peter Straus, Gerry Howard und insbesondere Louise Dennys, die die Idee zu diesem Buch hatte. Dank auch an meine Agenten in London, Peters, Fraser und Dunlop, besonders Anthony Jones, Carol McArthur, Michael Sissons und Charles Walker. Zum Schluß noch ein großes Dankeschön an alle meine Freunde in den Verlagen MacMillan in London und WW Norton in New York.